내 발로 떠나는 방방곡곡

약초산행

내 발로 떠나는 방방곡곡 약초산행

저자 최진규

1판 1쇄 발행 2002. 3. 20.
1판 28쇄 발행 2024. 4. 1.

발행인 박강휘
발행처 김영사
등록 1979년 5월 17일(제406-2003-036호)
주소 경기도 파주시 문발로 197(문발동) 우편번호 10881
전화 마케팅부 031)955-3100, 편집부 031)955-3200 | 팩스 031)955-3111

글·사진 저작권자 ⓒ 2002, 최진규
이 책의 저작권은 저자에게 있습니다. 서면에 의한 저자와 출판사의
허락없이 내용의 일부를 인용하거나 발췌하는 것을 금합니다.

값은 뒤표지에 있습니다.
ISBN 978-89-349-0886-9 03510

홈페이지 www.gimmyoung.com   블로그 blog.naver.com/gybook
인스타그램 instagram.com/gimmyoung   이메일 bestbook@gimmyoung.com

좋은 독자가 좋은 책을 만듭니다.
김영사는 독자 여러분의 의견에 항상 귀 기울이고 있습니다.

내 발로 떠나는 방방곡곡

약초산행

최진규 지음

김영사

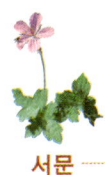

서문

약초를 캐면 몸과 마음이 즐겁다

　사람은 자연 속에 있을 때 즐거움과 편안함을 느낀다. 자연 중에서도 식물과 함께 있을 때가 제일 행복하다고 한다. 식물 중에서도 약초를 대할 때 가장 편안하고 즐겁다. 식물은 사람의 정서를 안정시키고 마음을 편안하게 한다. 산에는 맑은 물과 신선한 공기가 있다. 산은 사람이 즐거움을 얻기에 가장 좋은 장소이며, 사람을 선량하게 만들고 영적으로 고무시키며 마음을 깨끗하게 한다. 또한 불꽃과도 같은 혼탁한 마음을 태워 정화시키고 속되고 잡된 마음의 때를 씻어 준다. 생계를 위해 약초를 채취하기보다는 즐거움을 얻기 위해 약초를 채취하는 것이 좋다. 약초 공부는 자연과 가까이 할 수 있는 가장 좋은 방법이다. 약초를 공부하고 채취하면서 자연의 변화와 이치를 배울 수 있고 무한한 즐거움을 얻을 수 있다. 약초 여행은 자연을 배우는 가장 좋은 방법이다.

　산은 인격을 도야하고 훌륭한 성품을 키우기에 가장 좋은 공간이다. 위대한 철학자, 종교가, 예술가, 과학자들이 모두 산에서 영감을 얻었으며 지혜를 얻었다. 산은 성스러운 공간, 신성한 공간으로, 산에서 나는 약초들과 식물들은 나름대로 존재 이유가 있다. 자연은 사람들한테 유익함으로 주기 위해 존재한다.

그러한 산에 가서 경치만 보고 온다는 것은 자연의 아주 작은 일부분만을 보는 것에 지나지 않는다. 자연의 아름다움은 겉으로 드러나는 경치에만 있는 것이 아니다. 아름다운 계곡과 폭포, 기암괴석과 울창한 숲을 보고 즐기는 것도 좋지만 풀잎 하나에 감추어진 신비로움과 아름다움을 찾아낸다면 몇 배나 가치 있고 의미 있는 시간이 될 수 있다. 자연은 깊이 들여다볼수록 그 속에 더 많은 것을 감추고 있기 때문이다.

산은 식물들의 천국이다. 산에서 자라는 식물 중에서 약초가 아닌 것이 없고 나름대로 소중하지 않은 것이 없다. 약초를 알고 공부하는 것은 우리 땅과 자연을 사랑하는 가장 적극적인 방법이자, 마음의 안정을 얻으며 건강을 지킬 수 있는 현명한 방법이다. 약초를 찾아 산을 오르면서 사람은 자연과 좀 더 가까워질 수 있다. 약초 여행은 우리 풀의 신비로움과 아름다움을 배워서 자연과 하나가 되고 맑은 물과 신선한 공기를 마시며 몸과 마음의 때를 씻어 내는 좋은 방법이다.

사람한테 가장 좋은 운동은 걷는 것이고 가장 좋은 노동은 땅을 파는 것이다.

이마에 땀을 흘리는 사람은 건강하다. 땀을 흘리되 그 땀을 대지에 흘려야 한다. 약초를 찾아 산을 오르고 약초를 캐기 위해 괭이로 땅을 팔 때면 온몸이 땀으로 흠뻑 젖는다. 약초를 찾고 채취하는 노동은 가장 순수하고 건전한 노동이다. 가장 좋은 운동이 어떤 것인지 가장 큰 보람을 얻을 수 있는 노동이 어떤 것인지를 알려면 약초 괭이를 들고 산속을 헤매어 보라. 심신의 건강에 이보다 더 좋은 운동은 없다는 것을 느끼게 될 것이다. 요즈음 여러 훌륭한 운동법들이 소개되고 있지만 자연 속에서 약초를 찾고 채취하는 일보다 더 나은 운동을 아직까지 나는 알지 못한다.

이 글은 조선일보사에서 발행하는 월간 《山》과 산림조합중앙회에서 발행하는 《산림》에 2년 동안 연재했던 것을 모아서 약간 덧보태고 손질한 것이다. 이 글을 연재하면서 독자들로부터 과분할 정도로 많은 성원과 격려를 받았다.

필자는 1996년에 한국토종약초연구학회를 설립하고 우리 약초의 우수함을 널리 알리고 연구하는 일을 해오고 있는데, 그 방법의 하나로 1998년 10월부터 현재까지 한 달에 한 번씩 명산을 순례하면서 우리 약초를 관찰하고 공부하는 모임을 갖고 있다. 한국토종약초연구학회에는 1,000여 명의 회원이 등록되어 있으며 약초 여행에는 30~60명의 회원이 모여서 1박 2일 동안 산행을 하면서 약초를 관찰하고 공부한다. 이 글은 한국토종약초연구학회 회원들과 함께 우리 산천의 약초를 관찰하고 연구한 기록이다.

나는 이 땅의 진정한 보물인 풀과 나무들을 발견하고 사람의 몸과 마음이 자연에 가까워질 수 있는 약초 여행을 더욱 많은 사람들에게 알리고 싶은 마음에서 이번 책을 내게 되었다. 이 책에는 이 땅에서 자라는 수많은 약초들의 효능과 유래, 전설, 이용법 같은 것들이 알기 쉽게 설명되어 있다. 이 책을 잘 활용하면 주변에 흔한 나무나 풀로 자신과 가족의 질병을 고치고 건강을 지킬 수 있는 지혜의 실마리를 얻을 수 있을 것이다. 아울러 가장 흔한 풀이 가장 귀한 약이 된다는 진리를 깨달을 수 있을 것이다.

그러나 이 책에 실린 약초의 효능을 모두 그대로 믿고 따라서는 안 된다. 거짓을 말하거나 일부러 과장하지는 않았지만, 사람마다 체질이 다르고 증상이 다르기 때문에 치료법을 달리 써야 하는 까닭이다.

우리 산천에는 지극히 아름답고 훌륭한 약초들이 지천에 널려 있다. 그러나 아름다운 산천은 마구잡이 개발로 파괴되고 있고 훌륭한 약초들은 알아주는 이 없이 버려져 있다. 세상에서 무지만큼 큰 병은 없다. 아무리 좋은 약초가 많이 있어도 그것을 알고 질병 치료에 이용하지 않는다면 그것은 없는 것이나 다름없다. 알아야 활용할 수 있고 사랑할 수 있으며 보호할 수 있는 것이다. 우리 산천의 아름다움과 우리 약초의 우수함을 알고 사랑하는 일에 모든 사람이 함께 하기를, 그리고 그 혜택으로 건강과 행복을 누리기를 바라는 마음 간절하다.

2002년 3월

최진규

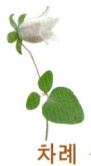

차례

서문 5

약초산행, 이것만은 꼭 알아두자! 14

약초산행 떠나기 전 14

약초산행 떠날 때 준비물 17

약초를 캘 때 19

약초 채취를 마치고 26

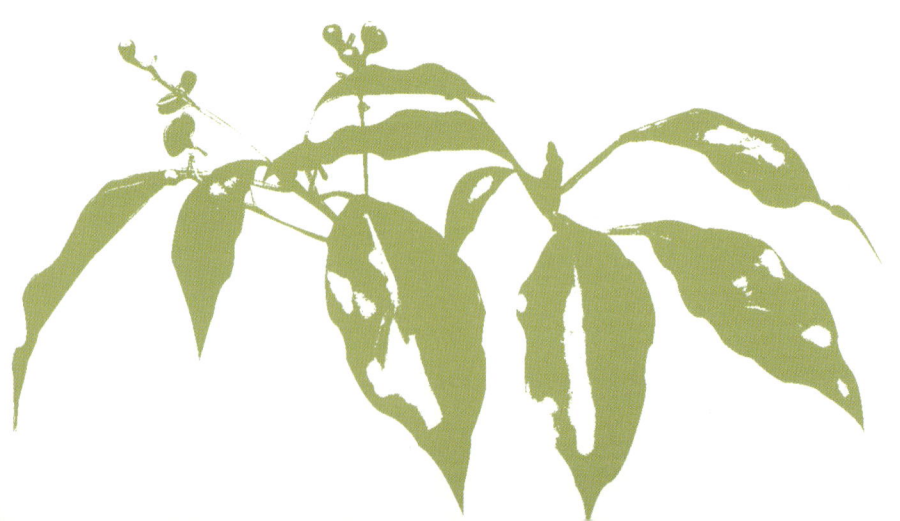

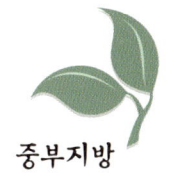

중부지방

1. 약초의 천국, 파주 **감악산** 39
2. 솟구친 봉우리마다 영험한 약초가 넘치는 원주 **치악산** 55
3. 백번을 굽이치는 동강이 쉬어가는 곳, 영월 **태화산** 77
4. 약초꾼으로서의 숙명을 일깨워 준 옥계 **석병산** 97
5. 오염되지 않은 최후의 청수(淸水), 오대산 **을수골** 115
6. 비취 같은 하늘과 흰 바위 절벽의 조화, 인제 **한석산** 131
7. 무릉도원이 부럽지 않은 고성 **도원 계곡** 147
8. 산삼과 산나물로 사랑받는 화천 **용화산** 165
9. 천혜의 명당터, 소백산 **도솔봉** 183
10. 흰 짐승이 많이 나는 신령스러운 섬, **백령도** 199
11. 토종 약초의 보물창고, **울릉도** 213

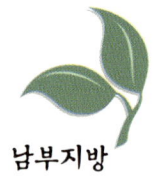

남부지방

12. 도인과 선각자의 산, 부안 **변산**　231
13. 멀리 구름 한 무더기, 가까이 가면 금강경, 영암 **월출산**　249
14. 남쪽 땅끝 기암괴석의 울타리, 해남 **달마산**　265
15. 천년의 시공을 간직한 **지리산**　283
16. 다도해 쪽빛 바다가 내려다보이는 거제 **노자산**　297
17. 자연이 살아 숨쉬는 국내 제일의 천연늪, 창녕 **우포늪**　313
19. 반달 모양 푸른 호수의 그윽함, 오천 **운제산**　333
20. 작지만 쉽게 범접치 못할 명산, 봉화 **청량산**　347
21. 금광의 기억이 서린 봉화 **삼동산**　361
22. 신선이 거주하는 산, 제주 **한라산**　375

참고문헌　🍃 393

약초 색인　🍃 394

증상별 색인　🍃 396

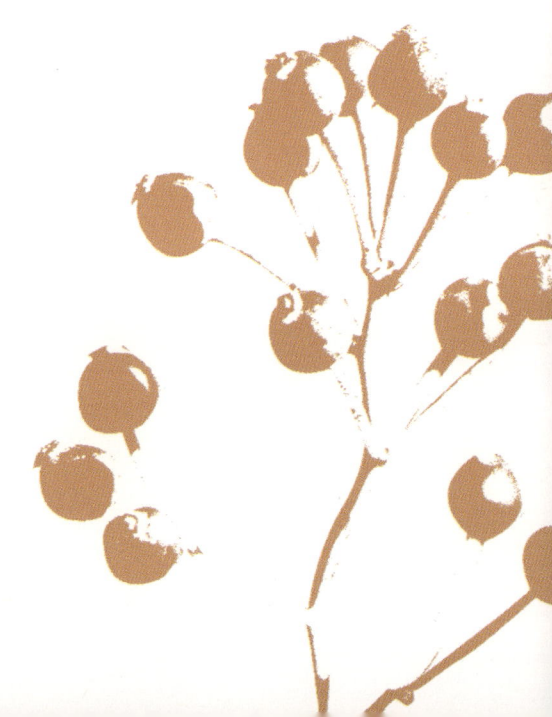

약초산행, 이것만은 꼭 알아두자!

약초산행 떠나기 전

약초는 온 천지에 널려 있다

흔히 약초는 깊은 산속에 있으며 보통 사람은 여간해서 찾아내기 어려운 것이라고 생각하기 쉽다. 그러나 실제로는 그렇지 않다. 약초는 온 산과 들에 지천으로 널려 있으며 채취하는 데 특별한 기술이 필요하지 않아 마음만 먹으면 누구나 캘 수 있다.

약초를 채취하려면 먼저 산삼이나 자초(紫草)처럼 무조건 귀하고 값이 비싸며 구하기 어려운 것만이 좋은 약초라는 그릇된 생각부터 버려야 한다. 산삼이나 자초가 좋은 약초임에 틀림없지만 증상이나 체질에 따라서 독약이 될 수도 있으며, 오히려 흔해빠진 잡초인 환삼덩굴이나 쇠비름 같은 것이 최상의 선약(仙藥)이 될 수도 있다.

가장 흔한 풀이 가장 좋은 약이다

실제로 가장 흔한 풀이 가장 좋은 약이다. 조물주는 병이 있는 곳에 반드시 약을 만들어 두었다. 병이 있는 곳에 약이 있다는 사실은 영원히 변하지 않는 자연의 한 법칙이다. 병이 흔하면 흔할수록 그 병을 고칠 수 있는 약도 그만큼 흔하다. 흔한 병은 흔한 약초로 고쳐야 하고 귀한 병은 귀한 약초로 고쳐야 한다. 요즈음은 당뇨병, 암, 고혈압 같은 만성 병들이 가장 흔한 질병이 되어 버렸다. 그렇다면 이런 만성 질병들을 고칠 수 있는 약도 흔한 풀뿌리나 나무껍질 같은 데 널려 있을 것이다. 그런데도 현대 의학이 이런 만성 질병을 정복하지 못하는 것은 자연의 능력을 믿지 않고 약초들이 지닌 신비로운 효능을 알려고 하지 않기 때문이다.

약초는 산과 들, 길옆, 울타리, 정원, 개울가, 바닷가 등 식물이 자라는 곳에는 어디에나 다 있다. 지구상에 존재하는 모든 풀과 나무들 중에서 약이 되지 않는 것은 하나도 없기 때문이다. 우리는 이 중에서 꼭 필요한 것만 조금씩 채취하면 된다. 누구나 알고 있으며 주변에서 흔히 볼 수 있는 나무와 풀들이 불치병에 걸린 사람을 살려낼 수 있는 약초들인 것이다.

약초를 캐기 위한 준비

약초꾼은 하늘이 지은 농사를 거두어들이는 사람이다. 우리 선조들은 약초꾼을 신성한 직업으로 여겼다. 옛이야기에 나오는 신선, 은자(隱者), 도인(道人)들은 대개 약초꾼들이다. 약초꾼은 우리 선조들에게 가장 매력 있는 직업이었다.

약초꾼은 아무나 될 수 있는 것이 아니다. 먼저 산과 약초를 좋아해야 하고 산을 잘 탈 줄 알아야 하며 약초에 대해서도 잘 알아야 한다. 진정한 구도자의 자세를 지니지 않으면 결코 훌륭한 약초꾼이 될 수 없다. 훌륭한 약초꾼이 되려면 먼저 마음이 순수하고 정직해야 한다. 그리고 욕심을 버려야 한다. 돈벌이를 위해 약초를 채취해서는 안 된다. 자연은 항상 넉넉하고 좋은 약초는 온 천지에 널려 있으며 욕심을 버린 눈만이 진실을 볼 수 있고 진리를 깨달을 수 있다. 욕심이 앞서면 일을 그르치기 쉽다. 가장 순결한 마음이 되어 겸손하고 끈기 있게 자연을 관찰하고 연구해야 한다.

질병을 고치고 죽어가는 생명을 살리겠다는 활인(活人) 정신도 약초꾼에게는 필수적인 조건이다. 악한 마음을 품고 약초를 채취할 수는 없다. 땅꾼이나 사냥꾼, 낚시꾼처럼 생명을 죽이거나 생명에 위협을 가하는 사람이 약초꾼이 되어서는 안 된다. 반드시 좋은 약초를 채취하여 병자를 고치는 데 쓰겠다는 마음을 지니고 산에 들어가야 한다.

심마니나 옛 약초꾼들은 약초를 캐러 산에 들어가기에 앞서 온갖 정성을 들여 몸과 마음을 정결하게 했다. 날마다 목욕재계하고 깨끗한 옷을 입었으며 살생을 하지 않고 사람이나 짐승의 시체도 보지 않았다. 잔칫집이나 초상집에도 가지 않았고 술과 고기를 먹지 않았으며 부부간에 성관계도 갖지 않았다. 부정하고 음란한 마음으로 약초를 캐러 가서는 안 된다는 의미였다.

이 밖에 약초를 채취하기 위해서는 마음을 가다듬고 체력을 튼튼하게 다지며 산이나 들에서 부닥칠 수 있는 갖가지 어려움과 위험에 대해서도 철저하게 대비해야 한다. 또한 언제 어떤 약초를 채취할 것인지에 대해서도 미리 계획을 세워야 할 것이다.

약초산행 떠날 때 준비물

옷차림

가벼운 등산복 차림이 좋다. 바지는 가시덩굴 같은 것에 걸려도 잘 찢어지지 않는 질긴 천연 섬유로 된 것이 좋고, 위에는 등산용 칼·물·지도·비상 식량 같은 것을 넣을 수 있도록 주머니가 많은 조끼를 입는 게 좋다. 발에는 면으로 된 두꺼운 양말을 신고 그 위에 등산용 스타킹을 신은 다음 방수가 잘 되고 목이 긴 등산화를 신는다. 발목 이상까지 올라오는 신발을 신어야 뱀을 밟더라도 물리지 않는다.

따가운 햇볕을 가리고 머리를 보호하기 위해 모자가 꼭 필요하다. 창이 넓은 밀짚모자 같은 것이 좋다.

가방의 경우 옛 선조들은 짚이나 칡넝쿨 같은 것으로 짠 망태기를 사용했지만 요즘에는 등산용 배낭을 쓰는 것이 좋다. 가능한 한 큰 배낭이 좋다. 이 밖에 자루나 비닐주머니 같은 것도 몇 개 준비하는 것이 좋다.

비옷은 산에서 갑자기 소나기를 만났을 때 꼭 필요하다. 가볍고 질긴 것으로, 배낭에 늘 지니고 다녀야 한다. 물기는 스며들지 않으면서 공기는 통하는 고어텍스로 만든 것이 제일 좋다. 비닐 우의를 가지고 다니는 것도 괜찮다.

연장

약초를 효율적으로 캐기 위해서는 좋은 연장이 있어야 한다. 날의 길이가 25센티미터쯤 되고 폭은 3센티미터쯤 되며 자루 길이가 40센티미터쯤 되는 튼튼한 괭이를 준비해야 한다. 휴대용 삽이나 모종삽, 호미 같은 것을 갖고 가는 사람이 많은데 이런 것들은 약초를 캐는 데 적합하지 않다. 약초 괭이는 대장간이나 농기구 가게에서 4,000~5,000원이면 살 수 있다.

전자용 가위는 나무의 잔가지나 풀을 자르는 데 필요하다. 가볍고 튼튼하며 쉽게 날이 망가지지 않는 것을 마련한다.

톱은 톱날의 길이가 30센티미터쯤 되는 작은 톱이 좋다. 나무뿌리 사이에 있는 약초를 캘 때 요긴하게 쓰인다. 접이식 톱도 괜찮다.

등산용 칼은 가위, 톱, 칼, 핀셋, 드라이버 등이 함께 붙어 있는 스위스제 주머니칼 같은 것이 좋다. 산에서는 칼을 써야 할 때가 의외로 많다.

주머니에 넣을 수 있을 만큼 크기가 작은 식물도감이나 약초도감이 필요하다. 식물 이름을 알아내고 비슷한 식물을 가려내려면 식물도감이 있어야 한다. 사진으로 된 것보다는 원색 세밀화로 된 것이 훨씬 나은데 우리나라에는 아직 세밀화로 그린 식물도감이 나오지 않았다.

산에서 길을 잃었을 때나 위치를 파악하기 위해서는 지도와 나침반이 있어야 한다. 목적지까지 자동차로 가는 데에는 10만 분의 1 도로 지도가 좋고 산속에서 지형을 파악하는 데에는 2만 5,000분의 1 지도를 구입하는 것이 좋다.

구급약과 비상 식량

곶감, 잣, 떡, 누룽지 같은 열량이 많고 쉽게 상하지 않는 비상 식량을 준비한다. 과일도 몇 개 가져가면 좋다. 사탕이나 과자, 초콜릿, 빵, 라면, 청량음료 같은 가공 식품과 인스턴트 식품은 피해야 한다.

만일의 사태를 대비해 일회용 밴드, 과산화수소, 붕대 같은 것도 필요하다. 벌한테 쏘이거나 뱀에 물렸을 경우를 대비해 담뱃진을 지니고 다니면 좋다. 담배 두세 개피를 물 200밀리리터에 한두 시간 담가 두면 담뱃진이 우러나와 물이 갈색으로 되는데 이것을 작은 병에 담아 뚜껑으로 꼭 막은 후 지니고 다닌다. 벌한테 쏘이거나 뱀한테 물리면 물린 자리에 즉시 응급조치를 하고 담뱃진을 바른다.

 약초를 캘 때

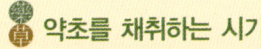 약초를 채취하는 시기

약초는 대개 야생 식물이다. 그러므로 약초를 채취한다는 것은 야생 식물을 채취하는 것이다. 약초는 그 종류가 무수히 많을 뿐만 아니라 약으로 쓰는 부위도 각기 다르며 산지와 채취하는 시기에 따라 약효와 유효 성분 함량에도 차이가 많이 나기 때문에, 약초를 채취하는 일은 매우 복잡한 일이다.

약초에 들어 있는 유효 성분의 함량은 식물이 자라는 단계에 따라 달라질 뿐만 아니라 기후, 토양, 해발 고도 같은 주변 환경에 따라서도 큰 차이가 난다. 산에서 자라는 약초를 밭에 심으면 유효 성분이 거의 없어져 버리는 것도 있고 반대로 늘어나는 것도 있다. 약초를 채취하려면 반드시 약초의 유효 성분과 생산량을 미리 고려해 마땅한 채집 시기를 찾아

내야 한다.

약초를 채취하는 시기는 약초의 종류에 따라 다르다. 사시사철 채취할 수 있는 것이 있고 어느 한 계절에만 채취할 수 있는 것이 있으며 단 며칠 사이에 채취해야 하는 것도 있다. 같은 약초라도 채취하는 시기에 따라 약효와 유효 성분이 달라지기 쉽다. 이를테면 취오동이라고도 부르는 누리장나무는 고혈압과 신경통에 매우 좋은 효과가 있는 약재인데, 꽃이 피기 전에 채취하면 좋은 효과가 있지만 꽃이 피고 난 뒤에 채취하면 약효가 절반 이하로 떨어진다. 약초에 따른 채취 시기를 대략 살펴보면 다음과 같다.

잎을 쓰는 약초

약모밀, 이질풀, 쑥, 질경이, 애기똥풀, 환삼덩굴 등 잎이나 땅의 윗부분에서 자란 약초는 꽃이 피는 시기인 7~9월에 채취하는 것이 좋다. 그러나 쑥 같은 경우는 단오 무렵에 채취하는 것이 좋다. 단오가 지난 것은 약성이 지나쳐서 독이 있다.

질경이, 차조기, 익모초, 애기똥풀처럼 잎이나 풀 전체를 약으로 쓰는 것은 식물이 가장 왕성하게 자랐을 때 채취하는 것이 좋다. 꽃이 피기 직전이나 꽃이 활짝 피었을 때 또는 씨앗이 익기 전에 채취한다. 키가 큰 식물, 이를테면 줄풀 같은 것은 윗부분만을 베어서 쓰고 키가 작은 식물은 뿌리째 뽑는다. 산국화는 가을에 채취하는 것이 좋으며 뽕잎은 가을 서리가 내리고 난 뒤에 채취하는 것이 좋다.

열매를 쓰는 약초

열매는 다 익었거나 약간 덜 익었을 때 채취한다. 이를테면 복분자딸기, 산딸기, 탱자, 풀명자 같은 것은 약간 덜 익었을 때 채취하고 머루, 노박덩굴 열매, 구기자나 광나무 열매, 오디, 산사 같은 것은 완전히 익었을 때 채취한다.

덜 익은 열매에 독이 있는 것도 있으니 이런 것들은 완전히 익은 것을 채취한다. 율무 씨, 익모초 씨, 오미자, 산수유, 은행 열매같이 씨앗을 쓰는 약초는 잘 여문 것을 채취한다.

꽃이나 꽃가루를 쓰는 약초

꽃은 대개 활짝 피었을 때 채취하고 향기를 보존하려면 꽃봉오리가 맺혀 터지기 직전에 채취하는 것이 좋다. 매화꽃, 벚꽃, 복숭아꽃 같은 것은 꽃봉오리가 둥글게 맺혔을 때 채취한다. 인동꽃, 살구꽃, 회화나무꽃 같은 것은 꽃이 활짝 피었을 때 채취하고, 홍화는 노랗게 핀 꽃잎이 연한 빨간색으로 바뀌기 시작할 때 채취한다. 산목련이나 관동화 같은 것은 꽃봉오리가 질 무렵에 채취한다. 부들같이 꽃가루를 쓰는 것은 꽃이 활짝 피었을 때, 금불초나 연꽃은 꽃이 피기 직전 혹은 꽃핀 직후에 채취한다.

뿌리를 쓰는 약초

도라지, 삽주, 오이풀, 잔대, 더덕, 하수오, 만삼, 당귀, 바디나물같이 뿌리를 쓰는 약초는 땅 윗부분이 마르는 시기인 가을부터 겨울철에 채취하며, 뿌리 껍질을 약으로 쓰는 것은 이른 봄철 새싹이 나기 전에 채취하는 것이 좋다.

모든 식물의 뿌리는 가을철에는 대개 단맛이 난다. 땅 윗부분의 줄기가 왕성한 여름철에는 뿌리의 속이 비어 있으며 맛이 쓰고 유효 성분이 적게 들어 있다.

뿌리 껍질을 쓰는 약초

나무의 뿌리 껍질을 쓰는 것은 대개 가을에 채취한다. 예를 들면 뽕나무, 느릅나무, 멀구슬나무, 다릅나무 같은 것들이 있다.

나무껍질을 쓰는 약초

나무껍질을 쓰는 약재는 5~6월에 채취하는 것이 좋다. 4~6월 물을 한창 빨아올릴 때에는 껍질이 잘 벗겨지기 때문이다. 10월이 지나면 껍질이 나무줄기에 바짝 달라붙기 때문에 껍질을 벗기기 힘들다. 대개 봄철에 벗긴 것이 효과가 제일 좋다.

약초를 채취하는 원칙

약초를 채취할 때에는 약초 자원을 보호하는 것을 우선 원칙으로 정해두고 채취해야 한다. 눈앞의 이익만 보고 욕심을 부려서 닥치는 대로 채취하는 것은 좋지 않다. 따라서 채취할 때 다음의 몇 가지 사항을 주의해 주기 바란다.

첫째, 계획성 있게 채취한다

어떤 약초가 필요한지를 미리 파악한 후 필요한 만큼만 채취하도록 한다. 너무 많이 채취하여 저장해 두고 썩혀 내버리는 일이 없도록 해야 한다. 또한, 영리를 목적으로 마구잡이로 채취하는 것은 금해야 한다. 나무껍질을 채취할 때는 나무가 죽거나 자라는 데 큰 장애가 되지 않도록 밑동 전체를 벗기지 않도록 하고 나무 전체를 베지 않도록 한다. 그리고 한꺼번에 너무 넓은 면적을 벗기지 않도록 한다. 특히 뿌리 껍질을 쓰는 약재는 일부만을 벗겨 나무가 자라는 데 탈이 없게 해야 한다.

둘째, 뿌리와 씨앗을 남기고 채취한다

땅 위에 자란 부분만을 쓰는 다년생 초본 식물들은 송두리째 뽑지 말아야 하며, 땅속뿌리를 쓰는 식물들도 될 수 있으면 뿌리의 일부분을 남겨두어 남은 뿌리에서 새싹이 자랄 수 있게 하는 것이 좋다. 그리고 작은 것은 채취하지 않으며 많이 있는 곳에서는 솎아내듯이 캐고 드물게 있는 곳에서는 캐지 않는 것이 바람직하다.

셋째, 식물이 죽지 않게 채취한다

뿌리와 줄기 껍질을 같이 쓰는 약초를 채취할 때에는 한 부분만 채취하여 식물이 죽지 않게 해야 한다. 벌목을 하거나 개간을 하는 곳이 있으면 뿌리, 껍질, 잎, 열매 등 약으로 쓸 수 있는 것들을 가능한 한 모두 채취하여 두었다가 필요할 때 쓰도록 한다.

주의해야 할 독초

독이 있는 식물의 종류가 그렇게 많지는 않지만, 아무리 좋은 약초라도 적당한 시기를 놓치거나 약성이 지나치면 독이 될 수도 있기 때문에 조심해야 한다. 독이 있는 약초는 훌륭한 약효 성분이 있다고 해도 채취하거나 이용하지 않는 것이 바람직하다. 주변에 있는 식물 중에서 독이 있는 것들은 독말풀, 초오, 진범, 숫잔대, 미나리아재비, 감수, 여로, 자리공, 상사화, 천남성, 반하, 할미꽃, 애기똥풀, 갯메꽃, 두루미천남성, 대극, 옻나무, 지리강활 등이다.

독초를 구별하는 방법

야생 식물은 비슷하게 생긴 것이 많아서 잘 모르는 사람은 구별하기가 쉽지 않고, 독이 있는 풀을 잘못 알고 먹는 일이 생길 수가 있다. 그러므로 확실하게 알지 못하는 식물은 먹지 않는 것이 안전하다. 다음과 같은 독초의 특성을 알아둔다면 독초를 어느 정도는 피할 수 있을 것이다.

첫째, 독초는 걸쭉한 진이 나오는 것이 많다.

둘째, 이 진을 피부의 연약한 부분 이를테면 겨드랑이, 목, 사타구니, 허벅지, 팔꿈치 안쪽 같은 데에 발라 보면 가렵고 따갑거나 물집 또는 작은 발진이 생기는 등의 반응이 나타난다. 미나리아재비나 개구리자리, 초오 같은 것의 잎을 따서 피부에 문지르면 화상을 입은 것처럼 물집이 잡히고 부어오른다.

셋째, 피부에 발라서 특별한 반응이 나타나지 않으면 이번에는 혀끝에 대어 본다. 독이 있는 풀은 혀끝을 톡 쏘거나 맛이 아리거나 화끈거리고 부어오르며, 혀가 마비되는 듯한 느낌이 들거나 고약한 냄새가 나거나 입 안이 헌다. 이런 자극이 있으면 절대로 삼키지 말고 즉시 내뱉은 뒤 깨끗한 물로 입 안을 헹군다. 단맛이 난다고 해도 안심해서는 안 된다. 단맛 속에 아린 맛이 섞여 있으면 독이 있을 수 있기 때문이다. 그렇게 해도 별다른 자극이 없으면 아주 적은 양을 꼭꼭 씹어 본다. 마찬가지로 별 자극이 없으면 독이 없는 풀이라고 할 수 있다.

독초에 중독되었을 때 해독하는 방법

독초의 잎이나 줄기, 뿌리에 중독되었을 때
① 신선한 칡뿌리를 생즙을 내어 한 번에 200밀리리터씩 서너 번 마신다.
② 생강을 즙을 내어 한 잔씩 마신다.
③ 보리를 까맣게 태워서 물로 달여 마신다.
④ 감초 10그램과 검정콩 20그램을 물에 넣고 달여 마신다. 또는 흑설탕을 물로 진하게 달여 마신다.
⑤ 미음 한 사발에 볶은 소금 세 숟가락을 타서 먹는다. 여러 번 먹는다.
⑥ 달걀 노른자를 한 번에 열다섯 개쯤 먹는다.
⑦ 감초 20그램, 검정콩 150그램을 900밀리리터의 물에 넣고 10분 가량 끓인 다음 그 물을 체온보다 약간 낮게 식혀서 마신다.

독이 있는 열매에 중독되었을 때
① 찔레 열매나 장미 열매 한 홉에 물 1.8리터를 넣고 물이 반이 될 때까지 달여서 단번에 마신다. 설사를 하고 나면 독이 풀린다.
② 육계(계수나무의 두꺼운 껍질. 계피) 40그램에 물 1.8리터를 넣고 물이 반으로 줄어들 때까지 달여서 여러 번에 나누어 마신다. 대여섯 번 마시면 독이 풀린다.
③ 감초 20그램, 생강 20그램에 물 1.8리터를 붓고 반으로 줄어들 때까지 달여서 물 대신 마신다.

약초 채취를 마치고

약초 손질과 보관

구슬이 서 말이라도 꿰어야 보배라고 했다. 채취한 약초를 그대로 배낭에 들어 있는 채로 두면 곧 물러지고 썩어 버린다. 약초를 채취하는 것보다 채취한 약초를 씻고 말리고 보관하는 일이 더 중요하며 노력과 시간도 더 많이 든다.

먼저, 채취해 온 약초는 흙을 털어 내고 필요 없는 부분을 다듬어야 한다. 그런 다음에는 물로 깨끗하게 씻는다. 모래나 흙탕물이 더 이상 나오지 않을 때까지 잘 씻은 다음 물기를 없애고 작두로 잘게 썬다. 작두는 농기구 상회나 약재 시장 같은 데서 2~3만 원이면 구할 수 있다. 모든 약재는 잘게 써는 것이 좋다. 잎이나 풀뿌리 같은 것은 큼직하게 썰어도 되지만 나무나 딱딱한 것일수록 잘게 썰어야 한다. 얇고 잘게 썰어야 빨리 마르고 물로 달일 때 약효 성분이 제대로 그리고 빨리 우러나기 때문이다.

다음으로 씻은 약초를 말려야 한다. 모든 약초는 씨앗 등 몇 가지를 빼고는 반드시 바람이 잘 통하는 그늘에서 말려야 한다. 햇볕에서 말리면 약효 성분이 증발되어 없어져 버리기 때문이다. 약초를 제대로 말리려면 방바닥을 따뜻하게 하고 신문지나 얇은 천을 깐 다음 그 위에 얇게 펴서 말리는 것이 좋다. 약재의 양이 많거나 물기가 많아 잘 마르지 않는 것은 건조기에 넣어 말려도 된다.

쑥, 질경이, 이질풀같이 줄기가 굵지 않은 풀 종류는 길게 다발로 묶어

드리워서 처마에 걸어 말려도 좋다. 그러나 분량이 많지 않을 때에는 잘게 썰어서 신문지나 천에 널어서 바람이 잘 통하는 그늘에서 말린다.

돌배나 으름열매 같은 큰 산열매는 얇게 썰어서 쟁반이나 소쿠리 같은 것에 한 겹으로 널어서 말리고 오미자나 구기자 같은 씨앗 종류는 햇볕에서 말린다. 그러나 꽃이나 잎, 꽃봉오리 같은 것은 반드시 그늘에서 말려야 한다.

그늘에서 충분히 말려서 잘게 썬 다음 3~5킬로그램쯤 들어가는 비닐봉지에 담아서 보관한다. 한 곳에 많이 쌓아 두면 짓눌려 열이 생겨서 뜨거나 색이 변하기 때문에 조금씩 넣어서 매달아 놓거나 늘 건조하고 바람이 잘 통하는 곳에 보관한다. 장마철에 곰팡이가 피거나 벌레가 생기거나 습기에 상하지 않도록 세심한 주의를 기울여야 한다. 곰팡이가 핀 것은 효과가 절반으로 떨어지며 곰팡이 중에는 발암 물질 같은 것이 있을 수도 있으므로 아깝더라도 버려야 한다.

🌳 약초 달이는 법

옛말에 약을 먹을 때에는 세 가지 정성이 필요하다고 했다. 좋은 약재를 구하는 정성, 달이는 정성, 먹는 정성이 그것이다. 약초는 달여서 먹는 것이 가장 좋다. 달여서 먹으면 가루나 알약으로 먹는 것보다 효과가 빨리 나타난다. 그 이유는 먹는 양이 다른 것보다 많고 수용액이어서 위와 장에서 빨리 흡수되기 때문이다.

달인다는 것은 약초에 물을 많이 붓고 끓이는 것을 뜻하는데, 이때 약초 속에 들어 있는 약효 성분들이 물에 우러나오게 된다. 이것은 커피를 끓이는 원리와 같다고 할 수 있는데 다른 점은 커피는 향기를 남기기 위해 짧은 시간 동안 끓이지만 약초는 향은 날려 보내고 오래 끓여야 한다. 옛말에 약은 음화(陰火)에 오래 달이는 것이 좋다고 했는데, 그 이유는 낮은 온도에서 은은하게 오랫동안 타기 때문이다. 대개 단단한 나무로 만든 숯은 높은 온도를 내고 무른 나무로 만든 숯은 낮은 온도에서 탄다. 참나무나 뽕나무, 소나무로 만든 숯은 높은 열을 내면서 타고 오동나무나 버드나무, 오리나무로 만든 숯은 탈 때 열을 적게 낸다. 숯을 구하기 어려우면 장작이나 짚, 풀 같은 것을 태워서 약을 달일 수도 있다. 장작을 쓸 때 밤나무나 쑥대궁 같은 것은 피하도록 한다.

그러나 요즘은 숯을 사용하기가 불편하므로 대개 가스불을 쓴다. 가스불은 불의 세기를 마음대로 조절할 수 있어서 좋다. 그러나 연탄불 같은 것은 해로운 유독 가스가 많이 나오므로 피하는 것이 좋고 전자레인지는 절대로 쓰지 않는 것이 현명하다.

약초를 달이는 그릇

약초를 달이는 그릇 또한 중요하다. 그릇은 흙을 구워서 만든 약탕관, 냄비나 유리 주전자 같은 것이 가장 좋다. 다음에는 법랑질로 만든 주전자나 냄비 같은 것이 좋고, 이것도 없을 때에는 스테인리스 스틸로 만든 주전자나 냄비 같은 것을 쓰도록 한다. 철이나 알루미늄으로 만든 것은 좋지 않으므로 피한다. 약초 중에는 쇠를 피해야 하는 것이 많은데 철은 약초의 성분 특히 타닌 성분과 화합하여 성분을 변화시킬 수 있기 때문이다.

약을 달일 때에는 정성을 기울여야 한다. 정성이야말로 최상의 약이다.

성격이 급하고 가벼우며 거친 사람이 약을 달이면 약 기운이 경박하고 거칠어진다. 반대로 마음이 평온하고 성실한 사람이 정성을 다해 약을 달이면 마음과 정성이 약효에 보태져서 질병이 빨리 나을 수 있게 된다.

약을 달이는 물

물은 어른이면 1.8리터 가량 붓고 어린이는 나이에 따라 3분의 1, 2분의 1, 3분의 2로 조정할 수 있다.

약을 달일 때 쓰는 물도 매우 중요하다. 물이 약효를 좌우하기 때문이다. 깊은 산속에서 힘차게 솟아나는 샘물이 가장 좋고 그 다음에는 깊은 산 숲속을 흘러 내려오는 물이 좋다. 수돗물 같은 것은 절대로 쓰지 말아야 한다.

물맛을 자세히 살펴서 아무런 맛이 없는 것이 좋다. 맛이 강하거나 탁하거나 길어온 지 오래된 물은 좋지 않다. 흔히 말하는 약수는 대개 탄산이나 철분 같은 것이 포함되어 있는 물인데 이런 물도 약을 달이는 데에는 적합하지 않다. 요즈음에는 샘물이나 땅에서 솟아나서 흐르는 물을 구하기 어려우므로 시판하는 생수나 정수기로 거른 물을 쓰는 게 좋다. 그러나 생수의 품질이나 정수기의 성능을 잘 살펴서 가장 좋은 물을 써야 한다. 좋은 물을 구할 수 없다면 증류수를 구하여 달이는 것이 좋다.

온도와 불 조절

약을 끓일 때에는 불을 약간 약하게 하고 물이 끓기 시작하면 불을 더 낮추어 끓는 상태가 유지되도록 하며 뚜껑을 열어 놓는다. 몇 가지를 제

외한 거의 모든 약초는 대개 약한 불에서 오래 끓일수록 좋다. 동양 의약은 섭씨 100도에서 끓이는 것이 원칙이므로 압력솥 등으로 온도를 더 높이는 것은 좋지 않다. 물의 온도가 너무 높으면 약초 속에 들어 있던 해로운 성분이 우러나올 수도 있고 중요한 약효 성분이 열로 파괴될 수도 있기 때문이다. 대개 두 시간에서 네 시간 가량 달이는 것이 좋다.

물이 절반으로 줄어들면 그릇을 불에서 내려놓고 천연 섬유로 만든 천이나 고운 체로 거른다. 이때 주의할 점은 약재를 짜지 않도록 하고 다만 가볍게 거르기만 해야 한다는 것이다. 약초를 짜면 약초 속에 들어 있던 유독 성분이 빠져나올 수도 있기 때문이다. 거른 후에 약물이 알맞게 식은 다음 마시도록 한다.

달인 약 먹기

달인 약은 식기 전에 마시는 것이 중요하다. 그 다음에 먹을 때에는 약간 따뜻하게 데워서 먹는다. 특히 몸에 열이 있거나 설사를 할 때, 위장이나 체질이 허약한 사람은 반드시 데워서 먹어야 한다. 병이 가볍고 환자가 정상적인 생활을 하고 있을 때나 여름철에는 상온에 두고 먹어도 된다.

여름에 냉장고에 보관해 둔 약은 약간 데워서 먹거나 아니면 천천히 마시도록 한다. 그러나 몸의 윗부분 다시 말해 코나 입, 머리 등에서 피가 날 때에는 차게 해서 마시는 것이 좋다. 뜨거운 것을 빨리 먹으면 오히려 피가 더 많이 나올 수도 있다. 속이 심하게 메스꺼울 때에도 차게 하여 마시는 것이 좋다.

먹는 시간

대개 밥 먹는 중간에 먹거나 밥 먹기 30분 전 빈속에 먹는다. 이때 먹어야 약이 몸 안에서 잘 흡수되기 때문이다. 그러나 위장 기능이 허약하여 소화가 잘 안 되는 사람은 식사를 하고 난 뒤에 먹어도 된다. 만일 약초 달인 물을 잊어버리고 먹지 않았을 때에는 밥 먹기 전이면 10분쯤 밥 먹고 난 뒤에는 30분쯤 뒤에 먹으면 된다. 아무 때라도 먹는 것이 먹지 않는 것보다는 낫다. 경우에 따라서는 밥 먹고 나서 먹는 것이 좋을 때도 있다.

먹는 방법과 횟수

보통 하루치를 세 번에 나누어 먹는다. 그러나 직장에 약을 달인 물을 가지고 다니기 어려울 때에는 아침과 저녁에 하루 두 번만 먹어도 된다. 그러나 열을 내리기 위한 목적으로 약을 먹을 때에는 열이 내릴 때까지 하루 몇 번이고 밤낮을 가리지 않고 계속 먹도록 한다. 그러나 위장이 허약하여 조금만 먹어도 배가 부르고 약을 먹으면 식사를 할 수 없는 사람은 조금씩 여러 번에 나누어 먹는다. 그 밖에 밥을 먹으면서 같이 약을 먹어서는 안 되고 밥을 먹지 않더라도 약은 제시간에 맞추어 먹어야 한다.

달인 약 보관법

달인 약은 변질되기 쉬우므로 주의 깊게 보관해야 한다. 큰 차 그릇이나 사발 같은 것에 담아 뚜껑을 덮어서 서늘하고 햇볕이 들지 않는 곳에 둔다. 여름철이나 난방이 잘 된 방에서는 냉장고에 넣어 둔다. 반드시 뚜껑을 잘 덮어 두어야 한다.

시원하게 보관하되 마실 때에는 약간 데워서 마시는 것이 좋다. 가능하다면 날마다 달여서 먹는 것이 좋지만, 사정이 안 되더라도 3일분 이상은 두지 않도록 한다. 약은 달여서 즉시 먹는 것이 가장 효과가 좋고 시간이 지날수록 변질되기 쉬우며 약효도 떨어진다.

약초 요법을 쓸 때 주의할 사항

최근에 양약의 부작용을 염려하여 민간약이나 약초를 쓰는 사람이 늘어나고 있는데 잘못 쓰면 약이 아니라 오히려 독이 될 수도 있으므로 주의해야 한다.

이를테면 어떤 사람은 열이 내리지 않아 해열제인 지렁이를 달여서 먹었는데 무조건 많이 먹으면 좋은 줄 알고 지렁이를 진하게 달여서 아주 많이 마셨다. 그랬더니 열은 내렸지만 위장이 나빠져서 토하고 설사를 했다.

또 어떤 사람은 복수초가 심장에 좋은 줄 알고 한 자루를 캐서 달여서 물 마시듯이 마셨는데, 심장병은 나았으나 중독되어 죽을 뻔했다. 복수초는 독성이 매우 센 약초이다. 하루에 3~5그램을 달여 먹으면 심장병을 치료하고 소변을 잘 나오게 하는 약이 되지만 한꺼번에 너무 많은 양을 먹으면 목숨을 잃을 수도 있다.

위 사례들은 요즘 유행하는 약초와 민간 요법을 사용할 때 충분히 연구하고 검토한 후에 사용해야만 함을 알려주는 예들이다. 주변의 요란한 상업적인 문구와 광고에 현혹되어서는 안 된다. 한때 알로에가 만병통치약으로 선전되던 때가 있었다. 알로에는 염증이나 화상 등을 치료하는 데에는 매우 좋은 약초이다. 그러나 성질이 몹시 차므로 위나 장이 좋지 않은 사람이 먹으면 몸이 더욱 차가워지고 위와 장이 망가져서 설사를 하는 수가 있다. 알로에를 변비 치료약으로 알고 쓰는 사람이 많은데 알로에는 장을 튼튼하게 하여 변비를 없애는 것이 아니라 장을 차갑게 하여 설사를 하게 하는 것에 지나지 않으므로 오래 먹으면 오히려 장이 더 나빠져서 몸을 망치게 된다. 그래서 갈수록 알로에를 더 많이 먹어야 변을 볼 수 있게 되고 나중에는 아예 장이 무력해져서 돌이킬 수 없는 지경에 이르고 만다.

타인의 권고로 약초를 쓸 때에는 써본 사람의 경험을 잘 들어 보고 써야 한다. 그리고 스스로 약초를 채취할 때에는 정확한 지식을 가진 후에 채취해야 한다. 잘못 알고 채취하면 효과가 없을 뿐만 아니라 자칫하면 독이 될 수도 있기 때문이다.

약초의 명현 반응과 부작용

명현 반응이란 일종의 호전 반응이다. 약초를 먹었을 때 예상하지 못했던 여러 증상이 먼저 나타나고 그 뒤에 만성병이 낫는 것인데 옛날부터 약초 요법의 특징으로 알려져 왔다. 명현 반응은 여러 가지로 나타난다. 심하게 졸리는 것을 비롯하여, 본래 아팠던 부위가 쿡쿡 쑤시고 아프거나 머리가 아픈 것, 몸이 몹시 피로해지는 등 수십 가지 증상으로 나타날 수 있다. 예를 들면, 소루장이 뿌리를 달여 먹었을 때 처음에는 설사가 났지만 그 뒤에 가려움증과 두드러기가 나왔다.

명현 반응에 대해 잘 모르면 의사나 환자가 놀라서 약을 그만 먹는 경우가 있으므로 주의해야 한다. 명현 반응은 대개 3~4일 안에 없어지는 경우가 보통이지만 병이 중한 사람은 몇 달씩 지속되는 경우도 있으므로 병이 악화되는 것인지 명현 반응인지를 잘 판단해야 한다.

약초 요법에도 부작용이 있다. 그러나 양약을 썼을 때 나타나는 것과 같은 심한 부작용은 없다. 이를테면 인삼이 맞지 않는 소양 체질인 사람한테 인삼을 쓰면 열이 나고 가슴이 답답하고 머리가 아픈 등의 증상이 나타나지만, 양약을 먹을 때처럼 내부 장기에 심각한 탈이 생기지는 않는다. 부작용이 나타났을 때 약초 복용을 중지하면 곧 부작용이 없어지며 임신 중에 약을 먹어도 절대 태아에게 영향을 미치지 않는다.

약초가 몸에 맞지 않을 때 나타나는 부작용은 대개 입맛이 없어지고 혀에 이끼가 끼거나 설사가 나며 구토가 나고 피로감이 심해지는 것 등이다. 명현 반응이면 대개 열흘 안에 좋아지지만 부작용일 때에는 약을 먹는 동안 지속된다는 점이 다르다. 그러나 오랫동안 몸에 맞지 않는 약을 복용했을 때에는 복용을 중지해도 좋아지지 않는 경우도 있으므로 그럴 때는 다른 약초로 바꿔야 된다.

약초를 양약과 함께 복용할 때 주의할 점

양약을 오래 먹던 사람이 약초를 함께 쓰려고 할 때, 양약으로 인한 부작용이 있거나 혹은 약효가 없거나 위가 나빠지거나 피부 습진 같은 것이 생겼을 때에는 양약을 즉시 끊는 것이 좋다. 그러나 혈압 강하제나 부신피질 호르몬제 같은 것을 쓰고 있을 때, 갑자기 끊으면 위험할 수 있으므로 차츰 양을 줄여 나가다가 천천히 끊는 것이 좋다. 당뇨병에 사용하는 인슐린도 마찬가지다. 양약과 약초를 처음에는 같이 쓰다가 차츰 병 증세가 좋아지면 양약을 완전히 끊어야 한다. 양약 중에서 호르몬제나 항생제, 진해제 등은 장기간 복용을 삼가야 한다.

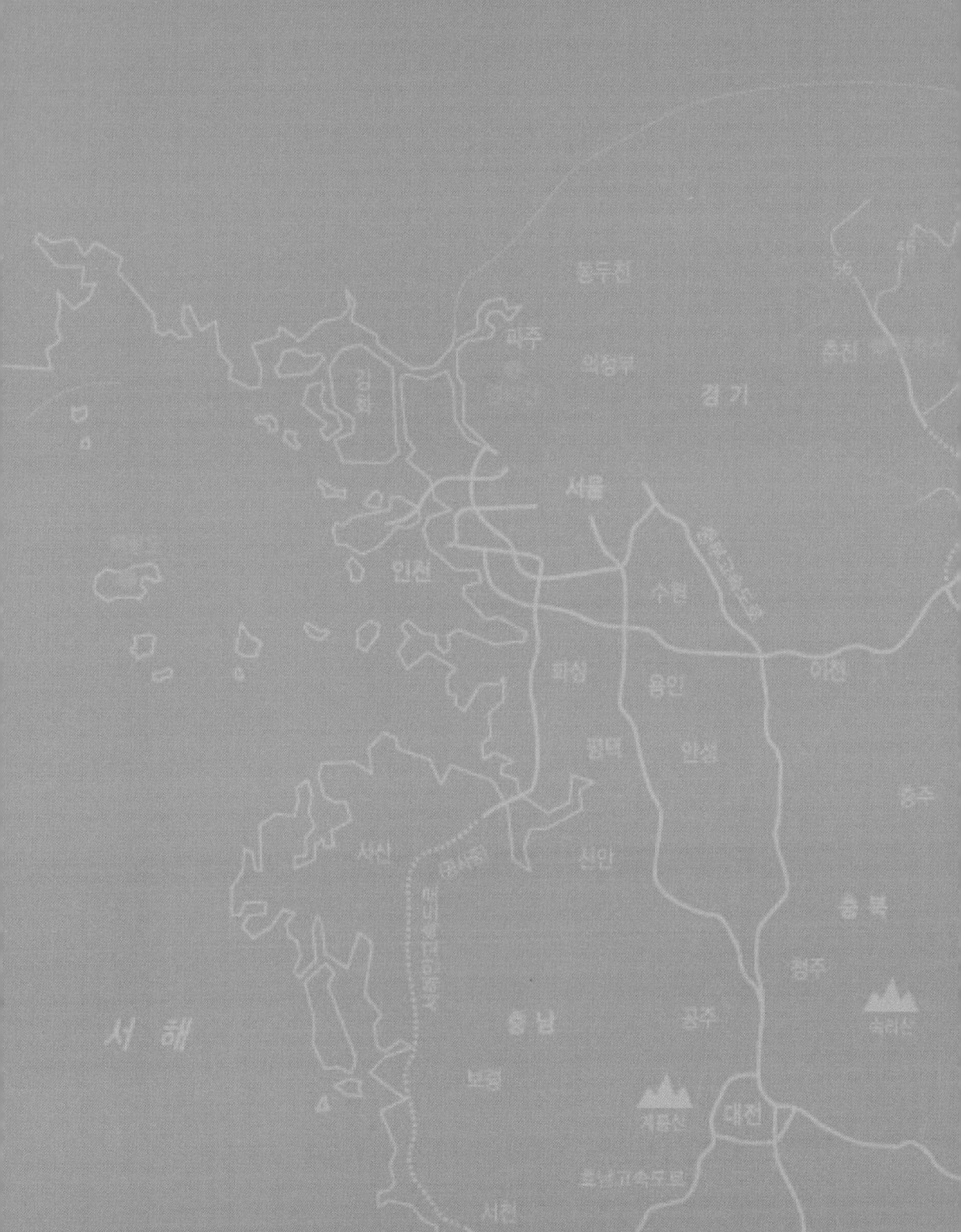

중부 지방

약초의 천국, 파주 감악산
솟구친 봉우리마다 영험한 약초가 넘치는 원주 치악산
백번을 굽이치는 동강이 쉬어가는 곳, 영월 태화산
약초꾼으로서의 숙명을 일깨워 준 옥계 석병산
오염되지 않은 최후의 청수(淸水), 오대산 을수골
비취같은 하늘과 흰 바위 절벽의 조화, 인제 한석산
무릉도원이 부럽지 않은 고성 도원 계곡
산삼과 산나물로 사랑받는 화천 용화산
천혜의 명당터, 소백산 도솔봉
흰 짐승이 많이 나는 신령스러운 섬, 백령도
토종 약초의 보물창고, 울릉도

약초의 천국

파주 감악산

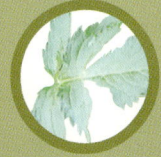

| 이질풀 | 새삼 | 마타리 | 비단풀 |

감악산(해발 675미터)

위치 : 경기도 양주군 남면, 연천군 전곡읍, 파주시 적성면

예로부터 수덕이 뛰어나 삼각산의 영광을 뒷받침한 경기 오악 중 북악에 속하는 이 산은 삼국 시대부터 전략적 요충지로 6·25전쟁 때까지 치열한 격전이 있던 곳이다. 또한 조선 명종 때 구월산 청석골을 거점으로 활약하던 임꺽정의 중간 거점이 있던 곳으로 그와 연관된 지명이 곳곳에 산재해 있다. 전체적인 산세는 암릉과 작은 암봉들이 조화를 이루고 있으며 간간이 절벽 지대가 있으므로 주의가 필요하다.

파주 감악산은 경기 북부 지방 사람들이 신성시하는 명산이다. 그다지 높지는 않지만 임진강 가의 드넓은 평야 가운데 우뚝 솟아 있어 옛부터 군사요충지였을 뿐만 아니라 민간 신앙의 중심지 노릇을 톡톡히 했다.

감악산은 약초의 가짓수도 많거니와 약효가 특히 높은 곳으로 이름이 나 있다. 수십 년을 검도와 약초 연구로 살아 온 죽전 선생님한테서, 감악산에서 자라는 하수오나 삼지구엽초 같은 약초들이 다른 여느 산의 것보다 약효가 월등하다는 말을 귀에 못이 박힐 만큼 들어 온 터여서 오래전부터 벼르고 별러서 감악산에 온 것이다.

뜨거운 뙤약볕 속을 걸어 오르며 길옆의 약초들을 관찰했다. 온몸이 땀으로 흠뻑 젖었다. 마타리, 원추리, 칡넝쿨, 이질풀, 싸리나무, 동자꽃, 나리꽃, 비비추 같은 것들이 본래의 태깔대로 형형색색의 꽃을 달았다. 회목나무, 인진쑥, 새삼, 달뿌리풀, 달맞이꽃, 환삼덩굴 같은 것들도 제 성질대로 자라면서 길을 막는다. 당나라 장수 설인귀가 세운 것이라고도 하고, 진흥왕 순수비라고도 하고, 비뚤대왕비라고도 부르는 빗돌이 서 있는 정상에는 마디풀, 질경이, 엉겅퀴 같은 것들이 한데 엉켜 있었다.

  약초가 아무리 많아도 채취하는 사람이 없으면 오히려 장애물일 뿐이다. 구슬이 서 말이라도 꿰어야 보배라. 모든 약초꾼들이 산삼을 꿈꾸지만 산삼이 무 뿌리만도 못할 때도 있는 것. 하찮은 잡초라도 제때에 정성 들여 채취하여 그늘에서 잘 말려서 간직하면 능히 위급한 목숨을 구할 수 있는 영약이 되는 법이다.

이질, 장염 고치는 이질풀

정상 가까운 풀밭에 이질풀들이 연한 보라빛 꽃을 달았다. 그 빛깔이 가을 하늘보다 맑고 청초하다. 꽃이 피기 전에는 눈에 잘 띄지 않아 그런 풀이 있는 줄도 모르다가 초가을철 산꼭대기 넓은 들에 꽃이 가득 만개하여 밤하늘 별빛처럼 수놓은 뒤에야 사람들이 "야, 이렇게 아름다운 꽃도 있구나" 하고 관심을 갖는 풀이 이질풀이다.

이질풀은 일본인들이 좋아하는 약초다. 일본인들은 짜고 매운 것을 먹지 않아서 그런지 장이 몹시 약하다. 그래서 이질이나 급성 장염에 걸리면 쉽게 목숨을 잃는다. 그러나 매운 고추를 더 매운 고추장에 찍어 먹는 우리나라 사람들은 이질 같은 것은 대수롭게 여기지도 않는다. 20년쯤 전 우리나라에서는 이질풀을 채취해 일본으로 수출하여 외화를 벌어들였다. 나도 열여덟 살 무렵에 소백산에서 스무 날 가량을 머물면서 일본으로 보낼 이질풀을 열심히 채취했던 적이 있다.

이질풀을 한자로는 노관초(老觀草) 또는 노학초(老鶴草)로 쓴다. 현초(玄草) 또는 현지초(玄之草)라고도 하며 쥐손이풀, 둥근이질풀, 꽃쥐손이, 털쥐손이 등의 닮은 식물이 여럿 있으나 다 같이 약으로 쓴다.

이질풀은 장염 치료에 효력이 뛰어나다. 말린 것을 20~50그램씩 달여 먹거나 가루 내어 먹는다. 진하게 달여 농축액을 만들어 먹어도 좋다. 세균성 설사, 급성이

가을 하늘보다 맑고 청초한 꽃을 가진 이질풀은 이질과 장염에 명약이다

나 만성 장염, 아메바성 설사 등에 2~3일 복용하면 효과를 본다. 이질풀은 황색포도상구균, 폐렴구균, 연쇄상구균 등 갖가지 균을 죽인다. 장염에 쓰는 약초는 성질이 찬 것이 많으나 이질풀은 따뜻하여 우리나라 사람의 체질에 거의 잘 맞는다.

　이질풀은 혈액 순환을 좋게 하고 출혈을 멎게 하며 근육과 뼈를 튼튼하게 하고 소변을 잘 나오게 하며 손발의 마비나 경련을 치료한다. 신경통이나 재생불량성 빈혈, 근육과 뼛속이 시큰시큰 쑤시고 아픈 데는 신선한 이질풀 50킬로그램을 가마솥에 넣어 물을 붓고 달여서 건더기를 건져내고 물엿처럼 되게 농축한 다음, 꿀 3킬로그램을 넣고 잘 섞어서 한 숟가락씩 따뜻한 물에 타서 하루 두세 번 먹으면 효험이 있다. 23년 전 소백산에서 이질풀을 채취할 때 일생을 약초 채취로 살아 온 한 노인한테서 귀동냥으로 들은 처방이다.

부러진 토끼 허리 고친 새삼

　환삼덩굴에 새삼이 엉켜 자랐다. 약초에 약초가 엉켜 자랐으니 이것을 채취하면 일석이조의 효과가 있지 않을까. 새삼은 주로 칡덩굴이나 콩밭에 기생하는 식물로 잎도 없고 뿌리도 없다. 누런 밤색의 갈고리 같은 덩굴들이 사방으로 수백 개 뻗어 다른 식물을 휘감아 다른 식물이 열심히 모은 영양분과 물을 착취하는 식물 세계의 흡혈귀 같은 존재다. 콩밭에 새삼이 기생하면 그 해 농사는 끝장이 난다. 여름에 다육질의 줄기에서 희누른 색의 작은 꽃들이 모여서 피고 가을에 들깨만한 갈색 열매가 익는데 이 열매는 보약으로 귀하게 쓰인다.

새삼 열매를 한자로 토사자(兎絲子)라고 쓰는데 이 이름에는 재미난 유래가 있다. 옛날, 토끼를 많이 키우는 부자 할아버지가 있었다. 그는 토끼를 돌보는 하인들을 매우 엄하게 대했다. 어느 날 한 하인이 실수로 몽둥이를 토끼 우리에 떨어뜨려 토끼 한 마리가 다쳤다. 하인은 주인한테 들킬 것이 걱정되어 다친 토끼를 콩밭에 숨겼으나 주인은 토끼 한 마리가 없어진 것을 알아챘다. 하인은 하는 수 없이 콩밭에 가서 토끼를 데려왔다. 그런데 토끼는 다친 데가 다 나았는지 전보다 기운이 더 팔팔했다.

이상하게 여긴 하인은 일부러 다른 토끼의 허리뼈를 부러뜨린 뒤 다시 콩밭에 놓아 두었다. 사흘 뒤에 가보니 토끼는 아무 일도 없었다는 듯 건강하게 뛰어다니고 있었다. 하인은 몇 년 전에 주인한테 몹시 맞은 뒤로 허리

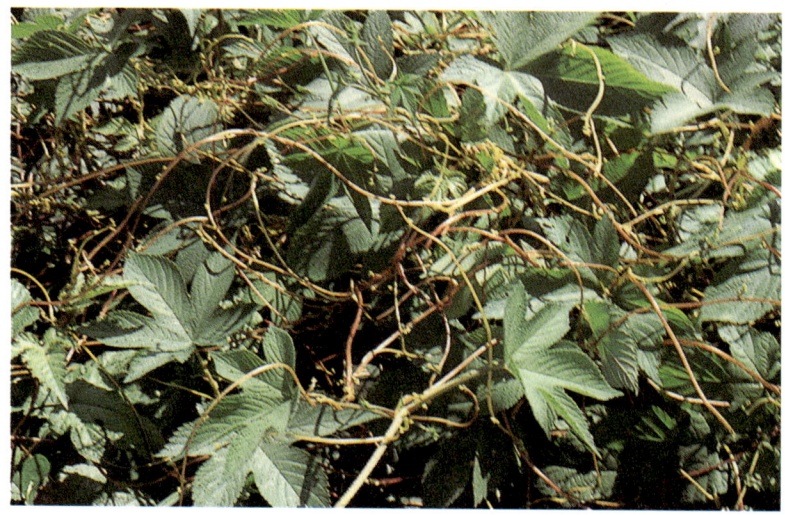

환삼덩굴에 엉켜 자라고 있는 새삼

를 못 쓰고 누워 있는 아버지한테 그 이야기를 했다. 아버지는 토끼가 뜯어 먹는 풀이 어떤 것인지 자세히 알아보라고 했다. 하인은 다시 토끼의 허리를 다치게 한 뒤 콩밭에 갖다놓고는 숨어서 지켜보았다. 토끼는 간신히 몸을 움직여 콩밭에 난 잡초를 뜯어 먹기 시작했다. 3~4일 뒤에 토끼는 건강해졌다. 그 모습을 본 하인은 그 잡초에 달린 열매를 따서 아버지한테 끓여 드렸고, 아버지는 얼마 지나지 않아 허리의 통증이 없어지고 두 달쯤 뒤에는 힘든 밭일도 거뜬히 할 수 있게 되었다.

하인은 토끼 키우는 일을 그만두고 그 약초의 열매를 따서 요통으로 고생하는 사람들에게 나누어 주었다. 그 소문이 방

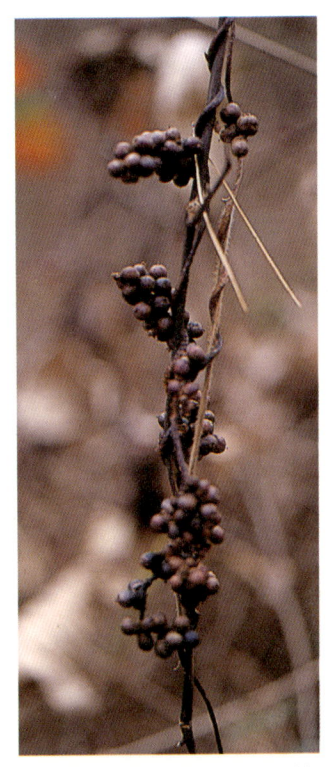

새삼 열매. 다른 식물에겐 흡혈귀 같은 존재지만 열매만큼은 귀한 보약이다

방곡곡으로 퍼졌고 많은 사람들이 그 약초 씨앗을 먹고 허리 통증이 나았다. 그러나 아무도 그 약초의 이름을 몰랐다. 사람들은 궁리 끝에 토끼 허리를 고쳤다고 해서 토끼 토(兎) 자와 그 풀이 실처럼 엉켜 있다 하여 실 사(絲) 자와 씨앗 자(子) 자를 합쳐 '토사자'라 이름 지었다.

새삼 씨는 간과 신장을 보호하며 눈을 밝게 한다. 칼슘, 마그네슘, 나트륨, 니켈, 라듐, 철, 아연, 망간, 구리 등 광물질과 당분, 알칼로이드, 기름, 비타민 B_1, B_2 등이 많이 들어 있어서 신장이 허약하여 생긴 음위증, 유정,

몽설 등에 효과가 좋다. 또 뼈를 튼튼하게 하고 허리 힘을 세게 하며 신장이 약해서 생긴 허리와 무릎의 통증을 치료한다. 오줌소태와 소변불리, 설사에 효험이 있으며 눈을 밝게 하고 태아를 보호하는 작용도 있다.

새삼 덩굴과 씨는 당뇨병 치료에도 좋다. 새삼 덩굴을 날로 즙을 내어 한 잔씩 마시거나 씨앗을 달여 차처럼 자주 마시면 혈당이 떨어진다.

새삼 씨를 술에 담가서 먹어도 좋다. 가을에 새삼 씨를 깨끗이 씻어 햇볕에 2~3일 말렸다가 항아리에 넣고 술을 새삼 씨 분량의 두세 배쯤 붓고 어둡고 서늘한 곳에 3~4개월 두었다가 조금씩 마신다. 새삼 술은 피로를 없애고 양기를 늘려 준다. 또 짝사랑으로 괴로워하다가 신경 쇠약이 되어 눈에 헛것이 보일 때, 자위 행위를 지나치게 해서 몸이 약해지고 정액이 저절로 새어나오는 데에도 효험이 크다. 오래 먹으면 몸이 따뜻해지고 여성은 냉증이 없어진다. 새삼 술로 얼굴을 씻으면 여드름이 없어진다.

구린내 나는 대장 질환의 명약, 마타리

마타리꽃이 군데군데 노란 빛으로 산을 수놓았다. 마타리꽃은 가을 산을 대표하는 꽃 가운데 하나다. 노란 우산을 펼친 듯한 모양이 청초하기 이를 데 없다. 그러나 꽃이 고운 것과는 반대로 뿌리에서는 악취가 난다. 뿌리를 코에 대면 썩은 된장 냄새와도 같고 수십 년 묵은 재래식 뒷간의 똥 냄새와도 같은 냄새가 진동한다. 꽃이 고운 만큼 뿌리의 악취도 강렬하다. 무엇이든지 겉이 번지르한 것은 속이 구린 법이다. 이 구린내 나는 뿌리를 약으로

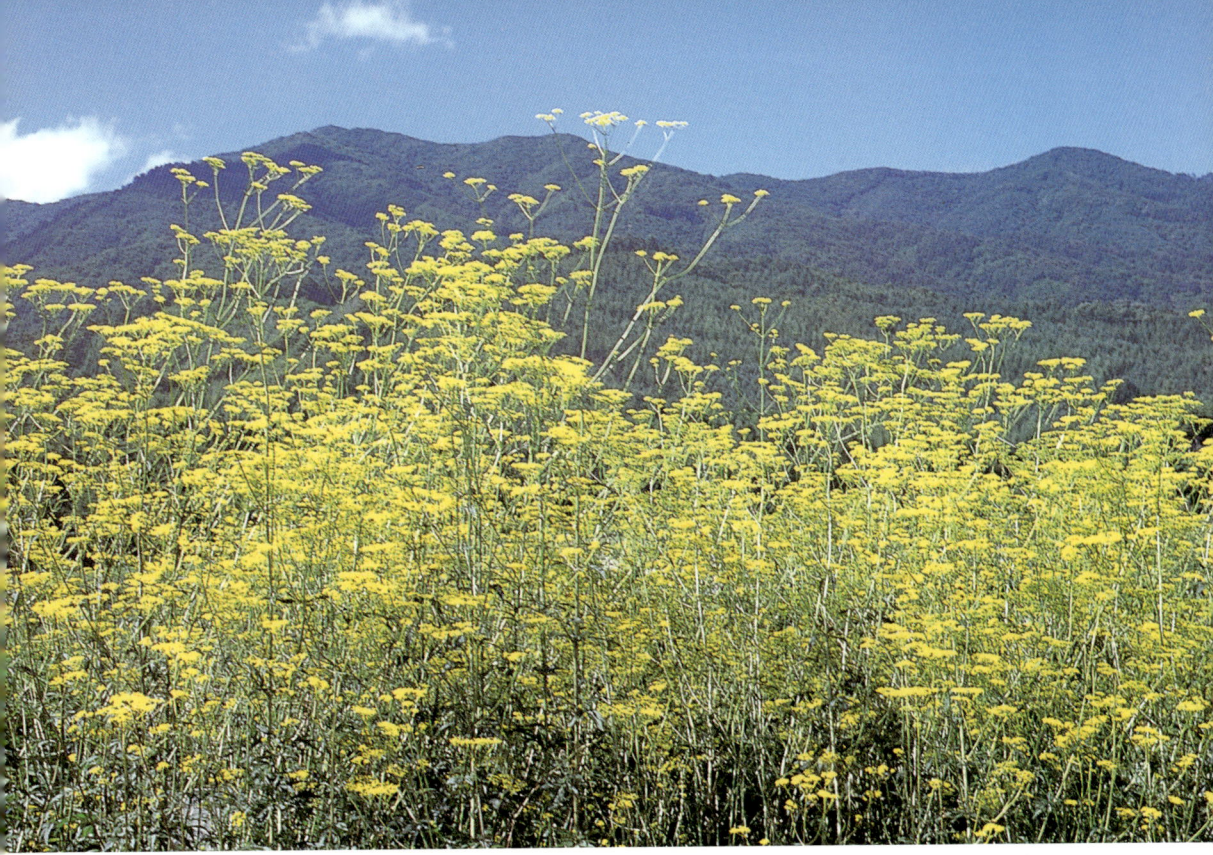

노란 우산을 펼친 듯한 마타리꽃들. 그러나 고운 꽃과는 반대로 뿌리에서는 똥 구린내가 지독하다

쓴다. 마타리 뿌리를 한자로 패장(敗醬)이라고 쓴다. 뿌리에서 잘 익은 된장 냄새가 난다고 해서 붙은 이름이다. 똥 구린내나 구수한 된장 냄새나 그게 그거 아닌가.

마타리는 대장 질환과 부인병의 요약(要藥)이다. 이름에 '장(醬)' 자가 붙은 것은 모두가 장에 좋다. 된장, 청국장, 고추장은 다 장에 좋은 것이다. 거기다가 잘 발효된 된장 냄새, 묵은 똥 냄새가 나는 마타리 뿌리는 얼마나 더 좋겠는가. 무릇 간장독이나 사람의 소화 기관이나 다 같은 것이다. 사람이나 동물의 소화 기관이란 것이 음식물을 발효시켜서 똥을 만드는 것이고 그 똥을 만드는 과정에서 나는 냄새가 구린내일진대, 잘 익은 구린내야말로 몸

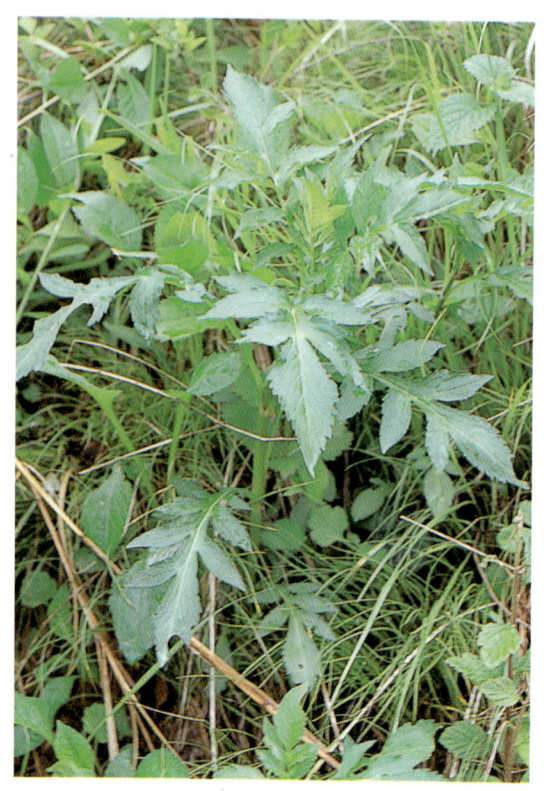

강한 악취를 품은 뿌리를 가진 마타리

에 유익한 물질이라는 증거가 아니겠는가. 장염으로 뱃속에 적취가 있고 대변에 고름이나 피가 섞여 나올 때 마타리 뿌리를 가루 내어 먹으면 효험이 있다. 부인이 아이를 낳고 나서 오로(산후에 산부의 음부에서 흐르는, 피가 섞인 분비물)가 잘 나오지 않을 때나 산후 복통·두통에도 마타리 뿌리를 말려서 달여 먹거나 가루 내어 먹으면 효과가 좋다.

또한 마타리는 열을 내리고 독을 풀며 고름을 내보내고 오래된 어혈을 삭이며 소변을 잘 나오게 하는 작용도 한다. 맹장염, 설사, 장염, 치질, 종기, 부종, 산후통, 유선염, 임파선염, 이하선염 등에 효력이 좋다.

치질이나 치루(치질의 한 가지. 항문 주위에 작은 구멍이 생겨 고름이나 똥물이 흐르는 병)로 항문에서 피나 고름이 날 때에도 마타리 전초를 말려서 가루 내어 막걸리에 타서 먹으면 효력을 본다. 서울 제기동에 마타리 가루로 치질 치료약을 만들어 파는 사람이 있다. 구린내 나는 가루를 막걸리에 타서 먹으면 치질이 낫는다고 한다.

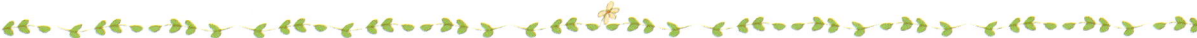

마타리로 질병을 치료하는 방법

① 대장염

그늘에서 말린 마타리 뿌리 20~30그램을 물로 달여서 먹거나, 가루 내어 한 번에 5그램씩 식후 세 번 좋은 술 한 잔과 함께 먹는다. 배에 가스가 차고 헛배가 부르며 속이 답답하고 대소변이 잘 나오지 않을 때 90퍼센트 이상 효과를 본다.

② 설사

마타리 40~60그램에 설탕 20~40그램을 넣고 물로 달여서 하루 2~5번에 나누어 마신다.

③ 신우염, 방광염

마타리에는 방광의 습열을 없애고 오줌을 잘 나오게 하며 통증을 멎게 하는 효력이 있다. 신우염이나 방광염에 좋은 효과가 있다. 마타리를 달인 물은 포도상구균과 용혈성연쇄상구균, 대장균, 이질아메바 등에 대해 강한 억균 작용을 한다. 마타리 마른 것 20그램을 물 400밀리리터에 넣고 40~50분 동안 천천히 달여서 300밀리리터가 되게 한 다음 걸러서 한 번에 100밀리리터씩 하루 세 번 밥 먹기 전에 먹는다. 날것을 쓸 때에는 마타리 100그램에 물 500밀리리터를 붓고 달여 300밀리리터가 되게 하여 먹는다. 25~30일 동안 복용한다. 5일 뒤부터 빈뇨감, 소변 볼 때의 통증 잔뇨감, 음부가 빠져나가는 느낌, 요통, 부종 등이 차츰 없어지기 시작하여 한 달이면 거의 낫는다. 90퍼센트 이상이 치유되거나 효과를 본다.

④ 맹장염

인동꽃·마편초·민들레·대청엽·마타리 뿌리 각 40그램, 대황·목향·적작약·황금 각 12그램, 복숭아 씨·천련자 각 8그램, 동아 씨 20그램으로 한 알이 0.5그램 되게 알약을 만들어 한 달에 10~15알씩 하루 세 번 먹는다. 아니면 물로 달여서 하루 한 첩을 세 번에 나누어 먹어도 된다. 90퍼센트 이상이 수술을 하지 않아도 낫는다. 아니면 적작약·목단피 각 12그램, 마타리 뿌리·민들레·인동꽃 각 50그램, 목향·현호색·복숭아 씨·대황 각 10그램, 당귀 20그램을 물로 달여서 하루 두세 번에 나누어 먹는다. 열이 높으면 적작약과 당귀를 빼고 지모·석고 각 10그램을 더 넣으며, 구토가 나면 반하·죽여 각 12그램을 더 넣는다. 역시 수술을 하지 않아도 90퍼센트 이상이 낫는다.

⑤ 산후 요통

마타리·당귀 각각 30그램, 속단·작약 각 20그램, 천궁·대나무 속껍질 각각 15그램, 생지황 40그램에 물 3.6리터를 넣고 반이 되게 달여서 하루 세 번 빈속에 먹는다. 90퍼센트 이상이 낫거나 효험을 본다.

⑥ 산후 복통

마타리 20~30그램을 물로 달여서 하루 세 번에 나누어 마신다. 복통이 심하면 복용량을 늘린다.

⑦ 치조농루

마타리를 보드랍게 가루 내어 꿀을 섞어서 고약처럼 만든다. 치석을 긁어내고 마타리 고약을 이에 대고 문지른다. 이렇게 하면 약이 잇몸이나 이빨에 생긴 구멍으로 들어간다. 그런 다음 구강용 석고를 개어서 석고 붕대를 한다. 석고 붕대는 4~6시간 뒤에 환자 스스로 떼어낸다. 아침밥을 먹고 난 뒤에 약을 바르고 석고 붕대를 하며 오후에는 약으로 잇몸을 문질러주기만 한다. 저녁에는 소금으로 치아를 닦는다. 20~30일 동안 하루에 두세 번 하면 입 안이 상쾌해지고 잇몸의 통증이 가벼워지며 20일쯤 지나면 전반적으로 통증이 없어지고 완전히 낫는다.

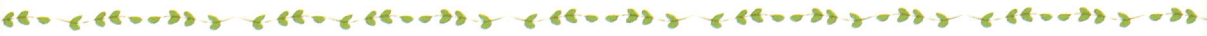

아마존에서 찾은 신비의 약초, 비단풀

마당에서 흔히 볼 수 있는 잡초 비단풀은 암과 장염에 좋은 효과가 있는 약초로, 산에만 있는 것이 아니다. 해 저물녘 산행과 무더위로 축 처진 몸을 이끌고 내려와 민박집에 들었다. 넓은 마당 곳곳에는 집주인의 게으름 탓인지 작은 풀들이 마치 비단처럼 땅을 덮고 있다. 이 비단 같은 풀은 이름 또한 비단풀이다. 발로 짓밟고 뽑아 없애고 또 없애도 되살아나 집주인을 귀찮게 하는 이 풀 속에는 불사조와 같은 생명력이 담겨 있다.

비단풀은 대극과에 딸린 한해살이풀이다. 언뜻 보면 쇠비름을 닮았으나 쇠비름보다 훨씬 작다. 풀밭이나 마당, 길옆에서 흔히 자라지만 작아서 별로 눈에 띄지 않는다. 줄기는 땅바닥을 기면서 자라고 줄기나 잎에 상처를 내면 흰 즙이 나온다. 내금초, 점박이풀 등으로 불리고 지금(地錦), 지면(地綿), 초혈갈(草血竭), 혈견수(血見愁), 오공초(蜈蚣草), 선도초(仙挑草) 등의 여러 이름이 있다.

비단풀은 항암 작용과 해독 작용, 항균 작용, 진정 작용 등이 뛰어나서 갖가지 암, 염증, 천식, 당뇨병, 심장병, 신장 질환, 악성 두통, 정신불안증 등에 널리 쓸 수 있다. 강한 항균 작용을 하여 황색포도상구균, 초록색연쇄상구균, 용혈성연쇄상구균, 폐렴쌍구균, 카타르균, 디프테리아균, 대장균, 녹농균, 장티푸스균, 파라티푸스균, 이질균, 변형균, 백일해간균 등을 죽이거나 억제한다. 또한 비단풀에는 탁월한 항암 작용이 있는데 특히 뇌종양, 골수암, 위암 등에 효과가 크다. 암세포만을 골라서 죽이고 암으로 인한 여러 증상을 없애며 새살이 빨리 돋아나게 하고 기력을 좋게 한다. 뿐만 아니라 열을 내리고 독을 풀며 혈액 순환을 잘 되게 하고, 피가 나는 것을 멈추게 하며 젖과 소변을 잘 나오게 한다. 세균성 설사, 장염, 기침으로 목에서 피가 넘어올 때, 혈변·자궁 출혈·외상으로 인한 출혈, 습열로 인한 황달, 젖이 잘 안 나오는 데, 종기·종창·타박상으로 붓고 아픈 데 등에 잘 듣는다. 종기와 악창, 위가 거북하고 배에 가스가 차는 것, 두통, 비염, 치질에도 효과가 좋다. 마음을 편안하게 하고 통증을 멎게 하는 작용을 하며 독성은 전혀 없다.

몇 해 전에 나는 일생을 암 치료법 연구에 바친 어느 외국 교포로부터 남미 콜롬비아에 모든 암을 귀신같이 고칠 수 있는 신비로운 약초가 있다는 말을 듣고, 1,000만 원을 마련하여 이름도 생김새도 모르는 풀을 찾아서 콜롬비아로 날아갔다. 마약 왕국 콜롬비아는 외국인들이 여행하기에 매우 위험한 나라였다. 그래서 덜 위험하다는 페루로 갔다. 페루의 수도 리마에서 약초를 찾으러 왔다고 했더니 만나는 사람마다 '셀바'로 가라는 말만 되풀이했다. 스페인 말로 셀바는 정글을 뜻하는 말이었다. 그렇다면 셀바로 가야지.

리마에서 버스로 안데스 산맥을 넘어 아마존 강 상류에 있는 작은 도시 푸칼파로 갔다가 거기서 다시 배를 타고 마나우스로 갔다. 마나우스에서 또다시 낡은 비행기 한 대를 전세 내어 외국인은 한 번도 들어간 적이 없다는 정글 속 작은 마을로 들어갔다. 거기서 약초에 관한 지식이 많은 인디오 주술사를 안내원으로 고용하여 독충과 맹수들이 우글거리는 정글을 탐험했다. 열흘 동안을 셀바에서 지내면서 아무도 믿어 주지 않을 기이한 일들을 겪은 끝에 마침내 그 신비의 암 치료약을 찾아냈다. 그런데 놀랍게도 그것은 밀림 속에 있는 것이 아니라 원주민들의 마당 한가운데서 자라고 있는, 원주민들도 이름을 모르고 약으로도 쓰지 않는 조그마한 풀이었다. 나는 원주민에게 그 신비의 약초를 수백 킬로그램 채취하여 말려 달라고 부탁했다. 그러고 나서 큰 여행 가방 두 개에 가득 넣고 큰 자루에도 담아 마나우스로 가져와서 정부 관리로부터 반출 허가서를 얻은 다음, 일부는 화물로 부치고 일부는 여행 가방에 넣었다. 갈 때와 마찬가지로 서울에 오는 동안에도 몇 번이나 공항 경찰과 세관에서 체포당하고 압수당할 뻔하는 등 여러 우여곡절을 겪었다.

얼마 뒤에 서울 한복판에 있는 사무실 마당의 화단을 관찰하다가 깜짝 놀랐다. 시멘트가 갈라진 틈새로 죽을 고생을 해서 아마존 정글에서 가져 온 약초와 똑같이 생긴 풀이 자라고 있지 않은가! 잎 모양도 같았고 줄기를 끊으면 흰 즙이 나오는 것도 같았고 먹어서 쓴맛이 나는 것도 똑같았다. 이럴 수가! 자세히 보니 그 풀은 거기뿐만 아니라 관리인이 게을러서 풀을 뽑아 주지 않은 마당 곳곳에서 자라고 있었다.

그렇다. 그 신비의 약초는 아마존 정글에만 있는 것이 아니라 우리나라에도 흔히 있는 잡초였다. 나는 신비의 영약을 발 밑에 두고 지구를 반 바퀴나 돌아 아마존 정글을 헤매다 온 것이었다. 진리는 언제나 눈 앞에 있고 선약은 언제나 발 밑에 있다. 약은 늘 거기에 있되 다만 사람

신비의 암 치료약, 비단풀

비단풀로 질병을 치료하는 방법

① 이질, 설사
그늘에서 말린 후 하루 5~10그램을 미음과 함께 먹는다. 또는 말려서 가루 내어 한 번에 5~10그램씩 빈속에 미음과 함께 먹는다.

② 위염, 대장염
날것으로 40~80그램을 달여서 복용한다. 급성이나 만성 장염에 치료 효과가 매우 뛰어나다. 장염이 심하면 하루 날것으로 100그램 이상, 말린 것으로 50그램 이상을 달여 먹거나 가루 내어 먹는다. 95퍼센트 이상이 치유되거나 호전된다.

③ 감기로 인한 기침, 혈변, 토혈, 자궁 출혈, 혈뇨
신선한 비단풀 40그램을 달여서 먹거나 그늘에서 말려 꿀로 알약을 지어 먹는다.

④ 자궁 출혈
날것을 푹 쪄서 참기름, 생강, 소금 한 숟가락과 함께 먹는다. 또는 그늘에서 말린 것 5~10그램을 생강과 함께 먹거나, 비단풀 두 근을 달여서 찌꺼기는 버리고 나머지를 졸여서 고약처럼 되게 하여 한 번에 5그램씩 하루 두 번 증류주 반 잔과 함께 복용한다.

⑤ 상처에 출혈이 멎지 않을 때
날것을 짓찧어 붙이면 곧 피가 멎는다.

⑥ 잇몸 염증
달인 물로 양치질을 하고 입을 헹군다. 3~10일이면 낫는다.

⑦ 대상포진
날것을 짓찧어 식초와 섞어 붙이거나 말린 것을 가루 내어 들기름이나 참기름에 개어 바른다.

⑧ 인후염
날것 30그램을 즙을 짜서 꿀에 담근 후 하루 세 번에 나누어 복용한다. 2~3일이면 효험을 본다.

⑨ 신경 쇠약 불면증
마타리 뿌리 10~15그램을 물에 달여 하루 두세 번에 나누어 먹는다. 80퍼센트 이상의 사람에게 효과가 있다. 술에 담가서 먹으면 효과가 더욱 좋다.

⑩ 골수염
마타리 뿌리·옻진·할미꽃 뿌리를 3 : 2 : 1의 비율로 섞어서 열을 가하여 기름을 낸 후 그 기름을 100도에서 여과하여 정제한다. 이렇게 얻은 기름에 적신 천을 상처 위에 덮는다. 누공이 있을 때에는 유액 심지를 하루 한 번씩 넣어 주거나 유액을 직접 상처 구멍 속으로 넣는다. 넣는 양은 성인은 3~4밀리리터, 아이는 1~2밀리리터로 한다. 3~5개월 치료하면 90퍼센트 이상이 낫는다.

의 눈이 어두워 보지 못할 뿐이다. 나는 눈뜬 소경이었다. 비싼 수업료를 내고 아마존 정글 속에서 찾아낸 그 신비의 약초가 바로 비단풀이다. 과연 비단풀은 비싼 수업료가 조금도 아깝지 않을 만큼 신통한 약효를 지닌 식물이었다. 그런 약초를 또 찾아낼 수 있다면 나는 더 비싼 수업료도 아끼지 않으리라.

약초 관찰 코스

문산 시외버스 터미널에서 적성행 92번 버스를 타면 된다. 오전 6시부터 밤 10시 30분까지 20분 간격으로 운행한다. 요금은 1,300원이며 약 한 시간 정도 소요된다.

적성에서 은계폭포 계곡을 거쳐 감악산 정상을 지나 뻬뚤대왕비, 신암사, 부도골, 신암 저수지, 그리고 신암리를 지나면서 약초를 관찰한다.

문의 : 문산 시외버스 터미널(031-953-2657)

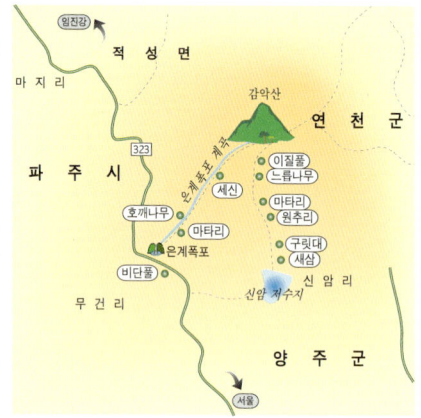

솟구친 봉우리마다 영험한 약초가 넘치는
원주 치악산

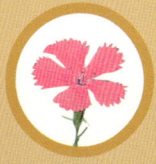

| 물레나물 | 옻나무 | 원추리 | 패랭이꽃 | 메꽃 | 익모초 |

치악산(해발 1,288미터)

위치 : 강원도 원주시 횡성군

치악산은 강원도 원주시와 횡성군의 경계를 이루는 산으로, 산세가 뛰어난데다 영동고속도로와 중앙고속도로에 인접해 있어 교통이 편리해 중부권 산행지로 인기가 높다. 구룡사, 흥양리, 황골, 행구동, 금대리, 신림, 부곡리, 한다리 등 헤아릴 수 없을 정도로 접근로가 많으며, 정상인 비로봉을 기점으로 등산로가 많이 이어져 있다. 주능선을 경계로 서쪽인 원주시 방향은 산세가 가파르나 동쪽은 비교적 완만하다.

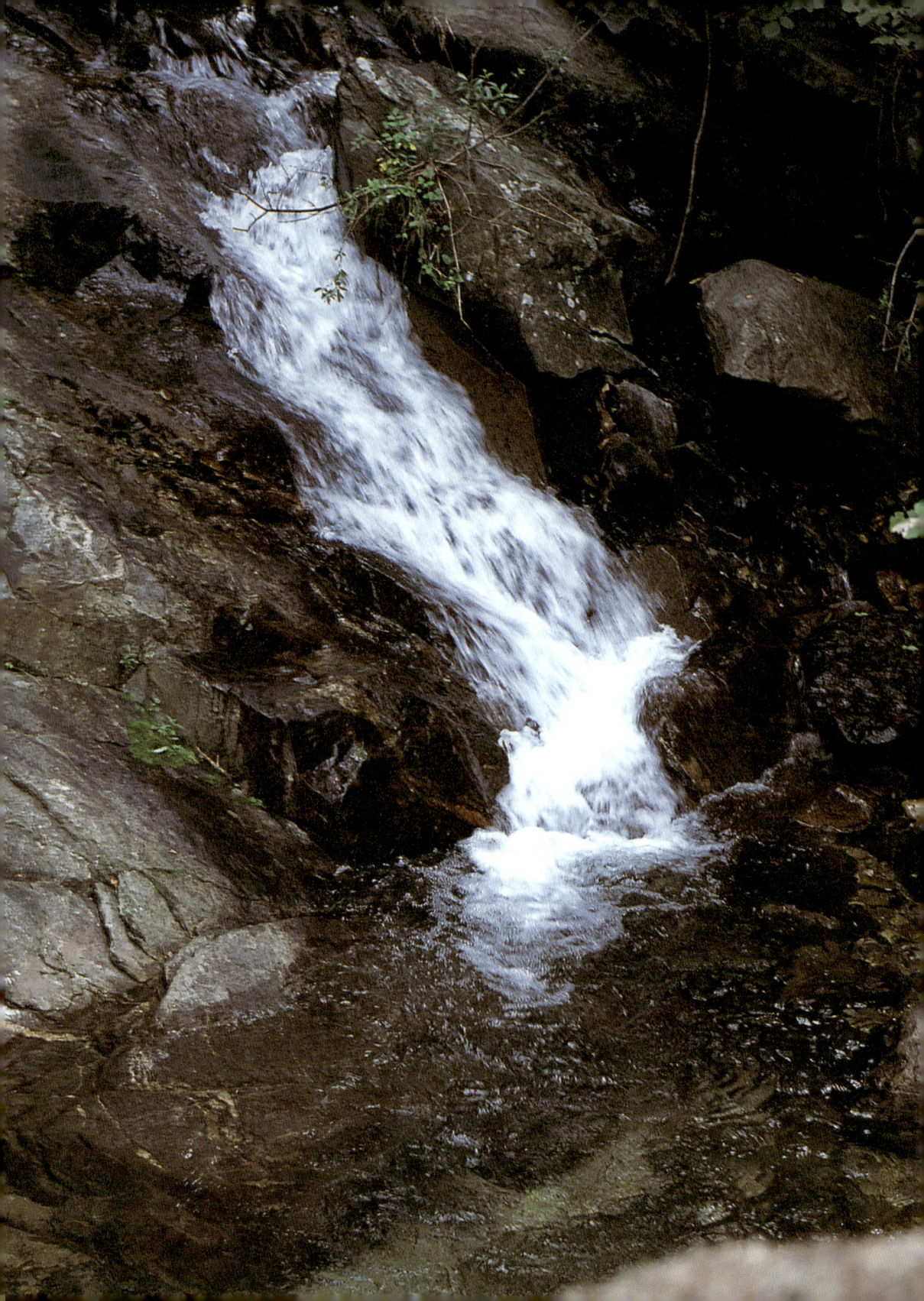

치악산은 수많은 봉우리가 솟구쳐 올라 산의 덩치가 크고, 아흔아홉 골짜기가 있다고 할 만큼 수많은 골짜기가 부채살처럼 펼쳐져 있다. 그 골짜기들마다 기암괴석과 화사한 반석이 널려 있고 곳곳에 크고 작은 폭포들이 자리하고 있어 경치가 매우 아름답다. 치악산은 본디 가을 단풍이 아름답다 하여 적악산(赤嶽山)이라 불렸다. 그 뒤에 한 선비가 뱀한테 잡아먹히게 된 꿩의 목숨을 구해 주었더니 그 꿩들이 뱀한테 죽게 된 선비를 구해 주어 은혜를 갚았다는 설화 덕분에 치악산(雉嶽山)으로 이름이 바뀌었다.
　치악산 동쪽 영월군 수주면 두산리 쪽 응봉 골짜기로 산을 올랐다. 원주 쪽 치악산의 대표적인 등산로인 사다리병창길은 치가 떨리고 악에 받친다 하여 치악산으로 부르게 되었다는 우스갯소리가 있을 정도로 가팔라서 오르기가 몹시 힘들지만, 두산리 골짜기는 매우 완만하고 산세도 부드러워 오르기가 쉽다. 찻길을 따라 오르는 데에도 길옆에 약초들이 많이 눈에 띄었다. 구릿대라고도 부르는 백지, 홍한련으로 부르는 물레나물, 여느 산에서는 보기 힘든 하수오, 잎과 뿌리를 씹으면 미끈미끈하여 마치 기름을 먹는 것 같은 기름나물, 잎이 손바닥만큼이나 크게 자란 질경이, 이 지방의 특산물인 옻나무, 노랗게 꽃을 피운 마타리와 원추리, 흰 꽃이 핀 으아리, 사위질빵, 붉나무, 보랏빛 꽃이 핀 영아자, 익모초, 갈퀴나물, 칡, 꼬리조팝나무, 패랭이꽃 어느 것 하나 영험한 약초가 아닌 것이 있으랴.

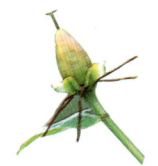

가장 뛰어난 식물 항생제 물레나물

　물레나물은 꽃이 이미 져서 시들었고 열매가 여물어 가고 있다. 한 달쯤 지나면 푸른 열매가 누렇게 바뀌고 열매가 터져서 많은 씨앗들이 밖으로 흩어져 나올 것이다. 물레나물은 다섯 장의 노란 꽃잎이 길쭉하고 약간 비뚤어져 있어 언뜻 보면 실을 잣는 물레처럼 생겨 물레나물이라는 이름이 붙었다. 요즈음에는 물레를 보지 못한 사람이 많으므로 선풍기 날개나 바람개비처럼 생겼다고 해야 잘 알아들을 수 있지 않을까.

　물레나물은 먹을 수 없는 풀은 아니지만 나물로 먹는 풀도 아니다. 그런데도 나물이라는 이름이 붙었다. 물레나물은 나물이라기보다는 천연 항생제로의 효능이 뛰어난 약초다. 물레나물은 물레나물과에 딸린 키 1미터쯤 자라는 여러해살이풀이다. 줄기는 모가 나 있고 곧게 자라며 가지가 2~5개 뻗는다. 잎은 마주 나고 버들잎 모양이거나 피침꼴이며 노랗고 초여름에 큼직한 노란색 꽃이 가지 끝에 세 송이에서 열 송이까지 차례로 핀다. 열매는 가을에 익는데 짤막한 고추 모양의 삭과로 그 속에 자잘한 씨앗들이 많이 들어 있다. 우리나라 각지의 양지바른 산과 들에 흩어져 자란다.

　물레나물속에 딸린 식물에는 히페리찐이라는 물질이 들어 있다. 이 식물들의 잎을 햇볕에 비추어 보면 검거나 밝은 빛깔의 점들이 보이는데 이 점에 히페리찐이 들어 있다. 히페리찐은 형광 물질로 독성이 있으나 물이나 알코올에 풀리지 않으므로 사람이 먹어서 중독되지는 않는다. 그러나 히페리찐을 추출하여 고양이한테 주사하면 햇볕이 없는 데서는 아무런 변화가 나타나지 않지만 햇볕을 쪼이면 곧 죽어 버린다. 히페리찐은 식물성 항생제로 상처, 궤양, 유선염, 뾰루지, 곪은 데, 축농증, 편도염, 중이염, 화상 등에 널리 쓸 수 있다. 물레나물은 항생제에 내성이 생긴 여러 가지 염증성 질병에 탁월한 치료 효과가 있다. 여러 가지 항생제를 써도 효과가 없는 급성이나 만성 방광염에는 물레나물을 쓰면 좋다.

물레나물에는 이마닌이라는 성분이 들어 있는데 이마닌은 마취 작용과 살균 작용, 수렴 작용, 새살을 돋아나게 하는 작용을 한다. 이마닌은 폭이 넓은 식물성 항생제라고 할 수 있는데 알코올이나 글리세린, 에테르, 중성인 물에는 풀리지 않고 알칼리성 수용액에는 잘 풀린다.

물레나물의 잎과 꽃, 덜 익은 열매를 채취하여 말려서 가루로 만든 다음, 이 가루 1킬로그램에 물 8리터를 넣고 끓여서 거른다. 이 여과액을 다시 졸여서 물엿처럼 만들고 남은 찌꺼기에 0.5퍼센트 가성소다액 10리터를 붓고 다시 한 시간 동안 끓인다(①). 그리고 그것을 다시 걸러 그 남은 찌꺼기에 0.5퍼센트 가성소다액 5리터를 붓고 30분 동안 끓여서 거른다(②). 이렇게 만든 두 가지 액(①+②)을 합친 다음 10퍼센트 염산을 약산성이 될 때

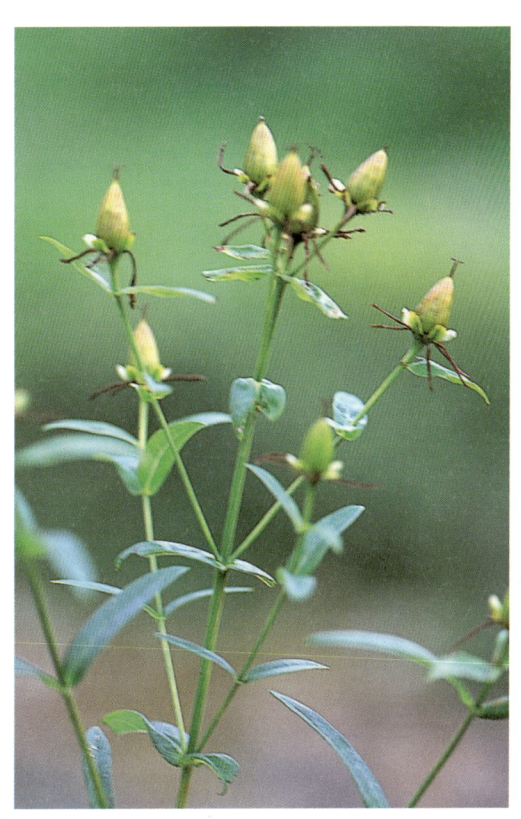

꽃잎이 실 잣는 물레처럼 생긴 물레나물

까지 넣으면 이마닌 성분이 어두운 밤색의 앙금으로 가라앉는다. 이렇게 얻은 앙금을 증류수에 여러 번 씻은 다음 원심 분리하여 수분을 없애고 40~60도의 어두운 곳에서 말린다. 그런 다음 맨 처음에 얻은 물레나물 진액에 이마닌 가루 1킬로그램과 전분 약간을 넣고 10퍼센트 전분으로 반죽하여 한 알의 무게가 0.25그램 되게 알약을 만든다. 이렇게 만든 알약을 한 번에 네 알씩 하루 서너 번 밥 먹는 중간에 물 한 사발과 함께 먹는다. 3~7일 사이에 자각 증세가 뚜렷하게 없어지거나 가벼워지고 10일 안에 치유되어 다시 재발하지 않는다. 물레나물에 들어 있는 이마닌과 네오이마닌이 여러 가지 병원균을 억제하는 작용을 한다.

　급성 신염으로 몹시 부었을 때에는 물레나물, 택사, 질경이 씨를 생즙을 내거나 달여서 하루 20밀리리터를 두 번에 나누어 마신다. 만성 신염으로 요단백이 줄어들지 않고 병이 계속해서 재발할 때에는 쇠뜨기와 마디풀을 생즙을 내어 20밀리리터를 하루 두 번에 나누어 먹으면 효력이 있다.

　물레나물을 달인 물은 대장염, 입 안 염증, 인후염 같은 온갖 피부병에 효과가 뛰어나게 좋다. 외상이나 피부염, 종기에는 물레나물을 달인 물을 바르거나 몸을 씻고, 몸 속에서 생긴 염증에는 달인 물을 조금씩 마신다. 만성 질병보다는 급성 질병에 효과가 더 빠르다.

　급성 간염이나 신장염으로 몸이 부었을 때에는 물레나물, 택사, 질경이 씨 각 10그램을 달여서 먹는다.

옻나무는 위장병과 자궁암에 명약

치악산은 옻나무로 이름난 산이다. 치악산에는 옻나무가 지천이다. 개옻나무는 우리나라의 산과 들에 저절로 나서 자라지만 참옻나무로 불리는 옻나무는 사람이 심어 가꾸는 것이 대부분이고 저절로 나서 자라는 것은 흔치 않다.

6월부터 10월까지 옻나무 껍질에 상처를 내면 특이한 냄새가 나는 잿빛 진이 나오는데 이것이 바로 옻진이다. 피부가 약하고 체질이 민감한 사람이 옻에 닿으면 몸이 가렵고 살이 부르트고 퉁퉁 부어올라 고생하게 된다. 심하게 옻을 타는 사람은 옻 냄새만 맡거나, 옻나무 근처에 가거나 칠기가게 앞을 지나가기만 해도 옻이 오른다.

그럼에도 옻은 가장 훌륭한 방부제이며 살충제다. 인체의 세포를 보존하여 상하지 않게 하면서 갖가지 질병을 다스리며, 옻 속에 들어 있는 독은 암과 병으로 인한 독을 소멸하여 다시 살아나지 못하게 한다.

옻은 위장에서는 위를 따뜻하게 하고 염증을 없애며 소화를 잘 되게 하여 모든 위장병을 치료한다. 또한 간에서는 어혈을 풀고 염증을 다스리며, 심장에서는 청혈제(淸血劑)가 되어 온갖 심장병을 다스리고, 폐에서는 살충제가 되어 결핵균을 없애며, 콩팥에서는 이수약(利水藥)이 되어 온갖 신장 질병을 다스린다. 옻은 오장육부의 여러 병을 다스릴

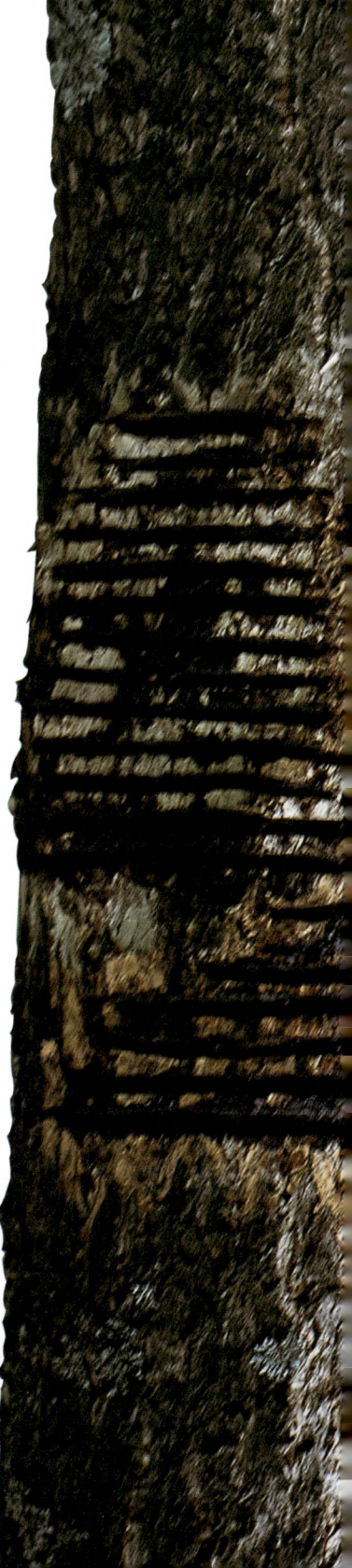

가장 좋은 약이기도 하면서 독이 있는 옻나무

뿐 아니라 신경통, 관절염, 피부병 같은 데에도 훌륭한 약이 된다.

옻은 가장 좋은 약이기도 하지만 그 독도 매우 무섭다. 옻에 약한 사람이 옻을 함부로 먹거나 손을 대면 심하게 옻이 올라 죽을 수도 있다. 그래서 옻독을 중화하기 위해 닭이나 오리, 염소 등을 쓰는 것이다. 옻은 소음이나 태양 체질인 사람, 곧 혈액형이 AB형이나 B형인 사람에게는 아주 좋은 약이

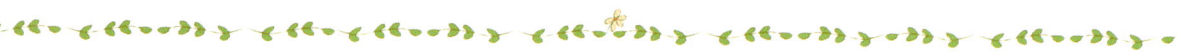

옻나무로 질병을 치료하는 방법

① 만성 위염, 위암, 자궁암

닭을 뜨거운 물에 튀겨 털을 뽑은 다음 내장을 꺼내어 버리고 배 안에 마늘 15그램을 넣는다. 그런 다음 배 안에 옻진 1.5그램을 고루 바르고 배 안에 들어 있는 마늘이 쏟아지지 않도록 실로 꿰맨다. 물을 닭이 잠길 정도로 붓고 약한 불에서 6~8시간 동안 끓여 국물이 500밀리리터쯤 되면 꺼내어 식힌다. 저녁에 국물을 단번에 다 먹고 더운 방에서 가벼운 이불을 덥고 30~40분 동안 땀을 낸다. 하지만 땀을 너무 많이 내면 안 된다. 땀을 낸 다음 땀을 닦고 서서히 몸을 식힌 다음 닭고기를 반쯤 먹고 다음 날 아침에 남은 고기를 마저 먹는다. 이때 목이 말라도 절대로 찬물을 먹지 말아야 하며 찬 것을 만지거나 찬바람도 쐬지 말아야 한다. 닭곰탕을 한 번 해먹어서 효과가 없으면 10~15일 간격을 두고 두세 번 만들어 먹는다. 한 번씩 만들어 먹을 때마다 옻진의 양을 1그램씩 늘린다. 소양 체질인 사람이나 혈액형이 O형인 사람은 옻이 심하게 오를 수 있으므로 조심해야 한다. 양을 3분의 1 이하로 먹거나 아니면 조금씩 늘려 가면서 먹는 것이 안전하다. 약으로 쓸 닭은 시골에서 방목한 재래종 닭이나 오골계를 써야 한다.

② 위암, 위하수, 자궁암

털빛이 검은 닭이나 토끼의 배를 갈라 내장을 꺼내고 옻진 1그램과 마늘 50그램을 넣은 다음, 닭이나 토끼를 단지에 넣고 푹 고아서 먹고 한 시간 동안 땀을 푹 낸다. 약을 먹고 24시간 동안 찬바람을 쐬거나 찬물, 찬 음식을 먹지 말아야 한다. 보통 서너 마리 먹으면 위하수로 인한 증상이 없어진다. 위암이나 자궁암에는 수십 마리를 먹어야 한다. 반드시 시골에서 놓아서 기른 닭이나 오골계를 써야 한다.

될 수 있으나, 태음 체질 곧 혈액형이 A형인 사람에게는 별로 효과가 없고 소양 체질인 O형에게는 위험하다. 옻을 복용하다가 옻이 오르면 백반이나 녹반(綠礬)을 물에 진하게 풀어 바르면서 복용한다. 닭, 오리 등과 중화시켜서 먹으면 옻이 그다지 심하지 오르지 않고 얼마 안 가서 저절로 없어진다. 주의할 점은 옻을 복용하고 나서 절대로 혈관 주사를 맞으면 안 된다는 것이다. 옻이 올랐을 때 혈관 주사를 맞으면 그 부작용으로 목숨을 잃을 수가 있다. 몸의 상처에 옻진이나 옻나무를 삶은 물이 닿아도 위험하다.

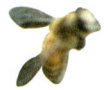

근심을 잊게 하는 원추리

　길옆에 원추리가 분홍빛 큰 꽃을 피웠다. 산에 있는 원추리는 대개 노란 꽃이 피지만 더러 큼직한 분홍 꽃이 피는 것도 있다. 훤칠하게 크고 시원스럽게 생긴 꽃을 보는 것만으로도 충분히 세상의 시름을 잊을 만하다.

　원추리는 '근심풀이풀' 즉 근심을 잊게 하는 풀로 널리 알려진 약초다. 한자로는 훤초(萱草), 망우초(忘憂草), 금침채(金針菜), 의남초(宜男草), 황화채(黃花菜) 등으로 쓰며 어린 싹을 살짝 데쳐서 나물로 무쳐 먹거나 큼직한 꽃을 차로 우려내어 마시면 마음이 황홀해져서 근심을 잊게 된다는 것이다.

　원추리를 우리말로는 근심풀이풀 또는 넘나물이라고 하며, 이른 봄에 올라오는 어린 싹을 나물로 무쳐 먹으면 약간 달면서도 부드러우며 담백한 맛이 난다. 활짝 핀 꽃을 따서 차로 달여서 마시면 은은한 꽃향기가 일품이다. 이른 봄철에 더러 재래 시장에 가보면 할머니들이 원추리 나물을 채취해서 파는 것을 볼 수 있다. 원추리 나물은 봄나물을 대표하는 산나물 중의 하나지만 요즈음에는 그다지 많이 먹지 않는 것 같다.

원추리는 백합과에 딸린 여러해살이풀이다. 키는 80~90센티미터쯤 자란다. 뿌리 부분에서 가늘고 긴 잎이 돋아나는데 잎은 끝 쪽으로 갈수록 가늘어져서 끝은 뾰족하다. 여름철에 잎 사이에서 긴 꽃줄기가 올라와서 백합을 닮은 노랗고 큼직한 꽃이 핀다. 꽃줄기 끝에서 날마다 예닐곱 송이 꽃이 새로 피는데, 이 꽃에는 꿀이 많아서 벌들이 많이 모여든다. 높은 산의 풀밭에는 더러 수많은 개체가 군락을 지어 자라기도 한다. 붉은색 꽃이 피는 것도 있고 보랏빛 섞인 붉은색 꽃이 피는 것도 있으며, 꽃이 유달리 크거나 꽃이 겹으로 피는 것도 있다. 왕원추리, 큰원추리, 애기원추리, 각시원추리, 골잎원추리 등 가짓수가 꽤 많으나 어느 것이나 다 같이 쓸 수 있다. 요즈음에는 원추리는 약초라기보다는 원예 식물로 많이 가꾸는 편이다.

원추리 뿌리에는 맥문동을 닮은 길쭉하고 둥근 괴경이 여러 개씩 달리는데, 이것이 옛날에는 중요한 구황 식물 중 하나였다. 녹말을 비롯하여 단백질 같은 영양이 많고 맛이 좋아서 선조들은 허약 체질을 튼튼하게 하는 자양 강장제로 흔히 먹었다. 녹말을 추출하여 쌀이나 보리 같은 곡식과 섞어서 떡을 만들어 먹기도 했다. 그러나 원추리 뿌리에는 독이 약간 있으므로 너무 많이 먹는 것은 좋지 않다. 너무 많이 먹으면 콩팥에 심각한 탈이 생길 수 있다. 말린 것을 기준으로 하루에 40그램 이상을 먹지 않는 것이 바람직하다. 옛 의학책에는 원추리를 한꺼번에 너무 많이 먹으면 시력이 나빠질 수 있다고도 하였다. 그러나 60도 이상으로 열을 가하면 독성이 완전히 파괴되거나 현저하게 줄어들므로 날로 먹지 말고 달여서 먹으면 안전하다. 부

득이하게 날로 써야 할 때에는
황련즙이나 황백을 우려낸 즙
에 하룻저녁 동안 담가 두었
다가 쓰면 독성이 줄어든다.

  원추리 잎은 뿌리와 거의 같은 효과가 있으며
독이 없다. 가슴이 막혀서 답답하여 미칠 것 같은
증상을 없애고 소화를 잘 되게 하며 변비를 없애고 소
변을 잘 나오게 한다. 소변이 붉고 탁하게 나오는 것과 황
달, 부종을 낫게 한다. 신선한 것 20~40그램을 물로 달여서
먹는다. 마른 것은 5~10그램에 물 1.8리터를 붓고 절반이 될 때까지 약한
불로 달여서 차 마시듯 마신다. 원추리 뿌리와 잎은 현대인들의 마음의 병
과 홧병, 스트레스를 날려 버리는 데 좋은 효과가 있는 약초다. 옛날에는 흉
격(胸膈)이라고 하여 사악한 기운이 영혼에 침입해 생긴 마음의 병을 치료
하는 데 매우 좋은 약이라고 하였다.

  원추리꽃은 꽃술을 따버리고 쌈을 싸서 먹기도 하고 밥을 지을 때 얹어서
먹기도 한다. 밥을 지을 때 원추리꽃을 넣으면 밥이 노랗게 물들고 꽃향기가
배어서 특이한 향이 나는 밥이 된다. 중국에서는 활짝 핀 꽃을 따서 펄펄 끓
는 물에 데쳐서 말린 다음 갖가지 음식을 만들어 먹는다고 한다. 요즈음에는
원추리꽃에서 향료를 추출하여 화장품이나 향수를 만들기도 한다.

  중국 주나라 《풍토기(風土記)》를 보면 임신한 부인이 원추리를 몸에 지니
고 있으면 아들을 낳는다고 하여 의남초(宜男草)로 부른다고 했다. 의남이
란 아들을 많이 낳은 부인을 가리키는 말이다. 이것이 우리나라에도 전해져

꽃이 아름다운 원추리는 요즘엔
약초라기보다는 원예 식물로 사랑받는다

원추리꽃을 향낭이나 주머니에 넣어 몸에 지니고 다니는 풍습이 생겨나기도 했다.

원추리 나물은 변비를 없애는 데에도 탁월한 효과가 있다. 장 기능이 나빠 배변 상태가 고르지 않거나, 여행 또는 긴장했을 때 생기는 긴장성 변비에 원추리 나물을 먹으면 곧 변을 잘 볼 수 있게 된다. 우리 선조들은 원추리의 어린 순을 지푸라기로 무시래기 엮듯이 엮어서 처마 밑에 매달아 말려 두었다가 음력 정월 대보름날에 국을 끓여 먹는 풍습이 있었다. 정월 대보름날에 원추리 나물을 먹으면 한 해 내내 걱정거리가 생기지 않는다고 한다.

원추리는 폐의 열을 내리고 진액을 늘리며 소변을 잘 나오게 하고 갖가지 균을 죽이는 작용을 한다. 폐결핵, 빈혈, 황달, 소변이 잘 안 나오는 데, 변비, 위염, 장염, 인후염, 각혈, 자궁 출혈 등에 쓸 수 있고, 해독 작용이 있어서 독초를 먹고 중독된 것을 풀어 준다. 중국 송나라 의학자 소송(蘇頌)은 《도경본초(圖經本草)》에서 원추리가 사슴이 먹는 아홉 가지 해독 약초 가운데 하나라고 하여 '사슴이 먹는 파' 곧 '녹총'이라고 하였다.

원추리는 습기를 몰아내고 소변을 잘 오게 하며 열을 내리고 신장과 방광의 결석을 녹아 나오게 한다. 또한 갈증을 멎게 하고 가슴이 답답한 것을 뚫어 마음을 편안하게 하여 우울증을 낫게 한다. 그러나 약성이 온화하여 즉효가 있는 것이 아니라 효과가 천천히 나타난다.

딱딱한 것을 녹이는 패랭이꽃

길옆에 핀 패랭이꽃이 연보랏빛으로 선명하다. 그 청초함을 닮을 수 있다면 얼마나 좋을까. 패랭이꽃은 흔히 볼 수 있는 들꽃이지만 약초로서 가치가 매우 높다. 패랭이꽃을 한자로는 석죽(石竹) 또는 구맥(瞿麥), 천국(天菊)이라 쓰며 꽃패랭이 또는 참대풀이라 부르기도 한다.

패랭이꽃은 석죽과에 딸린 여러해살이풀이다. 잎과 줄기가 흰 가루를 칠한 듯한 분록색이 돌며, 줄기는 곧게 자라 가지를 여러 개 친다. 키는 30센티미터쯤으로, 한 포기에서 여러 개의 줄기가 나와서 곧게 자란다. 우리나라의 산야 어디에서나 흔히 볼 수 있는데 대개 나지막한 야산의 약간 건조한 땅이나 냇가의 모래밭, 산비탈이나 길가 바위틈 같은 데서 잘 자란다. 꽃은 6월부터 8월까지 줄기 끝에 피며, 대개 붉은 빛이지만 희거나 연분홍 빛인 것도 있고 원예종으로 개량된 것은 빛깔이 여러 가지다.

9월이면 종자가 익어서 끝에서 네 갈래로 갈라지고 꽃받침으로 둘러싸인다. 서양에서 들여 온 카네이션도 패랭이꽃을 개량한 것이다. 패랭이꽃의 씨앗을 한방에서는 구맥자라 하여 이뇨제나 통경제로 사용하는데, 민간에서는 부종이나 신장 결석, 요로 감염, 방광염, 방광 결석, 신장염 등에 달여 먹는다. 하루 5~8그램쯤을 물 1리터에 넣고 물이 반쯤 될 때까지 달여서 그 물을 하루 세 번 나누어 마신다.

패랭이꽃 씨는 봉숭아 씨앗과 마찬가지로 딱딱한 것을 무르게 하는 효과

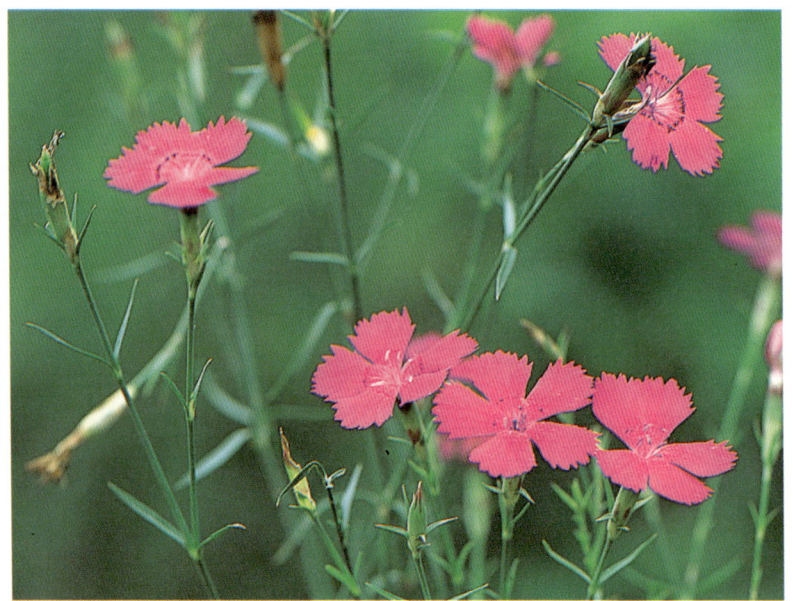

패랭이 꽃 씨는 복숭아 씨앗처럼 딱딱한 것을 무르게 한다

가 있다고 한다. 목구멍에 생선뼈가 걸렸을 때 패랭이꽃 씨를 달여 먹으면 곧 생선뼈가 부드러워져서 내려간다.

패랭이꽃에는 단백질, 조단백질, 회분, 인산, 비타민 A, 사포닌, 알칼로이드 등이 들어 있는데 이들 성분들이 소변을 잘 나오게 하고 몸 속에 있는 돌을 녹이며 대장의 연동 운동을 늘리는 등의 작용을 한다.

패랭이꽃은 성질이 차다. 그러므로 열을 내리고 소변을 잘 누게 하며 혈압을 낮추는 데에 사용한다. 패랭이꽃의 잎, 줄기, 열매를 달여서 복용하면 급성이나 만성 장염, 위염, 십이지장염 등에 효험이 있고 여성들의 생리 불순이나 자궁염에도 효과가 있다.

치질에는 패랭이꽃잎과 줄기를 짓찧어 붙이고, 상처나 종기는 패랭이꽃 달인 물로 씻는다. 결막염이나 갖가지 눈병에는 패랭이꽃 씨 달인 물로 눈을 씻거나 눈에 넣는다. 패랭이꽃잎과 줄기 달인 물로 늘 얼굴을 씻으면 주근깨나 기미가 없어지고 살결이 매우 고와진다고 한다.

허약 체질 개선하는 메꽃

메꽃이 묵은 밭가에 나팔꽃을 닮은 연보랏빛 꽃을 피웠다. 메꽃 뿌리는 허약한 체질을 바꾸는 데 상당한 효력이 있다. 특히 어린이나 노인들의 체력을 늘리는 데 효과가 좋다. 몸이 너무 말라서 고민하는 사람, 병을 오래 앓아서 기력이 몹시 허약해진 사람이 메꽃 뿌리를 쪄서 두세 달 먹으면 살

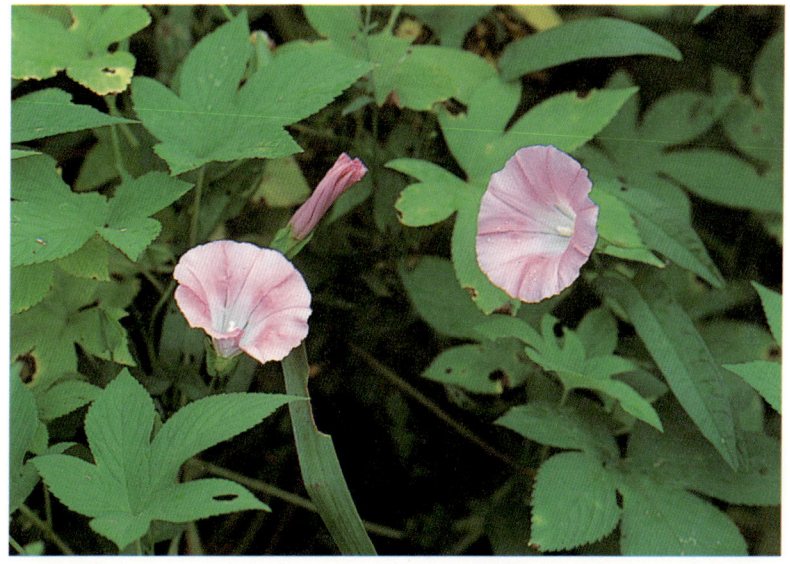

나팔꽃을 닮은 메꽃은 허약 체질 개선에 매우 좋다

이 오르고 기운을 차릴 수 있게 된다. 여름철 무더위에 시달려 몸이 나른하고 기운이 없을 때 메꽃 뿌리를 생즙을 내어 먹으면 곧 몸에 활력을 찾을 수 있게 된다. 메꽃에는 큰메꽃, 갯메꽃, 애기메꽃 등이 있는데 약간 독이 있어서 먹을 수 없는 갯메꽃 외에는 모두 먹을 수 있고 약으로 쓴다. 또한 메꽃을 한자로 선화(旋花)라고 하여 당뇨병과 고혈압을 치료하는 약으로 쓴다. 메꽃 뿌리는 혈압을 낮추고 당뇨병의 혈당치를 낮추는 효과도 있어서 뿌리를 쪄서 먹거나 날로 생즙을 내어 먹으면 좋다. 메꽃 뿌리와 잎에는 아프젤린, 트리폴린, 아스트라갈린, 사포닌, 루틴 등의 성분이 들어 있는데 이뇨작용과 약한 설사 작용이 있어서 변비를 없애고 소변을 잘 나오게 한다. 생리 불순이나 대하증 같은 갖가지 부인병에도 좋은 효력이 있고 기관지염이나 동맥경화에도 좋다. 뿌리를 말려 가루 내어 기름에 개어 신경통이나 관절염으로 통증이 있는 부위에 바르면 통증이 완화된다.

  메꽃 뿌리는 성 기능을 높이고 신장 기능을 높이는 데에도 효과가 좋다. 남성의 음위증이나 양기 부족, 여성의 불감증 등에는 메꽃을 뿌리째 뽑아서 말려 잘게 썬 후, 하루 20~30그램에 물 1.8리터를 붓고 물이 반이 되게 달여서 여러 차례 나누어 마시면 효력이 있다. 꾸준히 먹으면 콩팥의 기능이 강화되어 자신도 모르는 사이에 몸이 차츰 건강해진다. 메꽃 뿌리를 쪄서 말려 두고 자양 강장 식품이나 정력 식품으로 몰래 즐기는 사람도 있다.

어머니를 이롭게 하는 익모초

길옆에 익모초가 지천이지만 아무도 관심을 갖지 않는다. 익모초는 어머니를 이롭게 하는 풀이라는 이름대로 여성의 생리통과 생리 불순, 냉증, 산후병 등에 탁월한 효과가 있는 약초다. 갖가지 부인병뿐만 아니라 남성의 고혈압, 심장병, 중풍 같은 데에도 좋은 효과가 있다.

익모초는 높이 1미터쯤 자라는 두해살이풀이다. 첫해에는 심장 모양의 잎이 뿌리에 붙어서 나고 이듬해에는 줄기가 나서 자란다. 줄기에 나는 잎은 깃처럼 깊게 갈라져 마주 난다. 여름철에는 가지 끝에 분홍빛을 띤 보랏빛 꽃이 피고 열매는 가을에 열린다. 길섶, 들, 풀밭, 산기슭 등 우리나라 어디에서나 볼 수 있다.

꽃피기 전인 5~6월에 줄기를 베어 그늘에 말려 약으로 쓴다. 여성들의 질환에 매우 좋은 약으로 알려져 있는데, 특히 출산 전후 여성들의 보약으로 널리 사용된다. 부인들의 월경 과다, 산후 출혈, 생리통, 생리 불순, 산후에 배가 아플 때, 출산 전후 허약증 등에 널리 쓴다. 생리통이나 생리 불순에는 익모초로 조청을 만들어 먹으면 좋다. 익모초를 푹 끓여서 건더기를 건져내고 다시 걸쭉하게 될 때까지 졸이면 익모초 조청이 된다. 이것을 하루 세 번 한두 찻숟가락씩 따뜻한 물에 타서 마신다.

익모초 30~60그램에 물 1.8리터를 붓고 물이 3분의 1이 될 때까지 약한 불로 달여서 그 물로 닭을 삶아 고기와 국물을 다 먹는다. 닭 대신 오리를 써도 좋다.

익모초를 그냥 15~20그램쯤 달여서 그 물을 복용해도 좋다. 15~20그

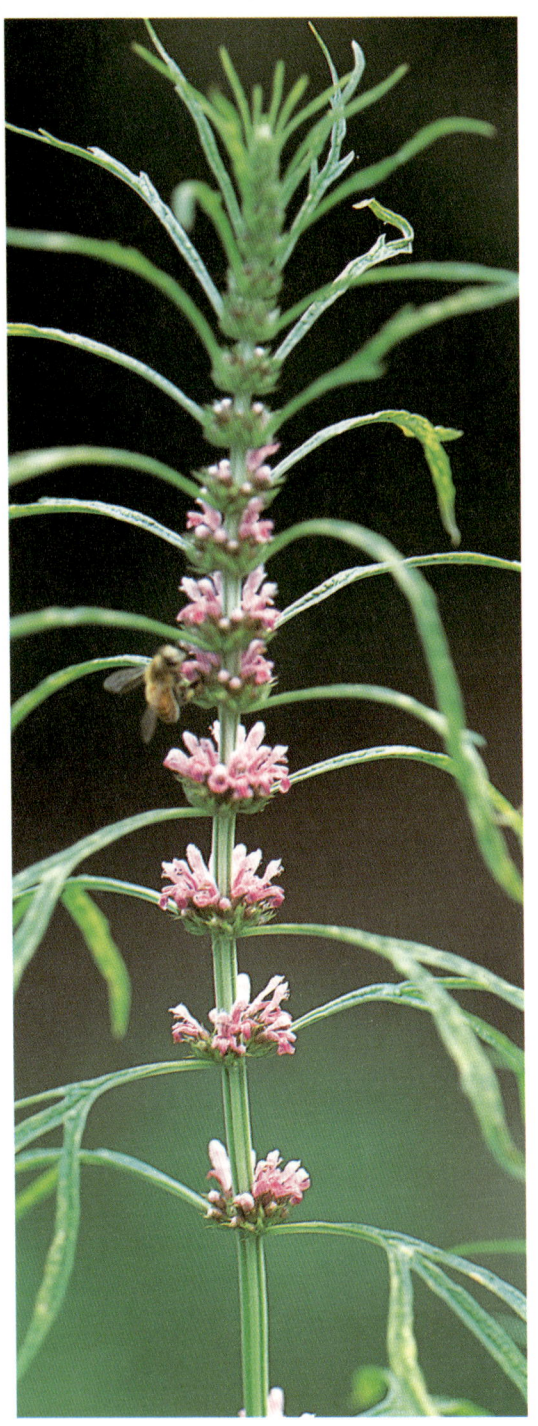

갖가지 부인병에 효과가 좋은 익모초

램에 물 1.8리터를 붓고 2분의 1이 될 때까지 달여서 그 물을 하루 세 번 나누어 마신다. 알약으로 만들 때에는 익모초 조청에 익모초를 가루 내어 섞거나 익모초 가루에 꿀을 넣어 반죽한다. 오동나무 씨만 하게 알약을 만들어 한 번에 40~50개씩 하루 세 번 따뜻한 물과 먹는다. 몸이 허약하고 임신이 잘 안 될 때에는 익모초 30~60그램에 대추 15그램을 넣고 끓여서 차처럼 마신다.

익모초는 항암 작용도 상당하여 암 치료에도 쓴다. 흰 생쥐로 그 효과를 실험해 본 결과 암을 78퍼센트 억제하는 것으로 나타났으며, 익모초를 달인 물은 높은 항암 작용과 몸을 보호하는 작용을 해서 체력을 길러주고 몸무게를 늘린다. 유방암에는 익모초를 진하게 달여서 자주 씻고 자궁암이나 위암에는 익모초 15~20그램을 달여서 하루 세 번에 나누어 복용한다. 익모초는 몸을 따

익모초로 질병을 치료하는 방법

① 뇌혈전증

말린 익모초에 물을 열 배 가량 붓고 섭씨 100도에서 두 시간 가량 끓여 1차 추출액을 얻고 남은 찌꺼기에 다시 물을 일곱 배 붓고 한 시간 동안 끓여 2차 추출액을 얻는다. 이 두 가지 추출액을 한데 합쳐서 물엿처럼 될 때까지 졸인다. 여기에 부드럽게 가루 낸 익모초 가루와 익모초 농축액을 1:2 비율로 섞어서 한 알이 0.3그램쯤 되게 알약을 만든다. 이것을 한 번에 세 알씩 즉 한 번에 1그램씩 하루 세 번 밥 먹기 전에 먹는다. 뇌혈전증으로 인한 중풍을 치료하는 데 매우 효과가 좋다. 익모초는 혈압을 떨어뜨리고 혈액 순환을 원활하게 하며 혈전을 풀어 주는 작용을 해서 뇌혈전증이나 고혈압 치료제로도 쓸 수 있다. 익모초는 산이나 들에서도 흔히 볼 수 있고 한약 건재상에서도 쉽게 구할 수 있으며 값도 매우 싸다. 하지만 그 효과는 매우 값지다.

② 고혈압

봄이나 가을철에 채취한 진달래 잔가지 200그램, 익모초 50그램을 넣고 진하게 달인 다음 설탕을 넣어 물엿처럼 될 때까지 달여서 한 번에 20그램씩 하루 세 번 밥 먹기 30분 전에 먹는다. 또는 진달래 잔가지 200그램에 멧대추 씨 30그램, 택사 20그램에 물을 붓고 오래 달여서 물엿처럼 되게 하여 한 번에 20그램씩 밥 먹기 30분 전에 먹는다. 10일 안에 90퍼센트 이상의 환자가 혈압이 낮아진다. 가슴 부위가 묵직해지거나 배에 가스가 차고 가슴이 심하게 두근거리는 등 부작용이 7퍼센트쯤에서 나타날 수 있으나 조금 지나면 없어진다. 만약 없어지지 않으면 약을 5~7일쯤 끊었다가 다시 복용한다. 진달래는 마음을 진정시키고 혈압을 낮추며 익모초는 혈액 순환을 좋게 하여 고혈압 환자의 일반적인 증상을 좋아지게 한다. 양약 혈압 강하제보다 효력이 훨씬 좋다.

③ 급성 사구체 신염

신선한 익모초 240~300그램에 물 500밀리리터를 붓고 300밀리리터로 줄어들 때까지 달여서 찌꺼기를 버리고 2~3회에 나누어 하루에 다 먹는다. 어린이의 경우 나이에 따라 양을 줄인다. 부종의 종류에 따라 소금을 하루 8그램 이하로 제한하고 부종이 심한 사람은 무염식을 하도록 한다. 단백질을 하루 100그램 이상 섭취하지 않도록 하고 물은 되도록 많이 마시도록 한다. 한 달 정도면 익모초만으로도 치유가 가능하다.

④ 갑상선 기능 항진증

택란과 익모초를 가루 내어 같은 양으로 섞어서 하루 1.8그램을 식후에 세 번 나누어 먹는다.

⑤ 생리통

향부자와 익모초를 가루 내어 각각 같은 양으로 꿀로 알약을 만들어 한 번에 4그램씩 식후에 먹는다. 30일 가량 치료하면 하복통은 63퍼센트 완치, 33퍼센트 호전되며 요통은 56퍼센트 완치, 30퍼센트 호전된다. 손발이나 아랫배 냉증 또한 50퍼센트 완치, 50퍼센트 호전되고 유방 종대 60퍼센트 완치된다. 천식, 가슴 답답한 것, 부종, 어지럼증, 권태, 땀나는 것, 기억력 감퇴 등도 뚜렷하게 적어진다. 월경 양도 현저히 줄어든다. 월경색은 검붉게 나오던 것이 선홍색으로 되며 생리를 두세 달 만에 하던 사람도 정상으로 되돌아온다. 생리 주기가 길고 혈피가 있으며 아랫배와 허리가 아픈 데도 효과가 있다.

⑥ 산후에 생긴 설사

익모초와 쑥을 같은 양으로 하여 가루 내서 한 번에 4그램씩 하루 세 번 밥 먹기 전에 먹는다.

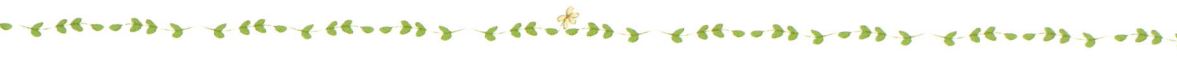

익모초에 얽힌 전설

옛날, 바다 밑에 있는 대고산(大固山) 아래 수랑(秀娘)이라는 마음씨 착한 소녀가 살고 있었다. 수랑은 나이가 차서 시집을 가게 되었고 곧 아이를 가졌다.

어느 날 수랑이 집에서 물레로 실을 잣고 있는데 갑자기 문 밖에서 노루 한 마리가 사냥꾼의 화살에 맞았는지 피를 흘리며 들어왔다. 노루는 눈물을 글썽이며 살려 달라는 듯 애처로운 소리를 냈다. 수랑은 노루가 불쌍히여 노루를 의자 밑에 감추고 의자를 천으로 덮어 씌운 다음 그 위에 앉아 물레질을 계속했다. 잠시 후 화살을 들고 화살통을 맨 사냥꾼이 수랑에게 와서 물었다.

"부인, 상처 입은 노루를 보지 못했습니까?"

"좀전에 이쪽에서 와서 동쪽으로 달아났습니다."

수랑은 태연하게 대답했다. 사냥꾼은 말을 타고 동쪽으로 달려갔다. 조금 뒤에 수랑은 노루를 나오게 하여 손으로 서쪽을 가리키며 말했다.

"빨리 서쪽으로 달아나거라."

노루는 그 말을 알아듣기라도 한 듯 고개를 끄덕이고는 서쪽으로 도망쳤다.

며칠 뒤 수랑은 아이를 낳게 되었는데 지독한 난산이었다. 산파도 속수무책이었고 남편이 약을 지어 와 먹였지만 아무 소용이 없었다. 수랑의 시어머니는 천지신명께 아이를 잘 낳게 해달라고 간절히 기도했다. 그러나 그것도 아무 소용이 없었고 수랑은 곧 목숨이 위태로울 지경에 이르렀다. 바로 그때 문 앞에서 소리가 들렸다. 수랑이 눈을 떠보니 먼젓번에 살려 준 그 노루가 입에 풀을 물고 서 있는 것이었다. 노루는 눈물을 글썽이며 수랑에게 고개를 숙여 인사를 했다.

"그래, 너로구나. 약초를 갖고 나를 도와 주러 온 거니? 여보, 노루 입에 있는 약초를 끓여서 주세요."

노루는 남편에게 약초를 건네주고는 대고산으로 사라졌다. 남편은 급히 약초를 달여 부인에게 먹였다. 약초를 복용하자마자 이내 통증이 덜해지고 얼마 안 가서 순조롭게 아이를 출산할 수 있었다. 집안 식구들은 몹시 기뻐하였다. 그 후 남편은 대모산에 가서 노루가 물고 있던 약초를 캐왔고 그것을 밭에서 재배하여 부인의 병은 물론 많은 여성들의 병을 고쳐 주었다. 그 뒤로 사람들은 이 풀을 어머니를 이롭게 하는 풀이라 하여 익모초라 불렀다.

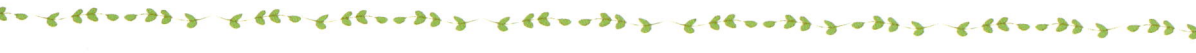

뜻하게 해주므로 아랫배가 찬 여자들에게도 좋은 약이 된다.

익모초로 생즙을 내어 마시면 여름철 더위로 인한 병을 예방하거나 치료할 수 있다. 무더위로 열이 나고 구토가 날 때 익모초를 생즙을 내어 한 잔씩 마신다.

익모초 씨앗도 약으로 쓴다. 익모초 씨앗, 택사, 황련, 구기자, 탱자 열매, 맨드라미 씨 등과 함께 가루 내어 꿀로 반죽하여 오동나무 씨만 하게 알약을 만들어 먹으면(오랜 기간 동안 복용해야 한다) 눈이 밝아진다고 한다.

약초 관찰 코스

원주 시외버스 터미널에서 황둔리행 버스를 탈 수 있다. 버스 출발 시간은 각각 06:55, 08:55, 10:55, 13:30, 15:55, 17:55이다. 요금은 700원이며, 한 시간 30분 정도가 소요된다.
황둔리에서 두산리를 거쳐 당골에서 안당골을 오르면서 약초를 관찰할 수 있다.

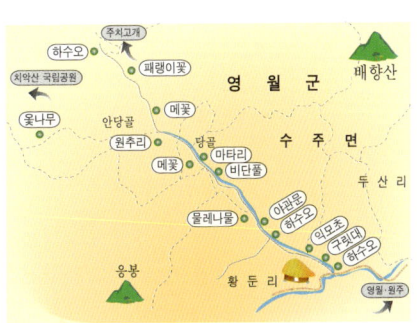

문의 : 원주 시외버스 터미널(033-743-8307)
　　　동신운수(원주, 033-766-4283)

백번을 굽이치는 동강이 쉬어가는 곳

영월 태화산

| 지치 | 잔대 | 삽주 | 오이풀 | 야관문 |

태화산(해발 1,027미터)

위치 : 강원도 영월군 영월읍

《신증동국여지승람》에 대화산이라 지칭한 태화산은 강원도 영월군 영월읍 남쪽에 자리해 있다. 정상에서 북서쪽으로 뻗은 능선 끝에는 남한강이 굽이쳐 흐르고, 정상으로 향하는 길에 영월읍을 두루 굽어볼 수 있는 태화산 성터가 남아 있다. 또한 태화산 정상에서는 멀리 남으로 소백산과 백두대간 줄기가 조망된다.

우리나라 산천의 아름다움을 가장 절실하게 느껴 보고 싶은 사람은 동강으로 가야 한다. 칼날같이 깎아지른 듯한 절벽들이 얽히고설킨 사이로 비단결 같은 냇물이 백번을 굽이치며 흐르는 곳. 아직 이름도 붙이지 못한 절벽과 동굴과 골짜기, 기화이초(奇花異草)들이 널려 있는 곳. 우리 땅이 아닌 딴 나라의 경치 같으면서도 가장 우리 땅의 본래 모습이 남아 있는 곳. 물길도 찻길도 없고 산길마저 끊어진 오래된, 지금은 희미한 전설만이 남아 있는 어느 빈 골짜기 속으로 들어가 나무와 풀, 노루, 산토끼와 친구가 되어 한 열흘쯤 지내 보아야 한다.

영월로 가는 길은 550년 전 단종 임금이 귀양가던 길을 그대로 따라서 가는 길이다. 돌 하나 나무 하나 고개 하나에까지 단종 임금의 슬픈 사연이 서려 있다. 단종이 귀양을 오던 중 몹시 피곤하고 지쳐서 잠시 쉬었다는 전설이 있는 쉼터 바위, 단종이 깎아지른 절벽 틈으로 난 길을 올라가면서 이 고개의 이름이 무엇이기에 이렇게 험하냐고 물었더니 한 병사가 "노산군께서 오르시니 군등치(君登峙)라고 부르겠습니다"라고 대답했다는 군등치, 단종이 이곳을 지나간다는 말을 들은 마을 주민들이 모두 나와 통곡을 했다는 명라곡(鳴羅谷), 단종이 서산으로 기우는 해를 향해 자신의 운명을 기원했다는 배일치(拜日峙).

주천에서 법흥사 쪽으로 가는 도중에 요선정(邀僊亭)을 구경했다. 이름 그대로 선인이 내려와서 춤이라도 추었을 것 같은 아름다운 정자. 정자 옆의 큰 바위에 마애불이 새겨져 있고 그 옆에 있는 바위 절벽에서 내려다보이는 경치가 빼어나게 아름답다. 바위 틈에 줄기가 비틀리면서 자란 수백 년 묵은 늙은 소나무들이 붉은 비늘을 뚝뚝 흘리며 서 있다.

요선정에서 영월 쪽으로 가다가 서강 상류에 있는 관란정(灌瀾亭)에 들렀다. 생육신의 한 사람인 원호 선생이 단종이 영월로 귀양왔다는 소식을 듣고 와서 초막을 짓고 평생을 살았던 곳이다. 청령포에서 40리쯤 상류에 있는 수백 길을 깎아지른 절벽 꼭대기에 서 있는 작은 정자다. 바위로 된 절벽이 부여 낙화암보다도 훨씬 높고 그 아래를 흐르는 강물 또한 맑다. 이곳에서 원호 선생이 나뭇잎에 편지를 써서 강물에 띄워 보내면 청령포에 있던 단종이 받아서 읽었고, 또 광주리에 채소, 과일 같은 것을 넣어 강물에 띄워 보내면 단종이 받아서 먹기도 했다고 한다. 강물을 향한 절벽에 늙은 소나무와 느릅나무, 바위손이며 실고사리 같은 약초들이 빽빽하게 달라붙어 있다.

평창군 미탄면까지 동강을 거슬러 올라가 재치산 기슭에서 약초 채취를 시작했다. 산 위쪽은 거대한 석회암 절벽으로 막혔고 아래는 깨끗한 개울이 흘러 선경을 이루고 있었다. 산이 몹시 가팔라서 올라가기는커녕 가만히 서 있기도 힘들었다.

약초의 천국에서 찾은 지치

그곳엔 누군가가 귀한 약초들만 골라서 일부러 심어 놓기라도 한 것처럼 약초들이 많았다. 잔대, 도라지, 삽주, 연삼, 더덕, 지치, 위령선, 승마, 산작약 등 손에 잡히는 풀이 모두 약초였다. 무엇보다 거기는 지치가 많이 나는 곳이었다. 지치는 옛부터 산삼을 능가하는 효력으로 잘 알려진 약초다. 아마 한방 약재로서 지치보다 뛰어난 효력을 지닌 약초도 별로 없을 것이다. 수십 년 동안 약초를 캐며 살아온 채약꾼이나 노인들을 만나 보면 오래 묵은 지치를 먹고 고질병이나 난치병을 고쳤다는 얘기를 흔히 들을 수 있다.

지치는 지초(芝草), 자초, 지혈(芝血), 자근(紫根) 등으로 불리는 여러해살이풀로 뿌리가 보랏빛이어서 자초라는 이름이 붙었다. 보랏빛 뿌리가 땅속을 파고들면서 자라는데, 야생 지치는 나사 모양으로 한두 번 뒤틀리면서 자라고 재배하는 것은 똑바로 자란다.

지치는 열을 내리고 독을 풀며 염증을 없애고 새살을 돋아나게 하는 작용이 뛰어난 약초다. 각종 암, 변비, 간장병, 동맥경화증, 여성의 냉증, 대하, 생리 불순 등에도 효과가

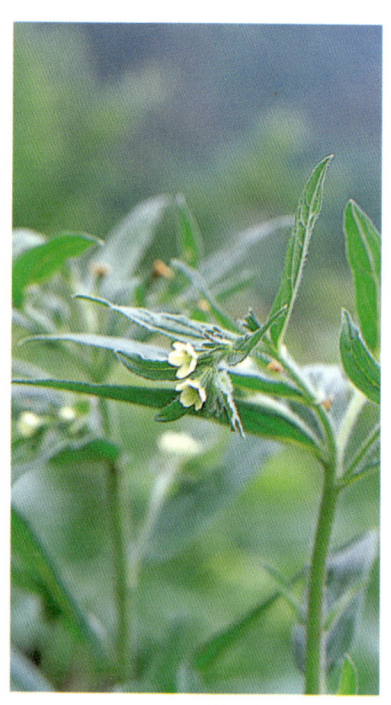

뛰어난 약효를 자랑하는 지치

뛰어나다. 오래 복용하면 얼굴빛이 좋아지고 늙지도 않는다고 한다.

지치는 암 치료에 성약(聖藥)이라고 할 만하다. 강한 거악생신(去惡生新) 작용, 소염, 살균 작용으로 암세포를 없애고 새살이 빨리 돋게 한다. 지치로 암을 치료하기 위해서는 오리 한 마리와 야생 지치 두 근을 한데 넣고 거기에 소주를 붓고 뭉근한 불로 달인다. 오래 달여서 건더기는 건져 버리고 달인 술물을 소주잔으로 한 잔씩 하루 세 번 복용한다. 술을 못 마시는 사람은 물을 붓고 달여도 된다. 오리와 지치는 다 같이 농약독, 공해독, 화공약독을 푸는 데 뛰어난 효력을 지니고 있다. 이 두 가지가 만나면 약성이 극대화되어 기적 같은 치병 효과가 일어날 수 있다. 오리와 거위는 구리나 유리를 소화시킬 수 있을 만큼 굳은 것을 삭히는 힘이 있으니 딱딱한 종양 덩어리도 파괴할 수가 있는 것이다. 또 오리나 거위의 피 속에는 산이나 알칼리 효소에 파괴되지 않는 극미립자의 항암 물질이 들어 있다. 지치는 막힌 것을 뚫고, 생혈(生血), 활혈(活血)하며 옹종을 삭히는 힘이 매우 센 데다가 보중익기(補中益氣)하는 작용까지 겸하였으므로 이 두 가지를 합치면 뛰어난 암 치료약이 될 수 있다.

조선 시대의 이름난 재상인 동고(東皐) 이준경 선생이 지은 〈시절가〉에 "무산천(無山川) 갓가오니 무명악질(無名惡疾) 독한 병이 함문곡성(緘門哭聲) 어이할꼬. 약이야 잇것마난 지초 오리 구해다가 소주 한 잔 전복하소 박씨 하나 살릴손야"라는 구절이 있다. 여기서 무명악질은 암, 에이즈 같은 난치병을 가리키고, 함문곡성은 문을 닫고 통곡한다는 뜻이니 에이즈 같은 수치스런 병에 걸려 숨어서 혼자 슬퍼하고 밖으로 드러내지 않는다는 것을 뜻한다. 그 뒤의 구절은 지치와 오리를 구해 소주를 넣고 달여 먹으면 100명 중에 한 사람은 살릴 수 있지 않겠냐는 뜻이다. 여기서 밝히기는 어렵지만 실제로 암 환자와 에이즈 환자가 이 방법으로 거의 완치되었다고 할 수 있을 만큼 회복된 사례가 있다.

지치로 술을 담가 두고 조금씩 오래 복용하면 정력이 매우 세어지고 피곤함을 모르게 된다. 비만증을 치료하는 데도 지치를 따를 만한 것이 없다. 지치를 복용하면 포만감이 생겨 음식을 먹지 않아도 배고픔이 느껴지지 않으며 살이 웬만큼 빠지고 나서는 다시 음식을 마음대로 먹어도 살이 찌지 않게 된다. 뱃속에 어혈 덩어리 같은 것이 뭉쳐 있기 쉬운 40대 이후의 여성들에게 제일 좋은 약초라고 할 수 있다.

지치는 심장을 튼튼하게 하는 작용도 있어서 늘 가슴이 두근거리고 잘 놀라는 사람, 심장에 가끔 통증이 있는 사람, 현기증이 있는 사람에게도 뚜렷한 효과가 있다. 악성 빈혈 환자도 6개월쯤 꾸준히 먹으면 치료되고 신장 기능이 좋지 않아 손발이 붓고 얼굴이나 허리 등에 군살이 붙은 사람도 지치를 꾸준히 먹으면 해결된다.

지치는 가공하는 법도 다른 약초와 다르다. 지치는 물로 씻으면 약효가 줄어들므로 절대로 물로 씻지 말고 솔 같은 것으로 뿌리에 붙은 흙을 털어 내고 그늘에서 말리되 하루에 한 번씩 술을 뿜어 주면서 말려야 한다. 따뜻한 방 안에서 말리면 좋다. 지치는 10년 넘게 자란 야생 지치만 제대로 약효가 있고 재배한 것은 약효가 거의 없다.

지치의 약효에 대해서는 전설 같은 이야기가 많다. 내가 어렸을 적에 같은 동네에 사는 어떤 사람이 산에 올라갔다가 3일 동안 돌아오지 않아 무슨 사고를 당한 것이 아닌가 하고 가족들이 찾아 나섰는데, 마침 산에서 내려오는 그를 만났다. 가족들이 어떻게 된 거냐고 물었더니 그는 산에서 팔뚝만 한 지치 하나를 캐어 먹고 쓰러져 잠이 들었다가 이제야 깨어나서 내려오는 중이라고 말했다. 그 후로 그는 안색이 몰라볼 정도로 좋아지고 한겨울에 홑옷만 입어도 추위를 모를 만큼 튼튼한 체질로 바뀌어 지금까지도 건강하다.

또 나와 가깝게 지내는 한 수도자는 길이가 70센티미터나 되는 큰 지치를 날로 짓찧어서 먹고 죽은 듯이 쓰러져

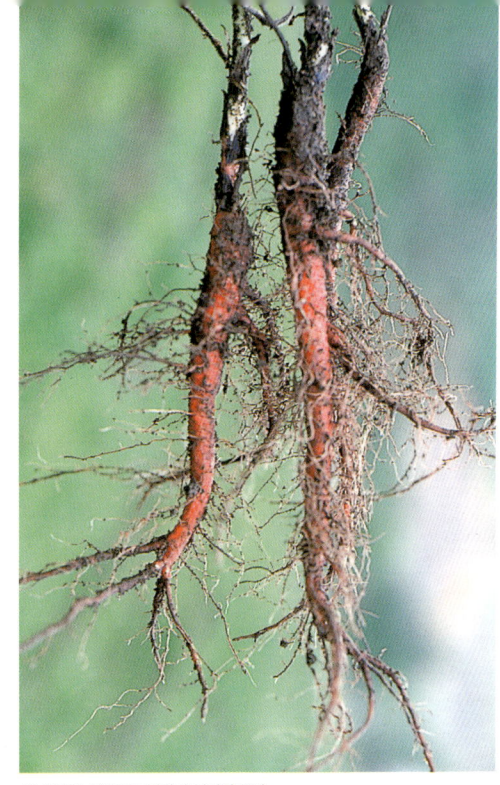

암 치료의 성약으로 알려진 지치의 뿌리

잠이 들었다가 이틀 뒤에 깨어났더니 고질적이던 두통, 축농증, 만성 장염이 깨끗하게 나았다고 했다. 재미있는 것은 그때 남은 찌꺼기를 그 수도자의 제자가 한 잔쯤 마셨는데 그 제자도 쓰러져서 하루가 지난 뒤에야 깨어났으며 그 뒤로 허약하던 몸이 매우 튼튼해졌다는 것이다.

겨울철 눈 쌓인 산에 지치가 있는 곳 주변에는 눈이 빨갛게 물이 든다. 지치 뿌리에서 뿜어내는 기운이 하얀 눈을 빨갛게 물들이는 것이다. 그것으로 약초꾼들은 얼어붙은 눈 위에서 지치를 찾아낸다. 지치는 산속에서 수도하는 사람들이 환골탈태하는 선약을 만드는 데에도 쓰인다. 불사신방(不死神方)이라고 부르는 이 선약을 오래 복용하면 몸이 따뜻해져 추위를 타지 않고 어혈이 생기지 않으며 살결이 잘 익은 대춧빛처럼 되고 놀랄 만큼 기운이 솟구치게 된다고 한다.

지치로 질병을 치료하는 방법

① 냉증

지치를 잘게 썰어 참기름에 넣어 40시간쯤 끓여서 복용한다. 하루 세 번, 한 번에 밥 숟가락으로 두 숟가락씩 복용한다. 여성의 냉대하, 신경통, 무릎이 차고 힘이 없는 데 특효가 있다. 남자들의 냉증에도 좋은 효능이 있다.

② 머리에 열이 나고 두통이 심할 때

지치를 가루 내어 따뜻한 물과 함께 먹는다. 한 번에 밥 숟가락으로 하나씩 하루 서너 번 먹는다.

③ 소화가 안 되고 밥맛이 없으며 기운이 없고 복수가 찰 때

지치 600그램을 날것으로 잘게 썰어 토종꿀에 넣고 40시간쯤 끓여 작은 잔으로 한 잔씩 수시로 먹는다.

④ 변비, 고혈압, 동맥경화, 중풍

지치를 가루 내어 더운 물과 함께 한 번에 밥 숟가락으로 두 개씩 하루 네 번 먹는다.

⑤ 두통, 소화 불량

지치를 술에 담가 마시면 즉시 효과가 있다. 좋은 증류주에 담가 6개월쯤 숙성시켜서 한 번에 소주잔으로 두 잔씩 하루 세 번 마신다.

⑥ 비만증

지치를 하루 한 번씩 술을 뿜어서 9일 동안 말린 후, 곱게 가루 내어 한 번에 밥 숟가락으로 하나씩 하루 세 번 먹는다. 5개월쯤 먹으면 정상 체중으로 살이 빠지고 다시는 살이 찌지 않는다. 지치를 먹으면 포만감이 생겨서 음식을 먹지 않아도 배고픔을 느끼지 않는다.

잔대를 먹고 천하장사가 된 이야기

잔대는 모든 풀 종류 가운데서 가장 오래 사는 식물 중의 하나다. 산삼과 마찬가지로 간혹 수백 년 묵은 것도 발견된다. 잔대는 산삼처럼 해마다 뇌두가 생기므로 뇌두의 수를 세어 보면 대략 나이를 짐작할 수 있다. 나는 북

한산에서 뇌두가 150개가 넘는 엄청나게 큰 잔대를 발견한 적도 있다.

잔대를 오래 복용하면 살결이 깨끗해지고 엄청난 힘이 생긴다. 잔대의 효능에 대한 믿기 힘든 이야기가 있다.

나하고 가깝게 지내는 한 수도자가 30년 전 군대에 있을 때 1년 동안 부대 주변에 있는 잔대를 열심히 캐서 날로도 먹고 고추장에 버무려서 반찬으로도 늘 먹었다. 그랬더니 언제부터인가 60킬로그램쯤 나가던 몸이 차츰 살이 붙어 85킬로그램이나 되었고

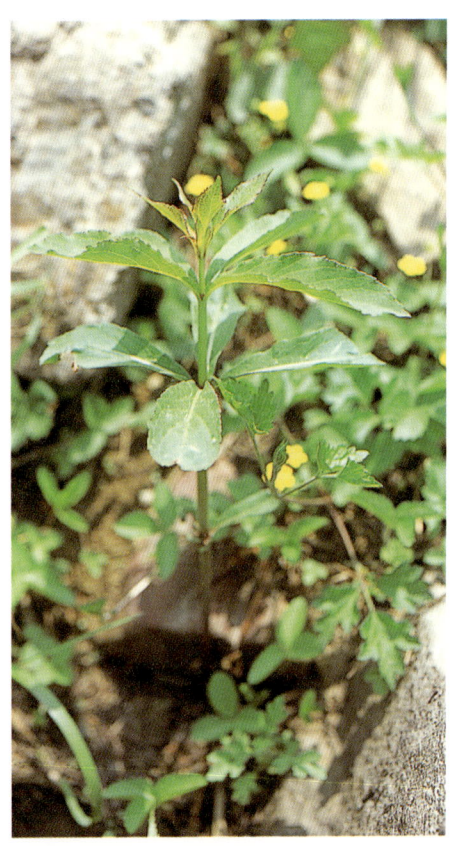

여성들의 산후풍에 효과가 신통한 잔대

그러면서도 몸이 날아갈 듯 가벼워졌다. 또 잠을 전혀 자지 않아도 몸이 조금도 피곤하지 않았고 졸리지도 않았다. 불면증으로 3개월 동안 전혀 잠을 잘 수 없었는데도 몸이 피곤하지도 졸리지도 않았다. 게다가 주체할 수 없을 정도로 힘이 솟구쳤다. 한번 마음껏 힘을 써보고도 싶었으나 힘을 쓸 기회가 없었다. 그래서 모두 잠이 든 한밤중에 혼자 속옷만 입고 나가서 산봉우리를 몇 개씩 뛰어다니다 돌아오곤 했다.

잔대를 오래 복용하면 폐와 기관지, 위, 장이 튼튼해지고 변비가 없어지며 힘이 솟구치고 근육과 힘줄이 튼튼해진다. 그러나 잔대는 한두 뿌리 먹어서 효과를 보는 것이 아니라 밥 먹듯이 늘 먹어야 한다. 요즘처럼 공해가 많은 시대에는 산삼이 만병의 영약이 아니라 최고의 해독제인 잔대나 지치 같은 것이 최고의 선약이다.

잔대는 여성들의 산후풍에도 효과가 신통하다. 산후풍으로 온몸의 뼈마디가 쑤시고 아플 때에는 잔대 뿌리 말린 것 1.8킬로그램과 가물치 큰 것 한 마리를 한데 넣고 푹 고아서 그 물만 마신다. 늙은 호박의 속을 파내고 그 안에 잔대를 가득 채워 넣고 푹 고아서 그 물만 짜내어 마시는 방법도 있다.

위장을 튼튼하게 만드는 삽주

삽주는 위장을 튼튼하게 하는 것으로 이름난 약초다. 뿌리를 캐보면 묵은 뿌리 밑에 햇뿌리가 달려 있는데 묵은 뿌리를 창출이라 하고 햇뿌리를 백출이라고 부른다. 봄철에 부드러운 순을 따서 나물로 무쳐 먹거나 쌈을 싸서 먹을 수도 있다. 삽주 싹은 가장 값진 산채 중 하나다.

삽주는 오래 먹으면 무병장수할 수 있는 약초로 널리 알려지기도 했다. 허균의 〈임노인 양생설〉을 보면 강릉 지방에 사는 한 노인이 나이가 102살인데도 살결이 어린아이 같으며 얼굴에서는 잘 익은 대춧빛이 나고 귀와 눈도 어두워지지 않았으며 기력이 청년과 같아서 그 연유를 물었더니 젊어서부터 늘 복용한 삽주 뿌리 때문이라고 말했다는 내용이 나온다.

《향약집성방(鄕藥集成方)》의 〈신선방〉을 보면 삽주 뿌리를 먹고 불로장생하는 방법이 여러 가지 적혀 있다. 삽주 뿌리를 가루 내어 먹거나 오래 달여 고(膏)를 만들어 꾸준히 먹으면 몸이 가벼워지고 온갖 병이 사라져 장수하게 된다고 한다. 유향이 펴낸《열선전》에도 '연자' 라는 사람이 삽주 뿌리를 먹고 300살 넘게 살면서 비바람을 마음대로 일으킬 수 있었다고 적혀 있고, 《포박자》에서도 신선이 되는 선약으로 삽주 뿌리가 으뜸이라 밝히고 있다.

삽주 뿌리는 위와 장을 튼튼하게 하는 작용이 뛰어나므로 위장 기능이 허약한 사람에게는 더할 나위 없는 최고의 영약이 될 수 있다. 삽주 뿌리는 뱃속을 따뜻하게 하고 위장을 튼튼하게 하며 밥맛을 좋게 하고 진액을 늘리며 갈증을 멎게 하고 태아를 안정시키며 설사를 멎게 하고 소변이 잘 나오게 하는 등의 다양한 약리 작용을 한다.

삽주의 묵은 뿌리인 창출과 햇뿌리인 백출은 약성이 조금 다른데, 창출은 땀이 나게 하는 작용이 백출보다 세고 백출은 오히려 땀을 멈추게 하는 작용이 있다고 한다. 또한 몸 안의 물기를 없애

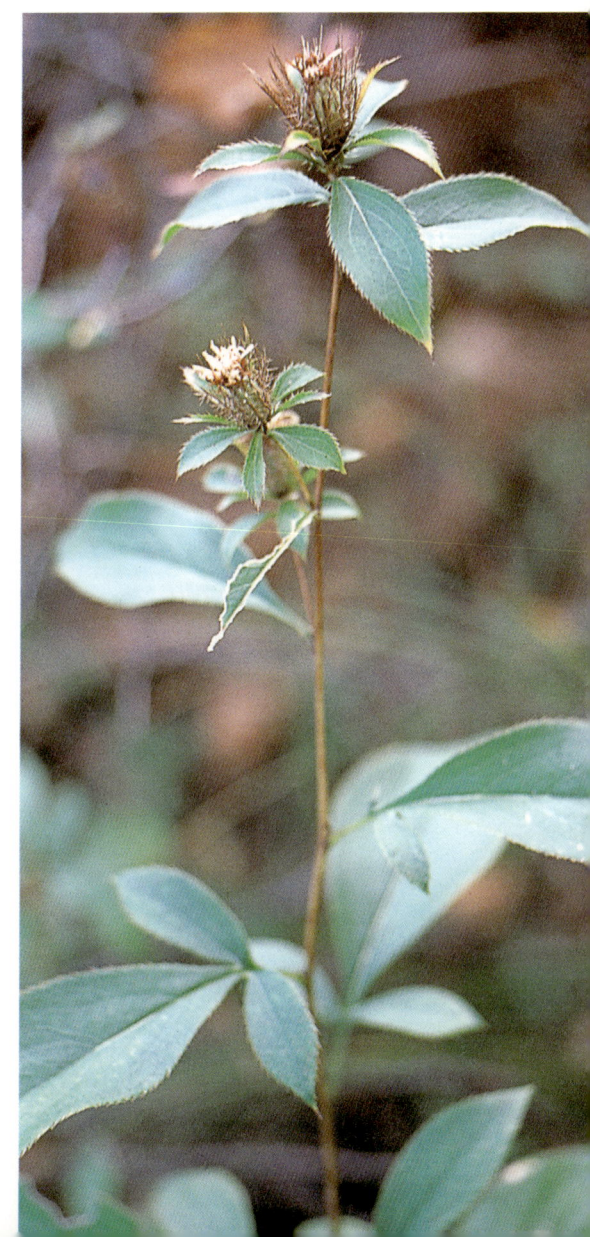

위장을 튼튼하게 만드는 삽주

삽주 뿌리로 질병을 치료하는 방법

① 창출과 백출을 가리지 않고 삽주 뿌리 5킬로그램쯤을 큰 솥에 넣고 물을 부어 달인다. 물이 줄어들면 끓인 물을 부으면서 달이도록 한다. 약한 불로 4일 동안 달인 다음 고운 체로 걸러 찌꺼기는 버리고 그 즙을 다시 반으로 줄어들 때까지 달인다. 이렇게 달인 것을 그릇에 담아 끓는 물에 넣고 이중탕을 해서 고약처럼 될 때까지 농축시킨다. 이것을 냉장고에 보관해 두고 아침저녁 찻숟가락으로 하나씩 먹는다. 만들기가 꽤 번거롭지만 온갖 위장병에 효험이 매우 크다. 밥맛이 좋아지고 소화가 잘 되며 장의 기능이 튼튼해지고 변비와 설사가 모두 없어진다. 오래 먹으면 몸의 모든 신진대사 기능이 좋아져서 몸이 가뿐해지고 오래 살 수 있게 된다.

② 감초 가루를 같이 섞어 알약을 만들어 먹으면 간장의 기능이 허약한 사람에게 좋고 복령, 꿀, 석창포 등과 같이 섞어 먹으면 더할 나위 없이 좋은 보약이 된다. 삽주 뿌리와 향부자를 2:1로 섞어서 보드랗게 가루 내어 식후 하루 세 번 한 번에 5~7그램씩 먹거나 삽주 뿌리만을 쌀뜨물에 담갔다가 말려 보드랗게 가루 내어 한 번에 4~7그램씩 하루 세 번 먹어도 좋다. 소화 불량, 급·만성 위염, 위궤양에 효과가 크다. 삽주 뿌리 600그램과 복령 150그램을 물로 달여서 찌꺼기는 짜버리고 다시 졸여서 꿀을 넣어 엿처럼 만든 후 한 번에 15~20그램씩 따뜻한 물과 함께 먹는 방법도 있다. 위와 장이 튼튼해지고 소화가 잘 되며 기력이 좋아지는 효능이 있다. 자주 체하고 소화가 잘 안 되며 헛배가 불러오는 만성 위염에 효과가 크다. 이렇게 만든 약엿을 창출고라고 하는데 여기에 율무, 소태나무, 연꽃 씨, 마, 산사 등을 가루 내어 섞으면 소화 기관이 약한 허약 체질에 으뜸가는 명약이 된다.

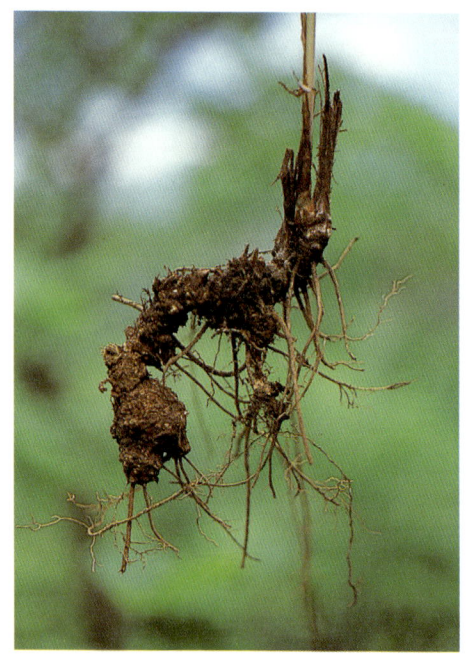

삽주의 뿌리

는 작용은 창출이 더 세고 위를 튼튼하게 하는 효과는 백출이 더 낫다고 한다. 곧 비만인 사람이 살을 빼려고 하는 데에는 창출이 더 낫고 위와 장의 기능이 허약한 데에는 백출이 더 낫다고 볼 수 있겠다. 옛날에는 창출과 백출을 가리지 않고 썼으나 요즘은 백출을 더 많이 쓰며 값도 갑절이 넘게 비싸다.

화상과 피부병의 명약 오이풀

다음 날 영월의 명산인 태화산을 올랐다. 태화산 아래 흥월리에서 흥교 마을까지 10리 길을 걸어 올라가며 약초를 관찰하고 채취했다. 흥교 마을은 태화산 중턱쯤에 붙어 있는 오지 마을로 옛날부터 금반옥배형(金盤玉杯形), 즉 금 쟁반에 옥 술잔을 올려놓은 형상의 명당터로 알려진 곳이다. 이런 곳도 있을까 싶은 아늑한 분지를 부드러운 산들이 둘러싸고 있다. 30년 전에는 가구 70여 호가 살던 큰 마을이었으나 지금은 대여섯 집과 폐교가 된 초등학교 하나가 남아 있을 뿐이다. 농사 짓기 힘들어 버리고 떠났던 밭들이 지금은 고랭지 채소로 한몫 보는 곳이 되었다. 후고구려를 세운 궁예가 이곳에 궁궐을 지었다는 전설도 있다.

흥교로 가는 길옆에는 오이풀, 질경이, 야관문, 생강나무, 개머루, 인동덩굴, 물푸레나무, 잔대, 참마 같은 약초들이 많았다. 그중 오이풀을 한 웅큼 손으로 뜯으니 진짜 오이보다 더 진한 오이 냄새가 코에 가득하다. 오이 냄새와도 같고 수박 냄새와도 닮은 냄새가 진하게 나는 이 풀을 오이풀이라고 부른다. 물기가 있는 논둑이나 밭둑 같은 데 흔히 자라고 갈색 빛깔이 나는 제법 굵은 뿌리가 달린다. 이 뿌리를 지유(地楡) 곧 땅속에 있는 느릅나무라고 하며, 출혈을 멎게 하고 화상과 갖가지 피부병을 고치며 위와 장의 염증을 치료하는 약초로 널리 쓰인다.

오이풀 뿌리는 만성 대장염 치료에 효과가 좋고 잎과 뿌리를 오래 달여서 고약을 만들면 갖가지 염증과 피부병, 화상 치료에 효력이 뛰어나다. 옛날 책에는 오이풀 잎을 짓찧어 옥에 바르면 옥이 물러져서 마치 밀가루 반죽처럼 된다고도 적혀 있다.

오이풀은 화상 치료에 신약(神藥)이다. 토종 오이를 즙을 내어 화상 입은 부위에 바르면서 즙을 계속 먹어도 화상 치료에 신기한 효험이 있지만 오이풀보다는 못하다. 어려서 약초꾼 노인들한테 오이풀이 화상 치료에 좋다는 말을 듣고 토끼와 개한테 뜨거운 물을 부어 일부러 화상을 입힌 뒤 오이풀

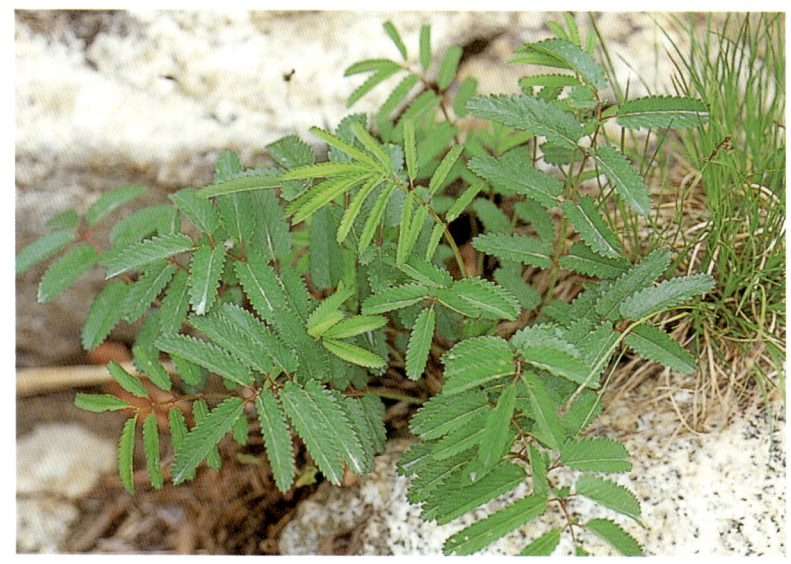

화상 치료에 신약인 오이풀

오이풀 뿌리로 화상 치료약을 만드는 방법

① 오이풀 뿌리를 부드럽게 가루 내어 참기름에 개어서 쓴다. 들기름이나 콩기름을 대신 쓸 수도 있으나 효과는 참기름보다 못하다. 하루 한 번씩 천으로 적셔서 화상 부위에 댄다. 이 약을 바르면 자극이 줄어들고 통증이 사라지며 말초 순환장애가 없어지나 가벼워지면서 새살이 빨리 돋아 나온다. 화상 부위의 열독(熱毒)을 잘 빨아 내고 2차적인 조직 괴사와 삼출액이 빨리 줄어들면서 화상 부위가 깨끗해지고 새살이 돋는다. 괴사 조직 수술을 하지 않아도 치유가 가능하다. 또한 피부 이식 수술을 하지 않아도 흉터가 거의 남지 않는다.

② 황백, 황련, 오이풀 뿌리를 각각 같은 양으로 가루 내어 다섯 배의 참기름으로 고루 개어서 연고를 만든 후 화상 부위에 고루 바른다. 붕대는 감지 않는 것이 좋다. 1~2도 화상은 10일 이내에 모두 낫는다.

③ 금은화 500그램, 황백 · 대황 · 오이풀 뿌리 각 2킬로그램, 오적골 1킬로그램을 부드럽게 가루 낸다. 그리고 자초 가루 100그램을 참기름이나 들기름 1리터에 5일 동안 담가서 우려 낸다. 위의 가루를 자초 가루 우려 낸 기름에 25~30퍼센트를 넣고 반죽하여 연고처럼 만들어 깨끗한 붕대나 셀로판지 등에 바르고 기름 종이나 비닐 조각을 대어 화상 부위에 붙인다. 4~5일에 한 번씩 갈아 붙이며 붕대가 마르면 자초를 우려 낸 기름을 한두 방울 떨어뜨려 준다. 약을 붙이면 처음에는 쓰리고 아프다가 차츰 상처가 진물을 빨아들여서 고름이 생기지 않고 아문다. 1도 화상은 5일, 2도 화상은 6~10일, 3도 화상은 15~30일이면 아문다.

④ 오배자 · 황기 각 0.5그램, 대황 · 오이풀 뿌리 · 황백 가루 각 1그램을 잘 섞어서 화상 입은 부위에 골고루 뿌린다. 페니실린 같은 항생제보다 치료 효과가 높다.

⑤ 오이풀 뿌리를 타지 않을 정도로 약한 불로 구워서 부드럽게 가루 내어 체로 친다. 이것을 참기름이나 유채 기름에 넣고 골고루 저어서 풀처럼 만든 다음, 깨끗한 항아리에 넣어 보관해 두고 화상을 입었을 때 꺼내어 아픈 부위에 바른다. 환부에 바르면 곧 두꺼운 딱지가 생겨서 감염을 막고 통증을 없애며 새살이 빨리 돋아나게 된다. 1~2도의 화상은 흉터가 거의 남지 않게 치료할 수 있으며, 3도 화상시에는 오이풀 전초를 하루 50~100그램씩 진하게 달인 물을 수시로 마시면서 치료하여 화독이 내장으로 들어가지 않도록 해야 한다.

⑥ 오이풀 뿌리를 깨끗하게 씻어 말렸다가 거칠게 가루 내어 70~75퍼센트의 알코올에 담가서 우려 낸 후, 그것을 화상 입은 부위에 하루 두세 번씩 발라 준다. 상처를 천으로 싸매면 안 되고 상처에 딱지가 생겨서 갈라지지 않을 정도로 몇 차례 바른다. 12~24시간이 지나면 상처에 갈색 보호막이 생기는데 이 보호막은 세균 감염을 막고 삼출액을 줄이는 역할을 해준다.

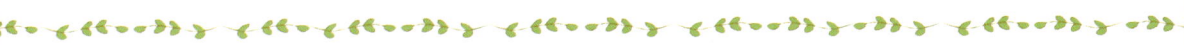

오이풀로 질병을 치료하는 방법

① 급·만성 위염

소태나무 1.5킬로그램, 창출 1킬로그램, 오이풀 뿌리 500그램을 잘게 썰어서 따뜻한 물 5리터를 붓고 대여섯 시간 놓아 둔다. 그 다음 약한 불에 올려놓고 물이 절반으로 될 때까지 달인다. 이것을 한 번에 40~50밀리리터씩 식후 하루 세 번 마신다. 거의 대부분 효과를 본다.

② 만성 대장염

물푸레나무 껍질·할미꽃·뿌리·오이풀·뿌리·황백·고삼 각 210그램, 애기똥풀 1그램, 감초·사과풀꽃 각 3그램, 앵속 각 1그램을 물로 달여 어른은 한 번에 60~70밀리리터씩, 어린이는 30밀리리터씩 하루 세 번 먹는다.

③ 급성 대장염

오이풀 뿌리 50그램에 물 500밀리리터를 붓고 250~300밀리리터가 될 때까지 진하게 달여서 한두 번에 다 먹는다. 1~3일 동안 먹는다. 급성 대장염에 효과가 매우 빠르다.

④ 방광염, 콩팥염, 부종, 소변에 피가 섞여 나올 때

호장근 30그램과 오이풀 뿌리 6그램에 물 한 사발을 붓고 달여서 반 사발이 되게 하여 이것을 하루에 세 번 밥 먹기 전에 먹는다. 소변에 피가 섞여 나오지 않을 때에는 호장근만 한 번에 40그램을 달여 하루 세 번 먹는다.

⑤ 습진

대황이나 소루장이 가루 100그램에 오이풀 가루 30그램을 섞고 바셀린으로 잘 개어서 습진 부위를 중성 세제로 잘 씻은 다음에 2~5밀리미터 두께로 바른다. 2~3일에 한 번씩 갈아 붙인다. 첫날부터 효과가 나타나기 시작하여 대부분 가려움증이 없어지거나 가라앉는다. 5일 정도면 100퍼센트 가라앉거나 치유된다. 나았다가 재발했을 때에도 같은 방법으로 치료하면 낫는다.

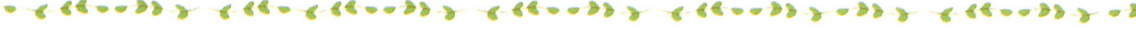

뿌리를 볶아서 가루 내어 화상 입은 부위에 뿌려 보았던 적이 있다. 그랬더니 정말 진물이 멈추고 흉터도 별로 없이 빨리 낫는 것이었다. 뜨거운 물이나 불에 데었을 때에는 오이풀 뿌리를 타지 않을 정도로 볶아서 가루 낸 것을 참기름으로 갠 후, 연고를 만들어 화상 입은 부위에 하루 서너 번씩 발라 준다. 연고를 바르면서 오이풀 전초를 달인 물을 수시로 함께 마셔도 좋다. 오이풀은 화독을 없애고 화상으로 인한 감염을 막는 데 최상의 약이다.

부작용 없는 천연 비아그라 야관문

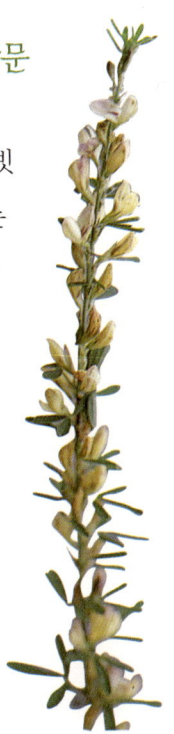

야관문은 흔한 풀이다. 옛 사람들은 이 풀을 묶어 빗자루로 쓰기도 했다. 그러나 이처럼 흔하고 천대받는 풀이 양기 부족에 비아그라 못지 않은 효과를 지녔다고 하면 누가 믿기나 할까. 야관문(夜關門)은 밤에 빗장문을 열어 주는 약초라는 뜻이니 그 이름 또한 묘하다. 이것을 먹으면 천리 밖에서도 빛이 난다고 하여 천리광(千里光)이라고도 한다.

야관문은 이름 그대로 밤에 닫힌 문을 쉽게 열게 할 수 있는 약초다. 여러 가지 남성 질병, 즉 양기 부족, 조루, 유정, 음위증 등을 치료하는 데 뛰어난 효과가 있다. 2~3일만 복용하면 그 효과를 확인할 수 있다. 부작용이 전혀 없는 천연 비아그라의 효능

양기 부족에 특효인 야관문

을 지닌 약초라고나 할까.

그러나 야관문을 그냥 달여 먹거나 가루 내어 먹어서는 전혀 효과가 없다. 차로 끓여 먹어도 마찬가지다. 야관문은 반드시 술로 우려내야만 그 진가가 나타난다. 섭씨 35도 이상 되는 증류주에 야관문을 술 양의 3분의 1정도 넣고 3개월쯤 우려내어 한 잔씩 마신다. 특히 신장 기능이 허약해서 생기는 노인의 양기 부족에 탁월한 효능을 발휘한다.

이렇게 좋은 약초를 길옆에 내버려두고 사람들은 어찌하여 신장 기능을 고갈시키고 부작용으로 목숨을 잃을 수도 있다는 비아그라만 열심히 찾는 것일까.

약초 관찰 코스

영월 시외버스 정류장을 경유하는 시내버스가 하루에 네 차례 운행된다. 시외버스 정류장 옆 사거리 슈퍼마켓 앞에서 승차할 수 있다. 시간은 06：00, 07：20, 09：25, 10：00, 11：20, 12：40, 13：55, 15：50, 16：40, 18：05이고, 미탄면-영월행 버스는 07：35 부터 19：50까지 열 차례 운행된다. 요금은 2,400원이고 시간은 한 시간 정도가 소요된다. 미탄에서 한탄리, 한탄 2교, 기화초등학교를 거쳐 재치산을 오르면 재치산 기슭과 동강 주변에서 약초를 관찰할 수 있다.

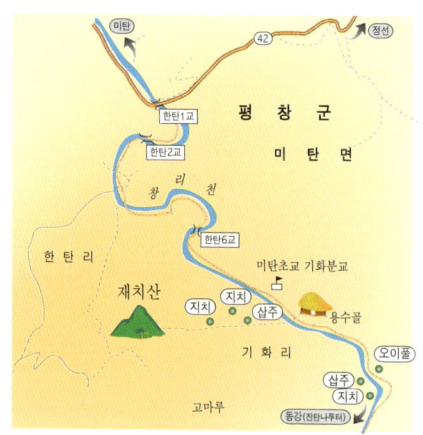

영월에서 흥월리로 가는 버스는 영월 시외버스 정류장을 경유한다. 정류장에서 50미터 정도 떨어진 학우사 앞 시내버스 정거장에서 승차할 수 있다. 시간은 06:30, 09:35, 13:45, 18:40이며, 흥월리-영월행 버스는 06:30부터 19:10까지 네 차례 운행된다. 요금은 950원이고 40분 정도가 소요된다. 흥월리 마을 아래쪽과 큰골 계곡에서 약초를 관찰할 수 있다.

문의 : 영월군청 문화관광과(033-370-2223)
　　　대영운수(033-374-1231)

약초꾼으로서의 숙명을 일깨워 준
옥계 석병산

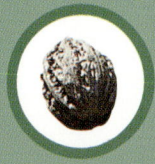

| 고욤나무 | 도꼬마리 | 피나무 | 가래나무 | 초피 |

석병산(해발 1,055미터)
위치 : 강원도 강릉시 왕산면, 옥계면

깎아지른 듯 솟아 있는 기암괴석들이 마치 산 아래를 병풍처럼 감싸고 있어 석병산이라 이름이 붙여졌는데, 정상에 서면 강릉시가 한눈에 들어오며 멀리 동해의 수평선이 바라보이는 광경이 일품이다. 석회암으로 형성된 석병산은 산 곳곳에 동굴들이 산재해 있는데, 범바위골 계곡은 계곡 주류임에도 불구하고 물이 흐르지 않는 특징을 가지고 있다.

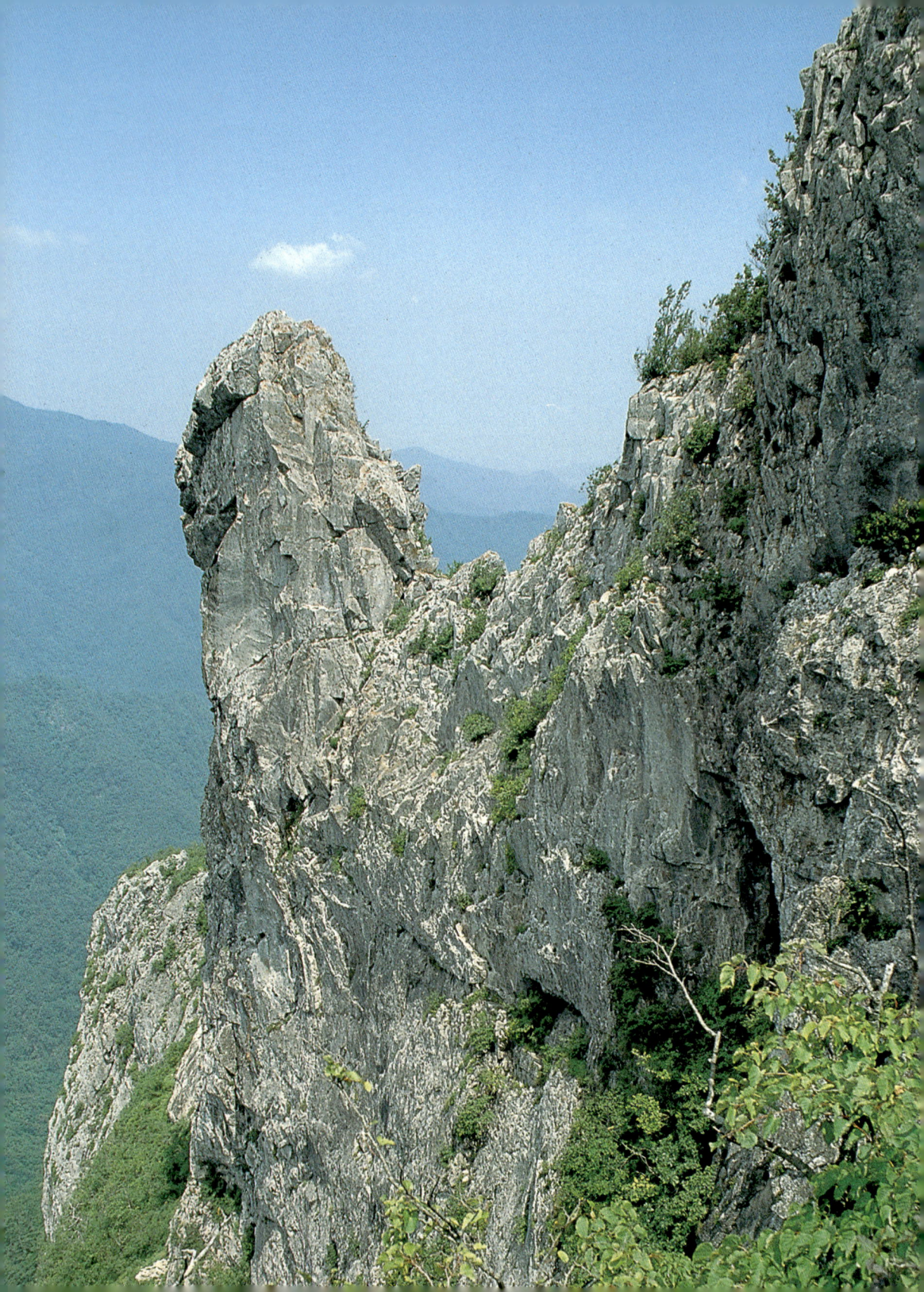

궁즉독선기신窮則獨善基身

통즉겸선천하通則兼善天下

궁핍할 때에는 홀로 깨우침을 얻기에 힘쓰고

깨우침을 얻었을 때에는 세상에 나가 좋은 일을 한다.

　맹자의 《진심장》에 나오는 글이다. 나는 지난 수십 년 동안 이 글을 가슴에 새기며 살아왔다. 열심히 공부해서 지식과 지혜를 얻어 세상에 나가 봉사한다, 이것이 나의 좌우명이었다. 그러나 나는 늘 궁핍했다. 마음도 몸도 지식도 늘 굶주렸다. 세상을 위해 좋은 일을 하기에 앞서 깨달음을 얻는다는 것 자체가 영원히 불가능할 것 같았다.

　옥계 석병산은 십 몇 년 전에 지식과 마음과 육신의 가난이 극도에 이르렀을 때 육신을 버릴 결심으로 찾아갔던 산이다. 석병산 꼭대기의 아무도 찾아오지 않는 거대한 바위 병풍 아래로 몸을 날려 흔적 없이 이 땅에서 사라져 버리고 싶었다.

　석병산 꼭대기 바위 절벽에 일월문(日月門)이라는 제법 큰 구멍이 뻥 뚫려 있는데 그 구멍으로 건너편의 산등성이들이 보인다. 이 구멍을 건너편 능선에서 보면 해와 달처럼 보인다고 해서 그런 이름이 붙었다. 일월문 왼쪽 아래에 20미터쯤 높이로 솟아 있는 뾰족한 바위 봉우리 발치로 조심조심 내려갔다. 풍화가 심한 석회암 바위들은 건드리기만 하면 맥없이 부서져 내렸다. 돌 하나를 던졌더니 그것이 절벽에 부딪히면서 수많은 돌들이 온 산이 무너지는 듯한 굉음을 내며 수백 길 절벽 아래로 쏟아져 내렸다. 여기서 떨어지면 저 돌멩이들처럼 몸이 가루가 되어 버리겠지. 떨어질 때의 기분이 어떨까. 그거야 떨어져 보면 알겠지.

백척간두진일보(百尺竿頭進一步)라, 더 이상 갈 수 없는 곳까지 가서 한 걸음 앞으로 내딛기만 하면 되는 일이었다. 비틀려 자란 아름드리 노간주나무와 분재처럼 자란 회양목, 신갈나무, 산오이풀, 산부추, 억새 따위들이 자라고 있는 좁은 바위 틈을 기어 내려가 마침내 1센티미터도 앞으로 갈 수도 없고 옆으로도 갈 수 없는 절벽 틈에 섰다. 머리 위도 발 아래도 끝이 보이지 않는 수직 절벽이었다.

그러나 죽는 것도 뜻대로 되지 않았다. 몸을 던지려고 마지막 숨을 크게 들이쉬는 순간 스르륵 소리가 나서 밑을 보니 바로 발 옆에 팔뚝만큼 굵은 살무사 한 마리가 똬리를 틀고 나를 노려보고 있지 않은가. 죽을 때 죽더라도 그놈한테 물리는 건 기분이 나쁘다. 몇 걸음 뒤로 물러서서 그놈이 사라지기를 기다렸다. 3~4분을 기다렸지만 뱀은 꼼짝도 하지 않았다. 어쩔 수 없이 뒤돌아와서 서너 평 되는 풀밭에 앉아 기다리기로 했다.

바람에 더덕 냄새가 진하게 묻어 왔다. 불에 타죽은 참나무 그루터기 옆에 칡넝쿨로 착각할 만큼 굵은 더덕 덩굴이 눈에 띄었다. 죽은 싸리나무 막대기를 하나 꺾어서 더덕을 캐기 시작했다. 팔뚝만큼이나 굵은 더덕이었다. 주변에 더덕 내음이 진동했다. 큰 더덕을 캐고 나니 날아갈 듯 기분이 좋아졌다. 더덕은 주변에 수십 뿌리가 더 있었고, 죽으려고 왔다는 것 따위는 까맣게 잊어버린 채 한참 동안 정신없이 더덕을 캤다. 다 캔 더덕을 모아 보니 100개가 넘었고 무게도 5킬로그램은 넘을 것 같았다. 그때의 그 황홀한 기분이란! 말로 표현할 수 없는 기쁨이 온몸에 넘쳐 났다. 무아경(無我境)! 열

락(悅樂)! 무하유지향(無何有之鄉)! 채약(採藥) 오르가슴! 죽다니, 내가 왜 죽어! 이렇게 좋은 일을 두고 죽으려 하다니 내가 미쳤지! 나는 죽으러 갔던 산에서 가장 큰 기쁨과 희망을 얻어 산을 내려왔다.

약초를 캐는 기쁨, 약초를 발견했을 때의 그 황홀함! 그 아름다움! 그렇다. 그 맛을 알아 버린 탓에 나는 약초꾼이라는 직업과 산을 떠나서는 살 수 없게 되었다. 마약 중독자가 마약을 끊고서는 살 수 없고 물고기가 물을 떠나서 살 수 없듯이 약초꾼은 약초를 떠나서 살 수 없는 것이다.

고욤나무의 신비

거의 10년 만에 다시 찾은 석병산에 가을 빛이 찬연했다. 석병산 자락에는 고욤나무가 유난히 많다. 올해에는 고욤 풍년이 들어 나무마다 가지가 휘어질 만큼 많이 달렸다. 고욤나무는 야생 감나무라고 할 수 있다. 고욤은 감의 원종이며 시조다. 무엇이든지 야생에 가까운 것, 원종에 가까운 것이 고유의 특성을 가장 많이 지니고 있는 법이다. 작고 씨앗만 많은 고욤보다는 감이 크고 맛있고 보기에도 좋다. 그러나 생명력에 있어서는 정반대다. 비료와 농약을 듬뿍 줘서 키운 것보다는 산속에서 야생 상태로 자란 것이 훨씬 더 자연의 기운이 충만하다. 인삼 한 가마니를 먹는 것보다 산삼 한 뿌리를 먹는 것이 낫듯이 개량종 배 100개를 먹는 것보다는 돌배 한 개를 먹는 것이 낫다.

종자 개량이다, 유전자 조작이다 해서 덩치 크고 맛 좋고 빛깔 좋고 모양

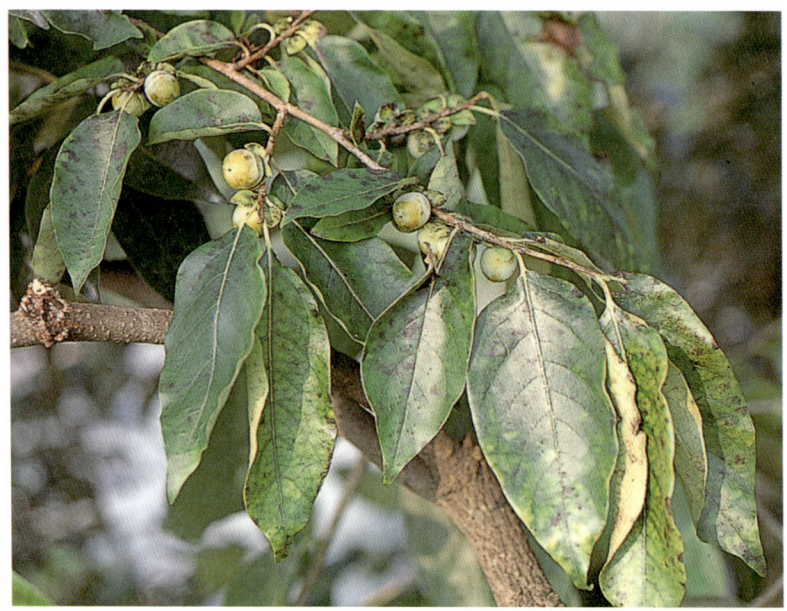

감의 원종이자 시조인 고욤나무

좋게 만들어 놓은 것들은 보기 좋고 맛도 좋으며 이용하기에는 편리하겠지만 자연의 눈으로 보면 기형이다. 식물 본래의 성질을 변형시켜 괴물을 만들어 놓고서는 슈퍼 쌀을 개발했다느니 초대형 과일 품종을 만들어 냈다느니 하면서 떠들어댄다. 식물에도 마음이 있고 의식이 있는데 제 몸을 변형시켜 놓는다면 과연 그 식물이 그것을 기뻐할까. 부엽토를 먹고 자라던 식물한테 화학 비료와 농약을 뿌려 주면 과연 그 식물이 그것을 좋아하겠는가 말이다.

늦가을 잎이 다 떨어진 뒤에 고욤을 따서 오지 항아리에 넣어 두면 차츰 발효되어 한데 뭉크러져 죽처럼 된다. 겨울철에 반쯤 언 고욤죽을 몇 숟가락씩 떠서 먹는 재미가 각별하다. 고욤나무를 잘 활용하면 갖가지 난치병 치료에 도움이 될 수 있다. 고욤나무 잎에 흑설탕이나 황설탕을 반반씩 넣고 발효시키면 중풍이나 고혈압, 관절염을 치료하고 면역력을 키워 주는 약인 동시에 맛있는 음료가 된다.

늦은 봄이나 초여름철에 고욤나무 잎을 따서 그늘에서 말리거나 또는 살짝 쪄서 뜨거운 물로 우려내거나 달여서 차 마시듯 마시면 고혈압, 중풍으로 인한 후유증 치료에 큰 도움이 된다.

알코올 중독을 치료할 수 있는 도꼬마리

묵은 밭에 도꼬마리가 무성하게 자라 가시투성이 씨앗이 익었다. 옛 사람들은 도꼬마리 씨앗을 창이자라고 하여 나병, 축농증, 비염, 갖가지 피부병, 관절염 등을 치료하는 약으로 써왔다.

도꼬마리는 축농증 특효약으로도 추천할 만하다. 씨앗을 술에 타서 그것으로 수시로 콧속을 씻어 주고 양치질을 하면서, 잎과 줄기를 달여 차 마시듯 마시면 웬만한 축농증은 보름이면 고칠 수 있다.

도꼬마리 씨는 알코올 중독을 치료하는 데에도 좋은 효과가 있다. 알코올 중독으로 날마다 술을 마시지 않고는 못 배기는 사람이나 술로 인해 거의 폐인이 된 사람을 고칠 수 있다. 도꼬마리 씨 100개쯤을 은근한 불로 볶아서 물로 달여 물 대신 수시로 마신다. 그러면 차츰 술맛이 없어져서 주량이 차츰 줄어들게 되며 나중에는 마실 수 없게 된다. 1년쯤 꾸준히 복용하면 몸 안에 쌓인 술독이 모두 풀린다.

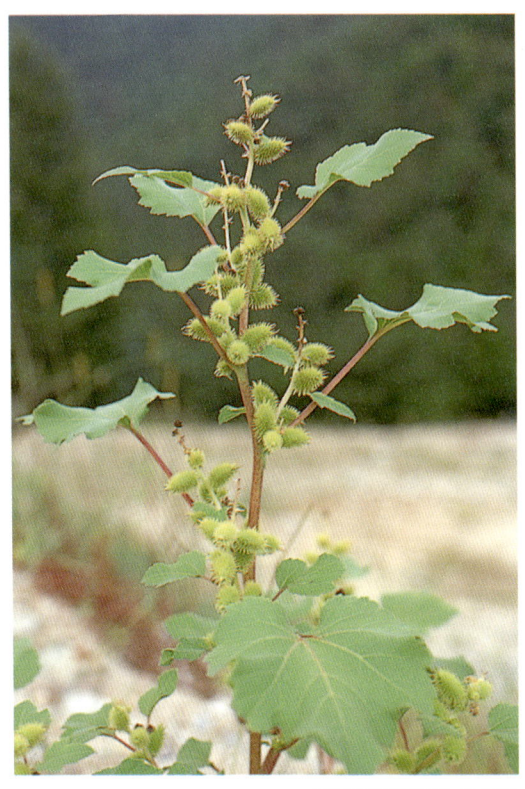

무병장수에 효험이 있는 도꼬마리

도꼬마리는 중풍이나 원인을 알 수 없는 두통에도 효력이 있다. 씨앗을 볶아 가루 내어 한 번에 한 찻숟가락씩 하루 세 번 먹거나 술에 담가서 우려내어 먹는다. 두통, 고혈압, 가벼운 중풍 등이 낫고 오래 복용하면 중풍을 예방할 수 있을 뿐만 아니라 눈과 귀가 밝아지고 흰머리가 검어져서 무병장수할 수 있게 된다.

도꼬마리는 백납이라고도 부르는 백전풍에도 효과가 있다. 도꼬마리 줄기와 잎을 진하게 달여서 고약처럼 만든 다음 오동나무 씨만하게 알약으로 만들어 한 번에 20~30알씩 하루 두세 번 먹는다. 복용하는 동안 돼지고기, 닭고기, 쇠고기 같은 모든 고기와 술, 커피, 인스턴트 식품, 라면 등은 절대 먹지 말아야 한다. 6개월 이상 꾸준히 복용하면 효과를 보게 되며 어린아이들은 효과가 더 빠르다.

단옷날에 도꼬마리 줄기와 잎을 채취하여 씻어 말렸다가 오래 달여서 고약처럼 만든 것을 만응고(萬應膏)라고 한다. 만응고는 모든 종류의 종기, 악창, 치통, 축농증, 중이염, 두드러기, 습진, 피부병 등에 놀랄 만큼 뛰어난 효과가 있다. 악창과 종기에는 아픈 부분에 바르고 치통에는 아픈 치아에 바르며 혓바닥이 부었을 때에는 혓바닥에 바른다. 좋은 술과 함께 한 찻숟가락씩 복용하면 그 효과가 더욱 빠르다.

도꼬마리에는 요오드가 많이 들어 있어 갑상선 기능 저하증에도 쓰고 관절염, 악성 종양, 나병에도 쓴다. 도꼬마리 줄기를 파먹고 사는 벌레 역시 종기와 악창에 특효가 있다고 한다.

몸살, 감기, 뼈마디가 쑤시고 아플 때에는 씨앗을 가루 내어 더운 물에 타서 먹든지 물 한 되에 볶은 씨앗 반 홉을 넣고 물이 반으로 줄어들 때까지 달여서 하루 세 번에 나누어 마시면 좋다. 오래 복용하면 눈과 귀가 밝아지고 골수가 튼튼해지며 뼈가 단단해지고 관절염이 낫거나 예방되며 머리카락이 검어지고 힘이 솟아나며 무병장수한다. 흔하면서도 그 가치를 모르고 있는 약초가 바로 도꼬마리다.

골수염에 명약 피나무

피나무가 길옆에서 시원스럽게 자랐다. 넓적한 잎이 보기에 좋다. 잎 모양이 인도에서 자라는 보리수나무를 닮았다고 해서 피나무를 심어 두고 보리수나무라고 엉터리 팻말을 붙여 놓은 사찰도 더러 있다.

피나무는 껍질로 이름난 나무다. 껍질의 섬유질이 삼베보다도 질기고 물속에서 잘 썩지 않는 성질이 있어서 옛 사람들은 이것을 노끈, 삿자리, 그물, 망태기, 미투리 등을 만드는 데 썼고 기와 대신 지붕을 이는 데 쓰기도 했다. 피나무 목재 또한 결이 부드럽고 연하며 가벼워서 인기가 높았다. 조각재로나 가구재로 으뜸으로 쳐주었다. 특히 울릉도에서 나는 섬피나무 바둑판과 소반은 신분이 높은 양반들이 탐내는 귀한 물건이었다.

뿐만 아니라 피나무는 약으로도 매우 귀하다. 초여름에 하얗게 피는 꽃은 꿀이 많은 것으로 이름이 높지만 발한 작용이 뛰어나 감기, 몸살 등에 땀을 내는 약으로 쓰이며 마음을 진정시키는 작용을 해서 신경 쇠약이나 불면증을 치료하는 약으로도 쓰인다.

피나무 꽃에는 향기가 나는 정유 성분과 끈적끈적한 점액질이 들어 있는데 이 성분이 기침을 삭이고 열을 내리며 통증을 멎게 한다. 위암, 위염, 위궤양, 헛배 부른 데, 류머티즘 관절염, 신경통 등에 좋은 효과가 있다.

피나무 껍질과 꽃, 잎은 열을 내리고 온갖 균을 죽이며 염증을 없애는 데 탁월한 작용을 해서 모든 열병과 염증성 질병에 쓸 수 있다. 골수염으로 오래 고생하는 사람이 있으면 피나무 기름을 내어 복용하라고 권하고 싶다. 경기도 수원에 사는 한 아주머니가 골수염으로 15년을 고생하다가 피나무 기름이 좋다는 얘기를 듣고 피나무 기름을 내어 먹고는 마침내 나았다.

깊은 산속에서 자란 피나무 줄기를 30센티미터 길이로 잘라서 토막낸 다음 잘게 쪼개어 오지 항아리에 넣는다. 그런 다음 땅을 파서 피나무가 들어 있는 항아리보다 약간 더 큰 항아리를 묻는다. 이때 항아리 주둥이 부위만 땅 위로 나오게 한다. 그런 다음 피나무가 들어 있는 항아리의 주둥이를 삼베 천으로 두 겹 씌우고 명주실로 단단히 묶은 뒤, 땅에 묻힌 항아리 위에 거꾸로 엎어놓고 새끼줄로 항아리 전체를 친친 동여맨다. 그 위에 진흙을 물로 이겨서 손바닥 두께로 붙이고 항아리 주둥이가 맞물리는 부분을 잘 밀봉한 다음 그 위에 왕겨를 열 가마니쯤 쏟고 불을 붙여 태운다. 일주일쯤 뒤

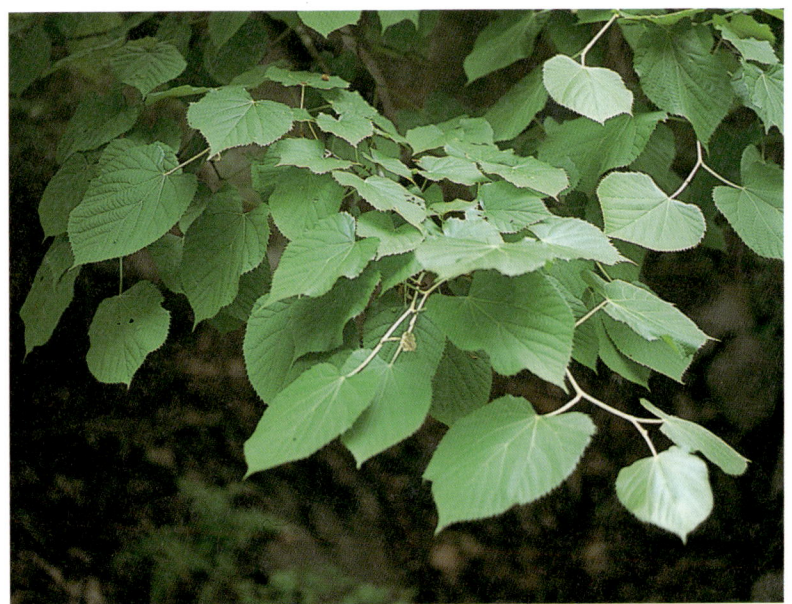

피나무는 목재뿐만 아니라 약으로도 귀하다

에 왕겨가 다 타고 항아리가 식으면 아래 항아리에 고여 있는 피나무 기름을 꺼내어 깨끗한 그릇에 담아 두고 한 번에 소주잔으로 반 잔에서 한 잔씩 하루 3~5번 먹는다. 처음에는 조금씩 먹다가 차츰 양을 늘린다.

  이 밖에 피나무 껍질을 달여서 얼굴을 씻으면 살결이 고와지고 기미, 주근깨가 없어진다. 피나무 속껍질을 달여서 먹으면 고혈압이나 동맥경화를 예방·치료할 수 있다. 피나무 잎과 껍질은 매우 강력한 항암 작용을 해서 암 치료약으로도 활용할 수 있다.

암과 장염에 좋은 가래나무

강원도 깊은 산속에 사는 사람들은 가을철 가래 열매가 익을 철이 되면 가래가 많이 달린 나무를 통째로 베어 가래를 따서 모은 다음 풀 같은 것으로 덮고 그 위에 흙을 살짝 덮어 둔다. 알맹이가 호두를 닮았는데, 그것보다 조금 더 작고 길쭉하게 생겼다. 돌멩이로 딱딱한 겉껍질을 깨뜨려 먹어 보면 호두보다 맛이 더 고소하다. 한 달쯤 지나면 풀과 떫은 가래 겉껍질이 그속에서 발효되어 김이 무럭무럭 난다. 그럴 때 가래 알맹이만을 골라내어 광에 쌓아 두고 겨울철 내내 까서 먹는다. 화롯불에 가래 열매를 올려놓고 2~3분 지나면 피이피이 하는 소리가 나면서 딱딱한 껍질에 금이 가고 김이 새어 나온다. 그때 낫 끝을 금간 틈에 밀어 넣어 알맹이를 꺼내어 먹는다. 그 재미는 해보지 않은 사람은 모른다.

가래 열매는 호두와 마찬가지로 폐를 튼튼하게 하고 기침을 멎게 하며 기억력을 좋게 하고 머리를 맑게 하는 등의 약효가 있으나 민간 의학에서는 가래 열매보다는 가래나무 껍질을 추목피(楸木皮)라 하여 약으로 더 많이 쓴다.

가래나무 껍질은 항암 작용이 뛰어나다. 전에 어떤 사람이 발목 부위에 피부암이 걸려 가래나무 껍질을 진하게 달여서 암 부위에 계속 바

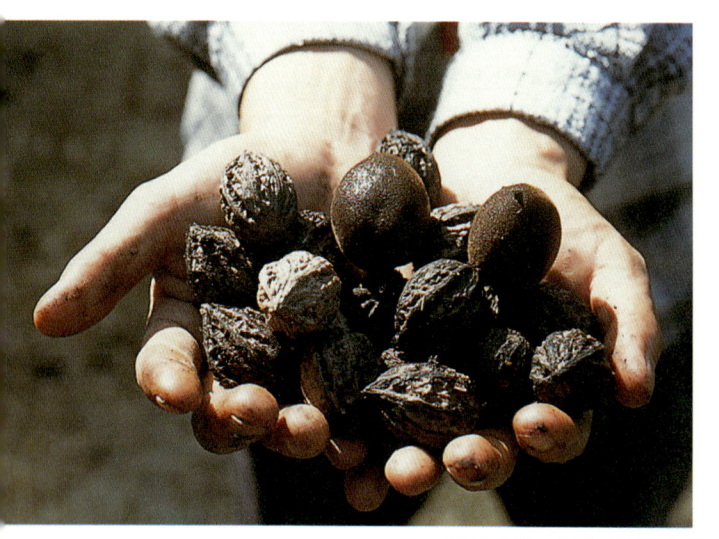

호두와 비슷한 모양을 한 가래나무 열매

가래나무로 질병을 치료하는 방법

① 이질

가래나무 껍질 200그램, 가래나무 뿌리 껍질 50그램, 두릅나무 껍질 100그램에 물 2리터를 붓고 열두 시간 동안 우려서 1.3리터의 추출액을 얻는다. 다음에 찌꺼기 전량과 가래나무 껍질 50그램, 두릅나무 껍질 100그램, 이질풀 400그램을 3일 동안 약한 불에 달여서 700밀리리터의 농축액을 얻는다. 추출액과 농축액을 합하고 황백 가루 100그램, 고삼 가루 50그램, 두릅나무 뿌리 껍질 가루 50그램, 창출 가루 600그램을 넣고 한 알의 무게가 1그램이 되게 알약을 만들어 한 번에 너댓 알씩 하루 세 번 밥 먹기 한 시간 전에 먹는다.

② 간염, 간경화증

가래나무 뿌리 껍질·다래나무 껍질·두릅나무 껍질·이스라지나무 가지 각 1킬로그램, 창출 2킬로그램을 잘게 잘라서 섞은 다음 물을 20~30리터 붓고 서너 시간 동안 10리터가 될 때까지 달인다. 그런 다음 이것을 걸러서 끓여 600그램쯤의 물엿처럼 만든다. 여기에 전분이나 인진쑥 가루를 섞어 한 알이 2그램이 되게 알약을 만든다. 이것을 만성 간염에는 한 번에 두 알씩 하루 세 번 밥 먹기 한 시간 전에 먹고, 간경화증에는 한 번에 세 알씩 하루 세 번 밥 먹기 30분 전에 먹는다. 3~7일 뒤부터 좋아지기 시작하여 차츰 모든 증상이 좋아진다.

③ 요통

가래나무를 적당한 길이로 자른 것 10킬로그램을 물 30리터에 넣고 솥에서 천천히 달이고 졸여서 1.2~1.5킬로그램의 가래나무 엿을 만든다. 이것을 여러 겹의 천에 얇게 바른 다음 아픈 곳에 붙이고 붕대를 감는다. 하루 걸러 한 번씩 5~10번 붙인다. 갑자기 생긴 요통에 거의 100퍼센트 효과가 있다.

④ 황선

가을철에 채취한 가래나무 열매 생껍질 2킬로그램, 가래나무 잎 500그램, 가래나무 껍질 300그램을 깨끗한 물로 씻고 일주일 동안 햇볕에 말린 다음 잘게 썰어서 60도의 물에 한 시간 동안 담가 두었다가 찬물로 다시 잘 씻는다. 솥에 물을 20리터 붓고 위의 약재를 넣어서 열두 시간 동안 약한 불로 천천히 달이면 절반 정도가 되는데 이것을 천으로 거른다. 이것을 다시 솥에 넣고 열여덟 시간 가량 달여 물엿처럼 되면 도자기 그릇에 담아 놓고 쓴다. 머리에 바를 때에는 머리를 짧게 깎고 비누로 씻은 다음 5퍼센트 석탄산 솜으로 소독하고 2~3분 뒤에 요오드팅크로 다시 소독하고 나서, 5분쯤 지난 뒤 가래나무 엿을 바른다. 그 위에 소독한 천을 두껍게 싸맨다. 이틀에 한 번씩 바른다.

⑤ 무좀

말린 가래나무 껍질을 잘게 썰어 통 안에 넣고 가열하면서 가열할 때 나오는 증기를 모아 냉각 응축하여 건류액을 얻는다. 첫 일주일 동안은 아픈 부위에 서너 번 바르고 그 다음 주부터는 하루에 두 번 바른다.

⑥ 주근깨

가래나무를 날것으로 건류하여 액을 얻은 것에다 메밀대 또는 피마자 줄기, 익모초 등을 태운 재를 1:2로 물로 추출하여 회황색 추출물을 얻고 이것을 말려 갈은 데에 라놀린을 섞어서 40~60퍼센트 연고를 만든다. 색소반마다 40퍼센트 연고를 0.2~0.3밀리미터 두께로 바르고 물집이 생기면 물집을 눌러 짜버리고 한 시간 뒤에 가볍게 세수를 하여 남은 약을 씻어 낸다. 색소반이 굳어서 생긴 딱지는 저절로 떨어지게 그냥 둔다.

르고 조금 연하게 달여 먹었으며 가래나무 껍질과 잎을 짓찧어서 아픈 부위에 붙였다고 한다. 그랬더니 종양이 있는 부위에서 진물이 계속 흘러 나와 차츰 낫더라는 것이다. 이 밖에도 갖가지 암에 효과를 보았다는 여러 사례가 있다. 중국이나 북한에서는 가래나무 껍질을 대표적인 암 치료약으로 쓰고 있다.

가래나무 껍질은 만성 장염, 이질, 간염, 간경화증, 요통, 신경통, 무좀, 습진 같은 각종 피부병 등에도 효과가 뛰어나다. 나무껍질보다는 뿌리 껍질을 쓰는 것이 더 좋으며 독이 약간 있으므로 한꺼번에 너무 많이 복용하는 것은 좋지 않다. 무좀이나 습진, 황선 같은 피부병에는 고약을 만들어 바르거나 진하게 달인 물로 아픈 부위를 씻는다.

최고의 향신료 초피

석병산에는 초피나무가 흔하다. 산초나무는 아무 산에나 야생하지만 초피나무는 야생하는 것이 흔치 않은데 삼척, 강릉, 울진, 영양 지방에서는 더러 야생하는 것을 볼 수 있다.

우리 선조들은 초피를 다양하게 이용했다. 추어탕이나 생선 요리에 넣어 좋지 않은 냄새를 없애고 입맛을 돋구는 데에 사용했고, 김치에 넣어 김치 맛을 돋구었으며, 덜 익은 열매를 된장에 넣어 장아찌로 만들어 먹기도 했다. 초피를 생선회에 조금 넣으면 비린내가 없어지고 찌개나 국에 넣으면 한결 풍미가 높아진다. 어린 잎으로는 차를 끓여 마셨고 나무줄기로는 감주를 만들어서 먹었다. 초피 씨앗으로 짠 기름은 전을 부치거나 나물을 무치는 데에도 쓰고, 물레와 씨아의 윤활유로도 중요하게 썼다.

초피를 약으로 쓸 때에는 씨앗을 추려 내어 열매 껍질만을 쓰고, 씨앗 기름도 약으로 쓴다. 초피나무 열매나 잎으로는 술을 담그기도 한다. 중국의 《형초세시기》에 보면 정월 초하룻날 아침에 모든 사람이 옷을 바로 입고 초백주(椒柏酒)를 마시면서 한 해 동안 사기(邪氣)나 괴질, 액운이 물러가기를 기원하였다고 하는데, 초백주는 초피 열매 일곱 개와 동쪽으로 뻗은 측백나무 열매 일곱 개를 한데 넣고 빚은 술로, 섣달 그믐날 밤에 담가서 정월 초하룻날에 마셨다고 한다.

이처럼 초피나무가 민간 신앙의 대상이 되었던 것은 초피나무의 가시와 진한 향기, 매운맛이 나쁜 기운을 내쫓는다고 믿었기 때문이다. 도소주(屠蘇酒)라 하여 초피, 방풍, 백출, 진피, 육계 등을 넣고 빚은 술도 초백주와 마찬가지로 벽사(辟邪)의 뜻으로 썼고, 초피 열매나 잎을 소주에 3개월 이상 숙성하여 위장병, 소화 불량, 설사 등에 약으로 마셨다.

초피나무를 집 주위에 울타리로 심어 두면 모기가 가까이 오지 않는다. 벌에 쏘이거나 뱀에 물렸을 때 초피 잎을 찧어 붙이고, 옻이 올랐을 때에도 초피 잎을 물로 달여서 씻으면 낫는다. 생선을 먹고 중독되었을 때에도 초피 가루를 먹으면 독이 쉽게 풀린다. 민간 요법에서는 기침이 심할 때 초피 기름을 한 숟가락 먹어 치료하기도 했다.

민간에서는 초피나무 열매 껍질을 베개 속에 넣고 자면 두통, 불면증에

초피로 질병을 치료하는 방법

① 허약한 몸을 튼튼하게 하는 데
 볶아 물기를 뺀 초피 한 근과 껍질 벗긴 백복령을 가루로 만들어 꿀로 오동씨만 한 크기로 알약을 만든다. 이것을 한 번에 50개씩 빈속에 소금탕으로 먹는다. 이때 쇠그릇을 사용하면 안 된다. 이것을 오래 먹으면 눈이 밝아지고 안색이 좋아진다.

② 뱃속이 허하고 찬 데
 초피 40알을 좁쌀을 끓여 만든 미음에 하룻밤 동안 담갔다가 빈속에 물로 먹는다. 오래 먹으면 오장이 더워지고, 얼굴이 좋아지며 머리털이 검어지고 눈이 밝아진다.

③ 음낭이나 음부에 땀이 많고 찬 데
 초피를 헝겊에 싸서 음낭이나 음부를 싸면 따뜻한 기가 통해 냉기가 사라진다. 하루에 두 번씩 바꾸어 붙인다.

④ 종기로 인해 몹시 아플 때
 초피 가루와 부엌 밑바닥의 흙과 메밀 가루를 각각 같은 양으로 섞어 초로 갠 후 아픈 부위에 붙이면 통증이 사라지고 종기가 낫는다.

⑤ 옻이 올라 몹시 가려운 데
 초피를 달여 그 물로 씻으면 낫는다.

⑥ 뱃속이 차가워서 설사를 오래 할 때
 초피 세 되를 식초에 하룻밤 담가 두었다가 누룩 세 되와 다시 초피 한 되를 넣고 죽을 쑤어 먹는다.

⑦ 충치로 인한 치통
 초피를 가루 내어 밀가루에 버무려 새알 크기로 알약을 만든다. 그리고 그것을 불에 뜨겁게 구운 뒤 아픈 이빨에 물고 있기를 몇 번 하면 통증이 없어진다.

⑧ 대머리
 초피나무 잎을 짓찧어 붙이면 머리카락이 난다.

⑨ 치루와 탈항
 매일 빈속에 초피를 씹어 3~4그램씩 물과 먹는다. 3~5번이면 들어간다.

⑩ 부종
 초피 씨를 볶아 한 번에 한 숟가락씩 먹는다.

⑪ 치루로 인해 몹시 아플 때
 초피 열매 한 줌을 가루 내어 한 번에 약 12그램씩 먹으면 신기하게 낫는다.

⑫ 자궁 출혈과 자궁염
 초피 열매를 볶아 가루 내어 한 번에 4그램씩 따뜻한 술과 함께 먹는다.

⑬ 기침이 그치지 않을 때
 초피 열매를 볶아 한 번에 8그램씩 끓인 물과 먹는다. 3~5번이면 효험을 본다.

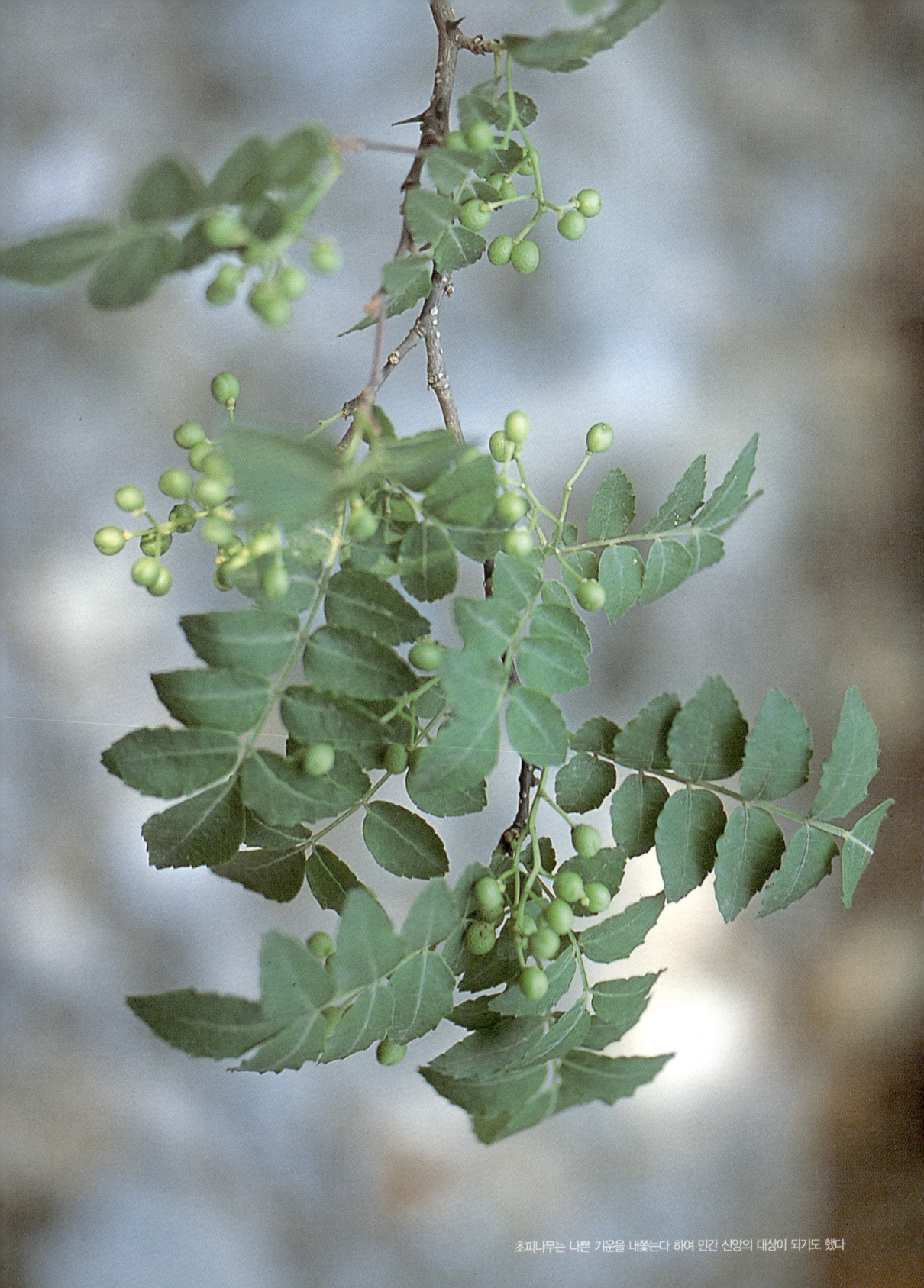

초피나무는 나쁜 기운을 내쫓는다 하여 민간 신앙의 대상이 되기도 했다

신기할 정도로 효과가 있다고 한다. 벌에 쏘이거나 벌레에 물려 가려울 때 초피 잎을 짓찧어 붙이면 즉시 가려움증이 사라진다. 또한 여름철에 잎이 붙은 연한 가지를 잘라 그늘에 말렸다가 가루 내어 계란 흰자위와 밀가루를 섞어 화장 크림처럼 만든 다음 동상, 타박상, 요통, 근육통, 유방의 종기 등에 바르면 효과가 있다.

약초 관찰 코스

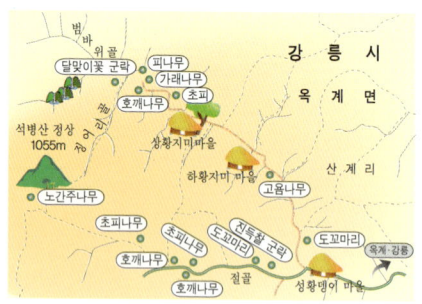

옥계행 직행버스는 동부 시장 정류장에서만 운행된다. 30분에서 한 시간 간격으로 운행되며, 요금은 1,100원이고 시간은 30분 가량 소요된다. 첫차는 06:00, 막차는 21:00이고, 거의 40~50분 간격으로 운행된다(단, 공휴일에는 첫차 07:00, 막차 20:00이다) 옥계-강릉행 버스는 06:55부터 21:55까지 약 40분 간격으로 운행된다(단, 공휴일 첫차는 07:55이다).

옥계 택시부 광장에서 택시를 타거나(할증 요금 지역), 산계 3리행 시내버스로 환승한다. 옥계-산계 3리행 버스 시간은 07:00, 11:20, 16:16이고, 산계 3리-옥계행 버스 시간은 09:30, 14:15, 18:40이다. 옥계에서 산계까지는 20분 정도가 걸리며, 석병산 정상까지는 보통 세 시간 정도가 소요된다. 산계 3리에서 성황뎅이를 지나 징어리골, 범바위골 주변에서 약초를 관찰할 수 있다.

문의: 동진좌석버스(033-653-8011)
　　　강릉시청 문화관광과(033-640-5127~8)
　　　옥계면사무소(033-534-0058)

오염되지 않은 최후의 청수(清水)

오대산 을수골

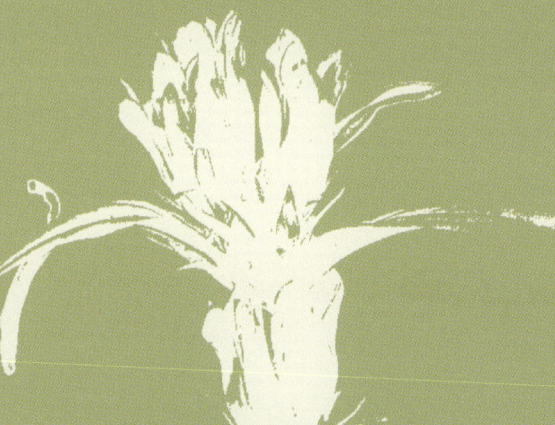

| 당귀 | 용담 | 만삼 | 구룡목 | 벌나무 |

오대산(해발 1,563미터)

위치 : 강원도 평창군 도암면, 진부면, 홍천군 내면

울창한 숲과 이름난 사찰, 약수, 유적지 등이 산재해 있어 관광객과 등산객으로 늘 붐비는 오대산은 강원도 평창군 진부면과 도암면, 홍천군 내면, 강릉시 연곡면의 오대산국립공원 서부 지구에 위치해 있다. 특히 짧은 산행이지만 곳곳에서 유서 깊은 사찰과 암자를 볼 수 있는 상원사와 적멸보궁, 정상인 비로봉을 거쳐 미륵암으로 하산하는 코스가 가장 유명하다. 상원사는 6·25때 아군의 전략상 소실될 뻔하였지만 다행히 그 위기를 피해 현재까지 그 형태를 보존하고 있는 사찰이다. 국보 36호인 동종이 있으며 신라 시대 자장법사에 의해 창건되었다. 상원사에서 40분 정도 거리에 있는 적멸보궁은 기도와 지성으로 세조의 병을 낳게 한 곳으로, 오대산의 주봉인 비로봉과 지척에 있으며 아래에는 사자암이 자리하고 있다. 적멸보궁에서 능선을 따라 50분 정도 걸으면 오대산의 정상인 비로봉에 닿는다. 정상에 서면 험준함이 아닌 비교적 단아한 모습을 한 봉우리들과 산자락이 한눈에 들어온다.

을수골은 오대산과 계방산 사이에 있는 큰 계곡이다. 우리나라에서 가장 큰 계곡인 동시에 가장 오염되지 않은 골짜기이다. 계방산에서 흘러내린 어리목골, 큰피약골, 작은피약골, 오대산에서 발원한 큰대산골, 소대산골 등의 물줄기가 모여 이룬, 길이 50리 이상의 장대한 계곡에는 늘 수량이 풍부하다. 물줄기가 수많은 을(乙) 자를 그리면서 끝없이 굽이돈다고 해서 을수골이라는 이름이 붙었다고 한다.

　3~4미터 속까지 훤하게 보이는 차고 맑은 물은 천연기념물인 열목어를 비롯한 산천어, 미유기 등 희귀한 민물고기들의 낙원이며, 인적 없는 깊디깊은 골짜기는 반달곰, 사향노루, 멧돼지 같은 동물들의 천국이다. 특히 우리나라에서 몇 마리 남지 않은 반달곰이 서식하는 곳으로 알려져 있다. 숲이 울창하여 수량이 풍부한 물줄기는 웬만한 가뭄에도 줄어들지 않고 또 웬만큼 비가 와도 불어나지 않는다. 수십 번 물을 건너야 하므로 계곡 깊이 들어가기도 어렵다.

　골짜기가 깊은 만큼 숲이 울창하고 약초들이 많다. 수백 년 묵은 아름드리 전나무와 잣나무, 자작나무, 박달나무들이 하늘을 덮어 대낮에도 어두컴컴하고, 사람의 팔뚝보다 굵게 자란 머루덩굴, 다래덩굴, 오미자덩굴, 노박덩굴 같은 덩굴식물들이 온갖 나무들을 휘감으며 엉켜 있어 마치 열대 밀림을 연상케 한다. 여느 산에서는 하루 종일 찾아 헤매어도 구경도 못하는 당귀, 만삼 같은 귀한 약초들이 아무 발에나 짓밟히고, 노각나무, 구룡목, 선화삼나무, 벌나무 같은 희귀한 보물 약나무들이 가는 곳마다 널려 있다. 사람의 발길이 미치지 않는 곳은 어디나 자연의 낙원이 아니던가. 이곳에 들어와 제일 큰 박달나무 위에 새둥지 같은 집 하나 짓고 반달곰이랑 노루랑 멧돼지랑 친구하며 살아 볼까.

   을수골 입구인 광원교에서 20리까지는 울퉁불퉁한 찻길이 개울을 따라 나 있다. 옛날 이 골짜기 안에 살던 화전민들이 드나들기 위해 만든 길이다. 찻길을 천천히 따라 오르면서 약초를 관찰하고 채취했다. 길옆에는 오래 묵어 개망초가 하얗게 꽃을 피우고 있거나 억새밭이나 쑥대밭이 된 밭들이 많았다.

부인들의 성약 당귀

을수골에 제일 흔한 약초는 당귀다. 당귀는 너무 흔해서 이곳에서는 아무도 약초로 여기지 않는 듯하다. '당귀'라는 이름은 중국의 옛 풍습에서 유래되었다. 옛날 중국의 부인들은 남편이 싸움터에 나갈 때 당귀를 품속에 지니고 있게 하여 남편이 무사히 돌아오기를 기원하였다. 전쟁터에서 기력이 다하여 죽게 되었을 때 당귀를 달여 먹으면 다시 기운이 회복되어 돌아올 수 있다고 믿었기 때문이다. 그래서 당귀(當歸)의 의미는 '마땅히 돌아온다'는 뜻이다.

당귀는 대표적인 보혈제로 특히 부인들에게는 성약(聖藥)이라 할 만한 약초다. 팔다리와 허리의 냉증, 생리 불순이나 생리통, 히스테리, 갱년기 장애, 두통, 빈혈 등에 두루 좋은 효과가 있다. 자궁을 튼튼하게 하고 몸의 물질 대사 및 내분비 기능을 활발하게 할 뿐만 아니라 혈액 순환을 좋게 하므로 체질이 허약한 사람이나 임신이 잘 안 되는 사람, 심장이 약한 사람한테도 좋다. 당귀는 아픈 사람은 말할 것도 없고 건강한 사람도 늘 차로 먹으면 몸이 가벼워지고 마음이 안정되며 오래 살 수 있게 된다. 완하 작용도 있어서 변비를 치료하는 데 효력이 크며 당뇨병의 혈당치를 낮추는 작용도 한다.

당귀를 먹고 나면 그 향이 오랫동안 입 안에 남아 있으며 물을 마시면 물이 꿀처럼 달게 느껴진다. 음식을 먹어도 마찬가지다. 쓴맛이 나는 음식을 먹어도 달게 느껴지는 것이다. 이런 성질 때문에 당귀는 식욕을 좋게 하는 약으로 쓰인다.

요즘 한약방이나 한의원에서 볼 수 있는 당귀는 거의 모두 재배한 것이

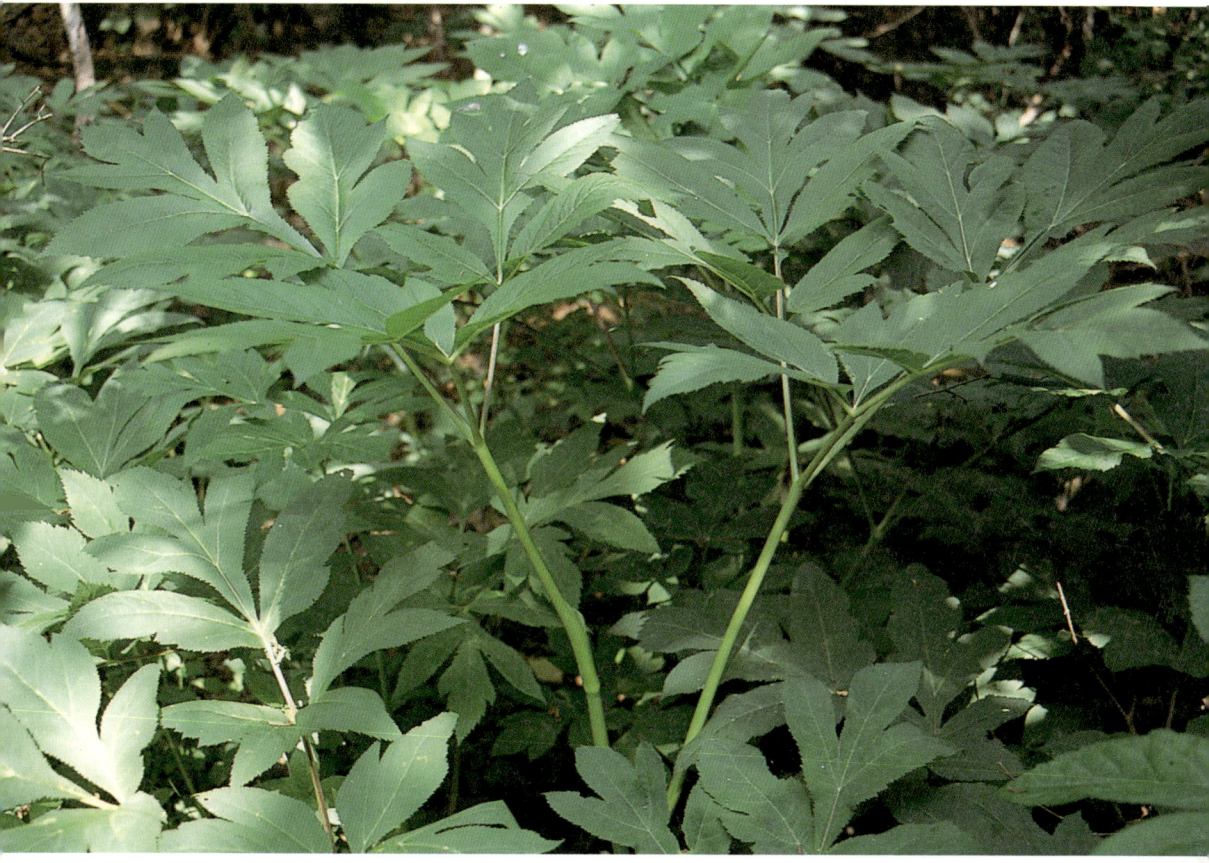

을수골에서 가장 쉽게 찾을 수 있는 약초는 당귀다

거나 수입한 것들이다. 재배하는 당귀는 품종이 우리나라에서 나는 야생종이 아니라 중국이나 일본에서 씨앗을 가져다가 농약과 비료를 주고 키운 것이므로 야생 당귀와 같은 향기가 나지도 않을 뿐만 아니라 약효도 형편없이 낮다. 어찌 야생 당귀 한 포기를 재배 당귀 100포기와 비교할 수 있으랴.

당귀로 질병을 치료하는 방법

① 고혈압

당귀·오미자 각 20그램, 작약·감국 각 10그램, 만병초 4그램을 물엿처럼 되게 달여서 60그램이 되게 만든다. 이것을 한 번에 20그램씩 하루 세 번 밥 먹고 나서 30분 뒤에 먹는다. 효과가 잘 나타나지 않으면 차츰 양을 늘려 나간다.

② 정신분열증

만병초와 당귀를 4 : 1의 비율로 섞어서 물로 달여 아침 밥 먹기 전에 먹는다. 약을 먹고 나서 20~30분이 지나면 심한 무기력 상태가 되었다가 곧 의식을 잃고 죽은 것처럼 된다. 네 시간쯤 지나면 깨어나는데 의식이 없는 동안에는 혈압이 뚝 떨어지고 맥박도 느려졌다가 의식이 돌아오면 다시 정상으로 된다. 5~6개월 동안 치료한다. 일주일 정도 지나면 이상한 행동이나 의식장애 증상이 줄어든다. 70퍼센트 이상이 치유되거나 호전된다.

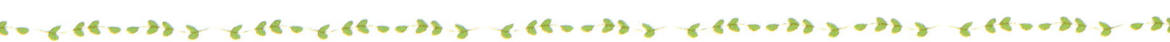

간의 열을 내리는 용담

길옆에 용담이 쪽빛보다 더 진한 남빛 꽃을 피웠다. 용담꽃은 가을 하늘빛인 듯 맑은 물빛인 듯한 진한 파란색으로 인해 사람들한테 사랑을 받는다. 그러나 용담은 꽃으로보다는 약초로서의 효능이 더 귀하다.

옛날, 강원도의 어느 깊은 산속에 한 나무꾼이 살고 있었다. 몹시 추운 어느 날 나무꾼은 여느 때와 다름없이 눈 덮인 산으로 나무를 하러 갔다. 한참 눈을 헤치며 산을 올라가고 있는데 산토끼 한 마리가 눈 속에서 풀뿌리를 캐는 시늉을 하는 것이 보였다. 나무꾼은 토끼를 잡으려고 쫓아갔다. 그런데 토끼는 몇 걸음 앞으로 도망가면서도 앞발로 계속 헤집는 시늉을 하는 것이었다. 이상하게 여긴 나무꾼이 토끼가 발로 헤집던 곳을 살펴보니 가냘픈 줄기에 보랏빛 꽃이 달린 풀이 눈 속에 파묻혀 있었다. 나무꾼은 신령님이 산토끼를 통해 신령한 약초를 내려 주신 것이라 생각하고 그 풀의 뿌리를 캐서 위장병으로 앓아 누워 계신 어머님께 달여 드렸다. 신기하게도 어머니는 며칠 뒤에 깨끗하게 나아 건강을 되찾았다. 나무꾼은 이 약초를 산신령이 내려 준 것이라 생각하여 많은 사람들한테 알렸고, 이 풀의 맛이 마치 상상 속의 동물인 용의 쓸개처럼 쓰다고 하여 용담(龍膽)이라고 이름지었다.

용담은 맛이 몹시 쓰다. 옛말에 좋은 약은 입에 쓰다고 한 것처럼 용담은 위와 간의 질병에 매우 좋은 약이다. 혈압과 열을 내리고 염증을 삭히는 작용이 매우 세다. 특히 간에 열이 성할 때 간의 열을 내리는 작용이 매우 탁월하다. 급성 전염성 간염으로 온몸이 눈동자까지 노랗게 되고 열이 심하게 나며 간이 부어 올라 갈비뼈 밑이 아플 때 용담, 속썩은풀, 으름덩굴, 생지황, 시호, 질경이, 당귀, 감초를 섞어서 달여 복용하면 열이 내려 가고 간의 상태가 좋아진다. 이것이 용담사간탕이라는 한약 처방이다.

용담 뿌리의 쓴맛은 겐티오피크린이라는 물질

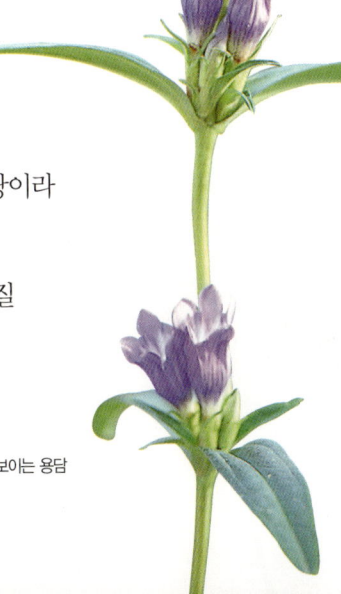

위와 간의 질병에 좋은 약효를 보이는 용담

인데 이 쓴맛이 입 안의 미각을 자극하여 위액이 잘 나오게 하고 위와 장의 운동 기능을 높이며 갖가지 소화액이 잘 나오게 한다. 위산 과다나 저산성 위염 등으로 고생할 때 하루 3~6그램을 가루 내어 먹으면 효과가 좋다.

용담 뿌리에 들어 있는 알칼로이드 성분은 매우 강력한 항암 작용, 항염증 작용, 진통 작용을 한다. 비인암, 담낭암, 췌장암, 위암 등에 용담만을 달여서 먹거나 꿀풀, 삼백초, 어성초, 부처손 등과 함께 달여서 먹고 효과를 본 사람이 적지 않다. 뿌리를 말려서 가루 내어 먹거나 알약을 만들어 먹어도 같은 효과가 있다. 특히 용담 뿌리는 위암에 효과가 좋은 것으로 알려져 있다.

용담 뿌리는 얼굴에 나는 여러 가지 부스럼에도 효과가 좋다. 가을철에 용담 뿌리를 캐서 잘 씻어 그늘에서 말린 다음 그대로 달여 먹거나 날것으로 생즙을 내어 먹으면 된다. 맛이 몹시 써서 아이들은 잘 먹지 않으려 한다. 말린 것은 하루 10그램쯤 사용하고 날것은 30그램쯤 쓰면 된다. 급성 중이염으로 귓속이 퉁퉁 붓고 냄새가 나며 고름이 나 몹시 아플 때에는 용담과 속썩은풀을 같은 양으로 달여서 먹으면 효과를 본다.

잠자는 산삼, 만삼

만삼을 캐려면 을수골 깊은 곳까지 들어가야 한다. 만삼은 더덕을 닮았다. 줄기와 뿌리에서 나는 냄새도 더덕과 같고 잎 모양은 더덕을 닮았으나 더 작고 줄기가 더 무성하며

만삼은 인삼을 대신할 수 있을 만큼 탁월한 약효를 갖고 있다

뿌리는 더덕보다 더 길다. 더덕과는 달리 높은 산 추운 산등성이나 골짜기에서 자란다. 높고 서늘하고 습기가 있으며 양지바른 풀밭이 만삼이 자라기에 가장 좋은 장소다. 도라지과에 딸린 여러해살이풀로 다른 말로는 당삼이라고 부른다.

만삼은 인삼을 대신할 수 있는 보약이다. 폐의 열을 없애고 기력을 늘리며 비위를 튼튼하게 하는 효과가 있다. 사포닌, 이눌린, 알칼로이드 등의 성분이 많아 기력을 늘리고 저항력을 키우며 혈압을 낮추고 위장을 튼튼하게 한다. 또한 진액을 늘리고 갈증을 없애는 효능이 있다. 온몸에 맥이 없고 나

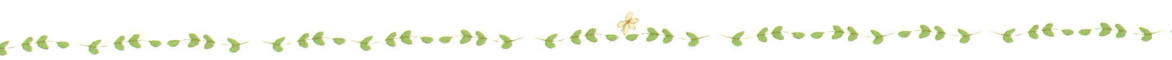

산에도 가짜 산삼이 있다!

요즈음 까치, 비둘기, 꿩 같은 새들이 인삼 씨앗을 따서 먹고 인삼밭 주위의 야산에 씨앗을 배설하여 그 씨앗이 싹이 터서 자란 것을 제법 흔히 볼 수 있다. 이것을 진짜 산삼인 양 선전하면서 캐러 다니는 사람도 적지 않다. 그러나 이런 것은 산삼이라고 할 수 없다. 인삼 씨앗이 산에서 자란 것이기 때문이다. 이런 것은 밭에서 자라는 인삼보다는 약효가 높겠지만 산삼 씨앗을 산에서 키운 장뇌삼보다는 훨씬 떨어진다. 이런 인삼의 나이는 보통 5년에서 20년쯤 된다. 생김새는 인삼과 장뇌삼의 중간쯤 되는 형상으로 뇌두가 짧거나 별로 없고 잔뿌리가 많으며 산삼과 같은 향기가 나지 않는다.

요즈음 산삼을 캤다면서 감정을 부탁을 하거나 판매해 달라는 사람이 많은데, 대부분이 인삼밭 주변의 야산에서 캔 것들이었다. 산에서 캤다고 해서 다 산삼은 아니다. 대부분이 인삼 씨를 새가 먹고 배설하여 자라난 것이고 나머지는 누군가가 심은 장뇌삼이다. 진짜 천종 산삼은 야산에서 자라지 않는다. 천종 산삼은 나무를 벌목한 적이 없는 천연림 속에서만 발견할 수 있기 때문이다.

른할 때, 오랜 병으로 앓아 누웠을 때, 정신이 불안하여 잠을 잘 자지 못할 때, 폐가 허약하여 기침을 심하게 할 때 만삼을 달여 먹거나 가루 내어 먹으면 효험을 본다. 만성 소모성 질병, 허약 체질, 만성 호흡기 질병, 빈혈, 소화 불량, 만성 소대장염, 신장염, 당뇨병에 쓰며, 백혈병이나 부종에도 쓸 수 있다.

아주 가끔씩 팔뚝보다 굵은 수백 년 묵은 만삼이 발견되는 경우가 있는데, 대개는 속이 썩어 있고 그 속에 물이 고여 있어서 이런 것을 한 뿌리 먹으면 수백 년 묵은 산삼 못지 않은 효과가 있다고 한다. 만삼뿐만 아니라 더덕이나 도라지도 수십 년 혹은 수백 년 묵어 속이 썩고 그 속에 물이 고여 있는 것이 있다. 산에서 그런 것을 캐먹고 하루나 이틀쯤 쓰러져 잠을 자고 일어났더니 몸이 튼튼하게 되어 한겨울철에 내의를 입지 않아도 추운 줄을 모르게 되었다는 식의 이야기들이 많이 전해진다. 산삼이나 왕삼, 잔대, 만삼, 더덕 등 수명이 긴 식물일수록 약효 성분이 많이 들어 있고 또 그중에서도 오래 묵은 것일수록 더 많은 약성이 축적되어 신비의 영약이 되게 마련이다.

산삼은 산짐승들이 잎을 뜯어먹거나 벌레가 갉아먹거나 주변의 여건이 생육하기에 좋지 않으면 싹을 내지 않고 그 뿌리가 땅속에서 잠을 잔다고 한다. 산삼뿐만 아니라 더덕이나 잔대, 만삼도 잠을 잔다. 잠을 자는 동안에는 잔뿌리를 떼어 버리고 땅속으로 더 깊이 기어 들어간다. 보통 2~3년 잠을 잔 다음 다시 싹을 내지만 20년이나 30년 이상 잠을 자는 것도 있다. 잠자고 있는 뿌리를 캐어 보면 잔뿌리가 없고 물렁물렁하다.

만삼이나 더덕, 소경불알 등은 가루 내어 꿀로 반죽한 뒤 알약으로 만들어 먹거나, 오갈피나무, 둥굴레, 삼지구엽초, 꿀 같은 것을 더하여 오래 달여서 고를 만들어 먹으면 빈혈, 성기능 쇠약, 허약 체질, 신경 쇠약 등을 치료하는 데 더할 나위 없이 좋은 약이 된다.

간 질환과 신경통에 효험 큰 구룡목

을수골에서 흔히 볼 수 있는 나무 중에 하나는 구룡목(九龍木)이다. 구룡목은 지금까지 거의 알려지지 않았지만 간염, 지방간, 간경화증 같은 간 질환과 근육통, 근육 마비, 허리 아픈 데, 중풍, 신경통, 관절염에 뛰어난 효과가 있는 약나무다. 잔가지나 껍질, 잔뿌리를 하루에 40그램씩 달여 먹거나 술에 6개월 넘게 담가 두었다가 조금씩 마시면 각종 간 질환을 치료하고 기혈의 순환을 좋게 하여 온갖 질병을 치료할 수 있다.

봄철에 새잎을 따서 나물로 무쳐 먹고 양념을 발라 쪄서 먹고, 튀김을 해 먹기도 하는데 약간 매콤하면서 특이한 향이 있다. 가을철에 까맣게 익은 열매를 따서 섭씨 35도 이상의 증류주에 3개월 넘게 담가 두면 까만 물이 우러나오는데, 이것을 조금씩 마시면 정력이 좋아지고 요통이나 대퇴부 근육이 마비되고 당기는 데, 중풍 등에 큰 효험이 있다.

9월이나 10월 잎이 지기 전에 잔가지나 껍질을 채취하여 잘게 썬 다음 바람이 잘 통하는 곳에 두었다가 조금씩 달여 차처럼 마신다. 은은한 향이 일품이다.

몇 해 전에 민간약을 오랫동안 연구한 한의사 한 분이 어느 산골 노인한

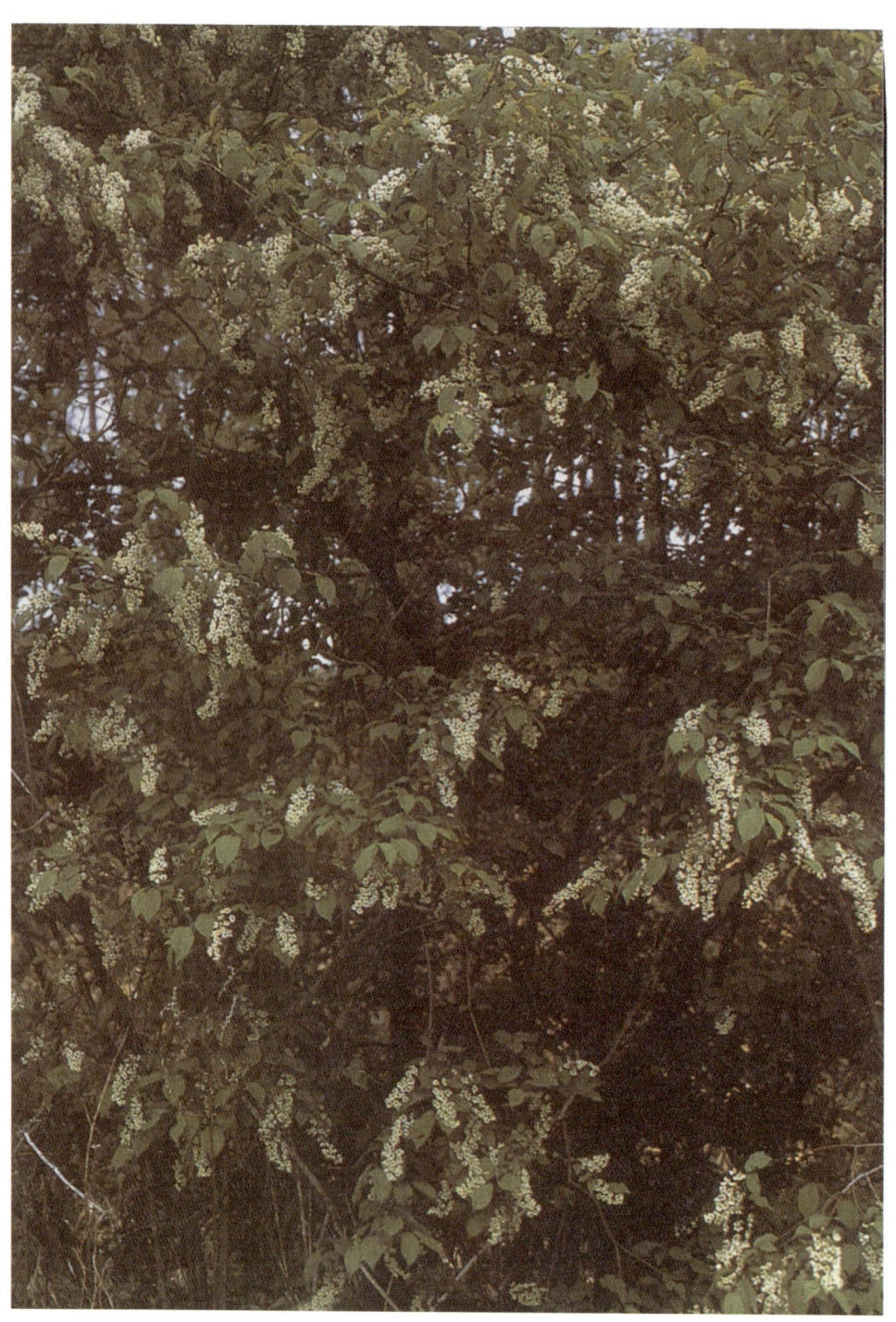
구룡목은 미처 알려지지 않은 간 질환과 신경통의 명약이다

테서 간경화나 간암, 간염에 제일 좋은 효과가 있다는 약나무를 비싼 값에 구입하여 간이 나쁜 환자들한테 달여 주었더니 거의 대부분이 큰 효과를 보았는데, 그 나무의 이름을 모르겠다면서 그 나무의 견본을 보내 왔다. 잘게 썰어서 보낸 견본을 살펴보니 다름 아닌 바로 구룡목이었다. 그 뒤로 그 한의사는 구룡목 덕분에 간 질환을 잘 고치는 것으로 유명해졌다.

전설적인 간 치료약 벌나무

구룡목보다 간 질환에 효과가 뛰어난 것으로 알려진 최고의 간약은 벌나무다. 벌나무는 민속 의학의 대가로 알려진 인산 김일훈 선생의 《신약(神藥)》이라는 책에 각종 간 질환이나 백혈병에 최고의 신약(神藥)으로 적혀 있다. 이 책에 따르면 벌나무는 간암, 간경화, 백혈병 등에 불가사의한 효능이 있지만, 너무 귀하여 구하기가 어려우므로 노나무를 대신해서 쓴다고 했다.

벌나무라는 이름은 이 나무의 가지에 벌들이 집을 잘 짓기 때문에 붙인 것이다. 한자로는 봉목(蜂木)이라고 쓰며 우리나라의 높고 추운 산 70퍼센트 이상의 골짜기에서 드물게 자란다. 잎은 오동나무잎처럼 넓고, 어린 줄기는 녹색이며 목재는 희고 가볍고 잘 부러진다. 줄기에서는 시원한 향이 난다. 잔가지나 줄기를 잘게 썰어 하루 40그램씩 달여 마시면 여러 간 질환과 신장 질병에 좋은 효과가 있다.

벌나무가 각종 간 질환을 완치시킬 수 있는 만병통치약이라는 소문 때문에 벌나무를 찾는 사람들이 많다. 그러나 한 번 먹어서 모든 병이 낫는 만병

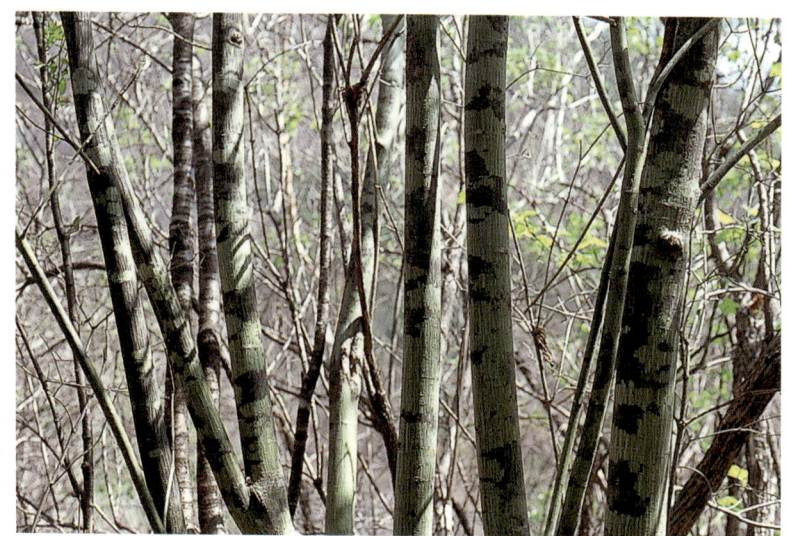
벌나무는 온갖 간 질환에 뛰어난 효과가 있는 것으로 알려져 있으나 극히 드물게 자란다

 통치약이라든가 먹으면 신선이 된다는 약은 환상이지 실제로 존재하는 약은 아니다. 나는 토종 약초의 신비로운 효능을 믿고 그 신비로움을 찾아 헤매는 사람이지만 만병통치약은 믿지 않는다. 여기 벌나무를 세상에 알리는 것은 벌나무가 간 질환을 치료할 수 있는 약효를 가지고 있지만 결코 만병통치약은 아니라는 것을 알리기 위해서다.

약초 관찰 코스

홍천 시외버스 터미널에서 창촌리행 버스가 07:10부터 18:40까지 한 시간 간격으로 운행된다. 요금은 5,400원이고 한 시간 정도 소요된다. 창촌리에서 광원리를 지나 을수골로 들어가서 골짜기를 따라 산에 오르며 약초를 관찰할 수 있다. 또 다른 코스는 창촌리에서 대한동 계곡을 지나 수청동으로 가는 것이다. 수청동 골짜기에서 약초를 관찰할 수 있다.

문의 : 홍천 시외버스 터미널
   (033-432-3699)

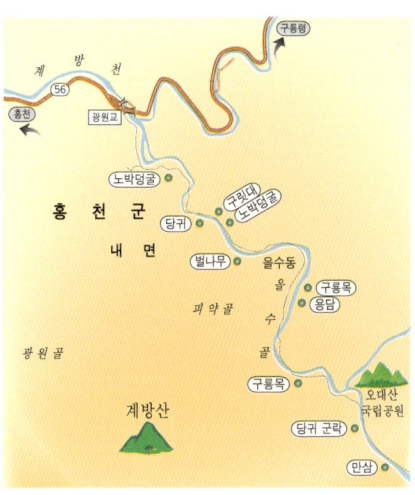

비취 같은 하늘과 흰 바위 절벽의 조화
인제 한석산

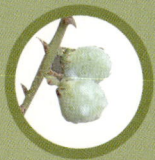

| 가시오갈피 | 황경나무 | 참마 | 붉나무 |

한석산(해발 1,119미터)

위치 : 강원도 인제군 인제읍 덕적리

과거에 군부대 훈련장과 포사격장으로 사용되었던 한석산은 일반 등산객과 지역 주민들의 구미를 당기는 산은 아니다. 6·25와 군부대가 훈련장으로 산을 이용했던 이력 때문인지 '돌이 많다'는 이름과는 달리 돌을 별로 찾아볼 수 없다고 한다. 정상 부근에 한석산 위령비가 세워져 있다.

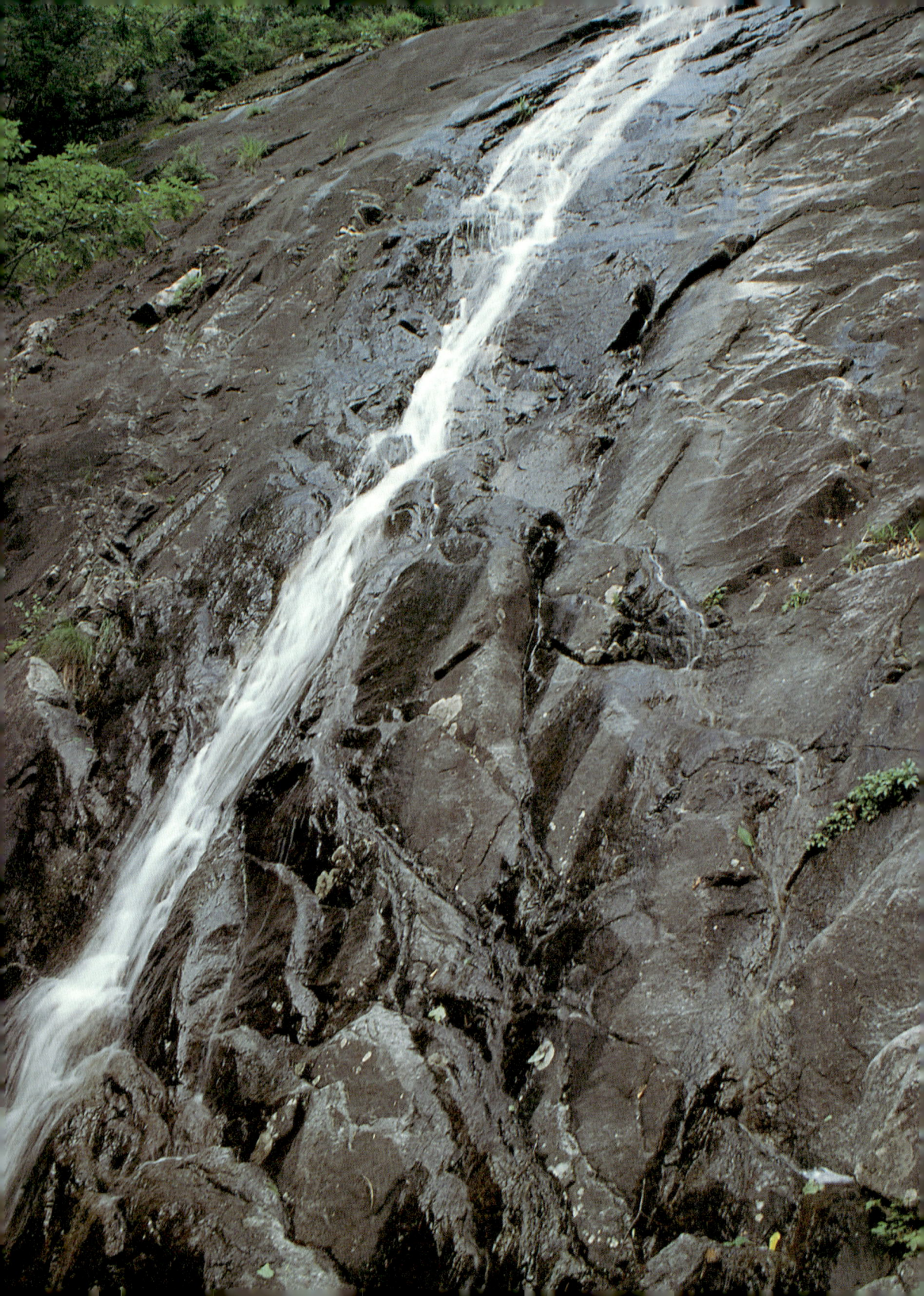

가을 들꽃들이 하냥 맑다. 한석산 오르는 길은 온통 꽃과 함께 가는 길이다. 자연에서 가장 행복한 시간은 꽃들과 함께 있을 때가 아닐까. 꽃이 없다면 우리는 평화로움과 순결함, 아름다움과 감미로움, 아늑함 같은 것을 얼마나 모르고 지낼 것인가. 하루 온종일을 길가의 외로운 들꽃 한 송이와 지내더라도 심심하지 않으리라.

가을 하늘이 비취처럼 푸르다. 그 아래로 하늘빛보다 더 맑은 물이 햇살에 어른거린다. 물에 취하여 물을 보며 산을 오른다. 눈도 귀도 혼도 온통 물에 빼앗긴 채 물이 되어 물의 마음으로. 물은 바다로 내려가지만 나는 거슬러 산꼭대기로 올라간다. 물을 거슬러 오르며 최고의 선(善)은 물과 같다는 노자(老子)의 말을 떠올린다. 물은 만물을 이롭게 하지만 그 공을 다투지 않으며 사람들이 제일 싫어하는 낮은 곳에 처한다고 하지 않았던가. 물의 덕과 겸손을 배우고 싶다.

한석산은 우리나라에서 제일 깨끗하고 아름다운 냇물의 하나인 내린천 옆에 우뚝 솟은 바위산이다. 산의 서쪽 비탈은 흰 빛깔의 기암 절벽이 죽순처럼 치솟아 있으며 골짜기에는 폭포가 많아 절경을 이루고 있지만, 인근에 있는 설악산의 명성에 가려 찾는 사람이 거의 없다. 반대로 동쪽 사면은 경사가 완만하여 오르기 쉽고 정상 가까이에 넓은 고랭지 채소밭이 펼쳐져 있다.

가리산리 회전동 골짜기로 산을 오르며 약초를 관찰하고 채취했다. 경사가 완만하여 오르기가 수월했다. 우리나라의 여느 산이 다 그렇듯이 좋은 약초들이 지천으로 널려 있었다. 풀 한 포기 나무 한 그루마다 약초가 아닌 것이 없지만 특히 가리산에는 가시오갈피, 진범, 황경나무, 당귀, 참마, 쥐다래, 용담 등 사람들이 귀히 여기는 것들이 많았다.

산삼을 쏙 빼닮은 가시오갈피

　가시오갈피는 해발 900~1,200미터쯤의 높고 추운 곳에서만 드물게 자라는 희귀한 식물이다. 오갈피나무는 그 생김새와 생태가 산삼을 쏙 빼닮았다. 잎 모양은 구별할 수 없을 만큼 닮았고 깊은 산속 그늘지고 부숙질이 많은 흙에서 자라는 것도 같다. 다만 산삼은 풀 종류이고 오갈피는 나무 종류라는 점이 다를 뿐이다.

　우리나라에 자라고 있는 오갈피에는 섬오갈피, 지리산오갈피, 중부오갈피, 차색오갈피, 당오갈피, 가시오갈피, 왕가시오갈피, 민가시오갈피 등이 있는데, 모두 민간이나 한방에서 중풍이나 허약 체질을 개선하는 약으로 썼다. 특히 오갈피 뿌리 껍질이나 줄기 껍질로 만든 오갈피술은 경상남도 지방의 토속주로 요통, 손발 저림, 반신불수 등에 효과가 높은 것으로 이름나 있다.

　여러 오갈피 종류 가운데서 약효가 가장 좋은 것으로 알려진 건 가시오갈피다. 가시오갈피는 구 소련의 학자들이 기적의 약효를 지닌 천연 약물로 발표한 이래 세계적인 주목을 받았다. 구 소련 학자들의 발표를 보면 가시오갈피의 효능은 실로 놀랍다. 가시오갈피의 뿌리에서 추출한 물질은 방사능을 비롯한 갖가지 화학 물질의 독을 풀어 주고, 혈액 속의 콜레스테롤과 혈당치를 낮추며 신경 장애를 치료해 준다. 또한 지구력과 집중력을 키워 주고 뇌의 피로를 풀어 주며, 눈과 귀를 밝게 하고 성기능과 모든 신체의 기능에 활력을 주고 온갖 질병을 예방하는 등 거의 만병통치의 효력이 있다고 한다.

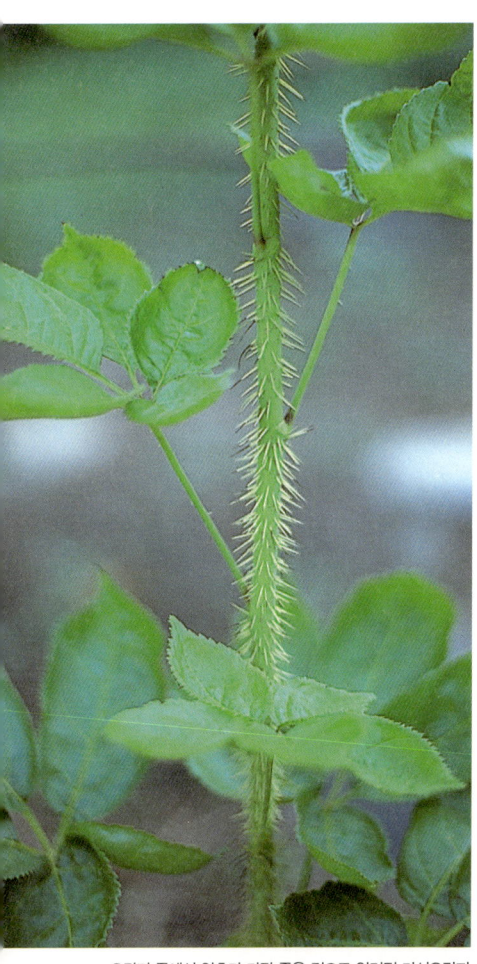

오갈피 중에서 약효가 가장 좋은 것으로 알려진 가시오갈피

알코올·마약 중독을 풀어 주는 효과도 뛰어났으며, 혹한이나 혹서에도 잘 견디는 강인한 체질을 만들어 주었고, 고혈압이나 저혈압 환자가 다 같이 정상으로 되었으며, 신경 쇠약이나 우울증, 불면증 환자들은 안정을 되찾았다.

가리산 아래 해발 600미터가 넘는 고지대에서 혼자서 13년 동안 가시오갈피를 재배하며 사는 김재기 선생은 가시오갈피가 당뇨병, 고혈압, 허약 체질 등에 좋은 효과가 있다고 했다. 가시오갈피를 늘 먹으면 고된 일을 해도 별로 힘든 줄을 모르고 술을 많이 마셔도 숙취가 없으며 추위나 더위도 별로 타지 않게 되더라고 했다.

옛말에 한 포기의 오갈피를 다섯 수레의 황금과도 바꾸지 않는다고 했다. 가시오갈피만이 아닌 모든 종류의 오갈피나무가 산삼에 버금가는 효력을 지니고 있으며, 러시아에서 난 것보다는 우리 땅에서 자란 오갈피가 약효가 더 나을 것임에 틀림없다.

염증 치료의 신약 황경나무

정상 가까운 곳에 황경나무가 꽤 여러 그루 자란다. 황경나무는 잎보다는 줄기를 꺾거나 껍질을 벗겨 보아야 쉽게 구분할 수 있다. 껍질을 벗겨 보면 속껍질이 황금빛이 나고 맛이 몹시 쓰다. 남쪽 섬 지방에 자라는 황칠나무는 수액이 금빛이 나지만 황경나무는 속껍질이 찬란한 황금빛이 난다.

황경나무 껍질은 대장균이나 티푸스균, 콜레라균, 포도알균 같은 온갖 균을 죽이는 작용과 염증을 없애는 작용이 뛰어나서 만성 대장염이나 위염, 위궤양을 치료하는 약으로 널리 쓰인다. 또 쓴맛 성분이 위액을 잘 나오게 하고 밥맛을 좋게 하여 위장을 튼튼하게 하고 위염, 위궤양을 낫게 한다. 담즙을 잘 나오게 하며 간에 쌓인 독을 풀고 간의 열을 내리는 작용을 해서 만성 간염, 담석증, 담낭염 치료약으로도 사용된다. 신경성 대장염이나 장궤

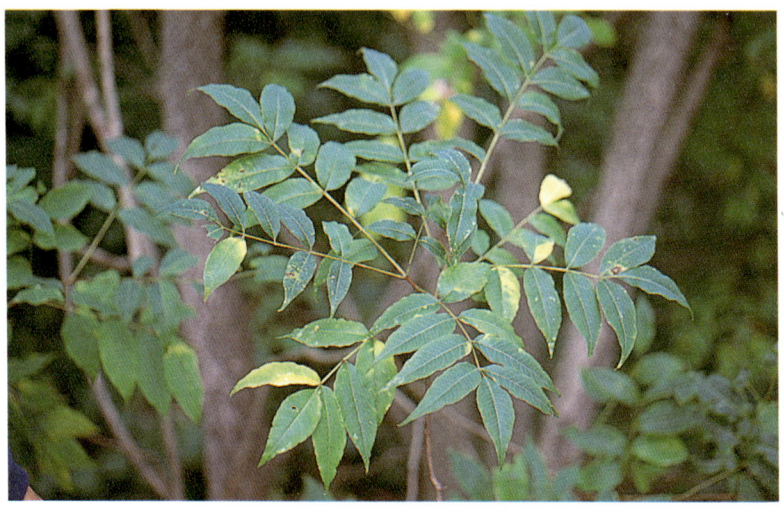

황경나무는 잎보다는 줄기를 꺾거나 껍질을 벗겨 보아야 쉽게 구분할 수 있다

양, 만성 장염으로 설사를 하고 대변에 피가 섞여 나올 때 껍질을 가루 내어 알약을 만들어 먹으면 효과가 좋다. 혈당을 낮추는 작용이 있어서 열매를 하루에 두세 개씩 먹으면 당뇨병에 효험이 있다.

껍질에 들어 있는 베르베린 성분은 살균 작용이 강해서, 옛부터 껍질을 달인 물은 물푸레나무 껍질과 함께 눈병을 치료하는 약으로 널리 써왔다. 결막염이나 트라코마, 눈이 침침하고 어두울 때 황경나무 껍질을 물에 달여 노랗게 우러난 물을 안약처럼 눈에 넣으면 눈을 맑게 하는 효과가 있다. 이 밖에 황경나무 껍질은 외용약으로 화상이나 상처, 염증을 치료하는 데에도 쓰이고 여러 피부병에도 널리 이용된다.

황경나무 껍질로 질병을 치료하는 방법

① 감기
말린 황백을 곱게 가루 내어 한 번에 3~4그램씩 하루 세 번 식후 15분 뒤에 따뜻한 물과 함께 먹는다. 3일 안에 열이 내리고 두통, 관절통, 춥고 떨리는 증상들이 모두 없어진다.

② 급성 기관지염
금은화와 황백을 곱게 가루 내어 같은 양으로 섞어서 한 번에 3~4그램씩 하루 세 번 밥 먹는 중간에 먹는다. 일주일 정도 지나면 기침과 가래가 없어지기 시작하고 한 달쯤 지나면 거의 모든 증상이 사라진다.

③ 설사
황백 500그램, 금은화 300그램, 오이풀 뿌리 30그램, 할미꽃 뿌리 30그램, 물푸레나무 껍질 120그램을 부드럽게 가루 내어 고루 섞고 물엿으로 반죽하여 한 알이 0.3그램이 되게 알약으로 만든다. 이것을 한 번에 3그램씩 하루 세 번 식후 두 시간 뒤에 따뜻한 물과 함께 20~40일 동안 먹는다. 급·만성 대장염, 설사, 세균성 이질 등에 좋은 효험이 있다. 2~3일 복용하면 설사와 복통이 멎고 30일쯤 복용하면 만성적인 환자도 효험을 본다. 90퍼센트 이상이 효과를 본다.

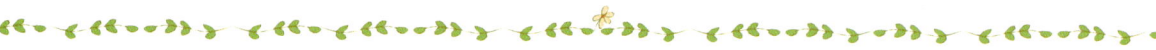

④ 급·만성 장염

황백 4그램, 황금·황련 각 3그램을 가루 내어 꿀과 반죽한 뒤 30알이 되게 알약으로 빚는다. 이것을 한 번에 열 알씩 하루 세 번 밥 먹는 중간에 먹는다. 10일 동안 먹고 10일 동안 쉬었다가 다시 10일 동안 먹기를 반복한다. 80퍼센트 이상 치유되거나 효과를 본다.

⑤ 만성 장염, 장궤양

할미꽃 2그램, 물푸레나무 껍질·황백·감초·창출 각 1그램을 함께 가루 내어 전분이나 물엿, 꿀에 개어 알약으로 만든 후 하루 세 번 밥 먹기 한 시간 전에 일곱 알씩 먹는다. 90퍼센트 이상 효험이 있다.

⑥ 설사, 장염

할미꽃 뿌리 5그램, 귤껍질·황련·황백 각 6그램, 목향·백작약·질경이 씨·가죽나무 뿌리 껍질 각 4그램, 감초 2그램을 물로 달여 하루 세 번 나누어 먹는다. 윗배가 답답하고 거품 섞인 설사를 하면 창포와 박하 각 3그램을, 대변에 피가 많이 섞여 나오거나 대변에서 나쁜 냄새가 심하게 날 때에는 가죽나무 뿌리 껍질을 빼고 오이풀·곽향·산사 각 4그램을, 대변에 기름기가 많고 소화가 잘 안 되었을 때에는 백작약의 양을 6그램으로 늘리고 산사 4그램을 더 넣는다. 무더운 여름철의 급성 대장염에는 곽향과 향유를 각 4그램씩 더 넣는다. 열이 있고 점액성 대변을 보면서 뒤가 묵직한 급성 대장염에 효과가 빠르고, 거품 섞인 변을 보면서 위나 장 안에 가스가 차고 소변 양이 줄어드는 급성 소장결장염은 일주일쯤 걸린다.

⑦ 설사, 혈변

• 황백 4그램, 황금·황련 각 3그램을 가루 내어 꿀과 반죽하여 30알이 되게 알약을 만든 뒤 한 번에 열 알씩 하루 세 번 밥 먹는 중간에 먹는다. 10일 동안 먹고 10일 동안 쉬었다가 다시 10일 동안 먹기를 반복한다.

• 할미꽃 뿌리·황백, 물에 이틀 동안 담가 쓴맛을 없앤 도토리를 각각 같은 양으로 가루 내어 섞어서 한 번에 어른은 10그램, 2~6세 어린이는 3그램, 초등학교 어린이는 5~6그램씩 하루 세 번 먹는다. 4~5일이 지나면 설사가 멎고 혈변과 곱이 없어진다.

• 황백과 고삼을 같은 양으로 가루 내어 섞어서 한 번에 4~8그램씩 하루 세 번 식전에 따뜻한 물과 함께 먹는다. 7일 동안 먹고 5일 동안 쉬었다가 다시 복용한다. 대변에 이상이 있는 경우 6일이면 거의 전부 낫는다.

⑧ 만성 대장염

• 할미꽃 뿌리·황백·도토리 각 3그램을 가루 내어 한 번에 8그램씩 하루 세 번 밥 먹기 30분 전에 먹는다. 할미꽃 뿌리와 황백은 대장의 습열을 없애고 도토리는 장과 위를 튼튼하게 한다. 거의 모든 환자한테 효과가 있다.

• 작약·황백·도토리 각 3그램을 가루 내어 알약을 만들어 한 번에 8그램씩 하루 세 번 밥 먹는 중간에 먹는다.

• 할미꽃 뿌리 20그램, 물푸레나무 껍질·황련·황백·금은화 각 10그램을 가루 내어 한 알이 0.4그램 되게 알약을 만든다. 이 약을 한 번에 6~7알씩 하루 세 번 밥 먹기 30분 전에 먹는다. 7일 동안 복용하고 5~7일 동안 쉬었다가 다시 먹는다.

• 황백 1.2그램, 금은화 0.75그램, 질경이 씨 0.9그램, 율무 0.15그램, 삼지구엽초·창출 각 0.45그램을 하루 양으로 하여 모두 가루 내어 한 번에 1.5그램씩 하루 세 번 밥 먹고 30분 뒤에 먹는다. 30~50일 동안 먹는다. 20일 뒤부터 증상이 호전되기 시작하여 30일 뒤에는 거의 모든 증상이 사라진다. 치료율은 95퍼센트 이상이다.

⑨ 부종

개오동나무 열매 15그램, 황백 4그램, 백반 2그램을 한 첩으로 하여 하루 두 첩을 달여서 200밀리리터가 되게 한 후 한 번에 60밀리리터씩 하루 세 번 밥 먹기 30분 전에 먹는다. 30일 동안 먹는다. 배뇨 장애, 식욕 부진, 손발의 부종이 잘 없어진다.

⑩ 요통

골절되지 않은 외부의 상처로 인한 요통에 쓴다. 고삼과 황백 날것을 3:1 비율로 하여 3~5퍼센트 초산을 알맞게 섞는다. 고삼과 황백을 채취하여 코르크층과 흙을 없애고 1~2센티미터 길이로 자른 다음 쇠절구에 넣어 부드럽게 찧는다. 여기에 식초를 흘러내리지 않을 정도로 넣고 고루 적신 다음 아픈 부위에 1.5~2센티미터 두께로 붙이고 비닐로 덮은 다음 붕대나 천으로 고정한다. 그리고 환자는 따뜻한 온돌 같은 데서 6~8시간 누워 있도록 한다. 하루 두세 번씩 3~5일 동안 실시한다. 겨울철이나, 신선한 고삼과 황백을 구하기 어려울 경우엔 말린 것을 쓴다. 용량을 5분의 1로 하고 물을 뿌려서 축축하게 되었을 때 짓찧어서 같은 방법으로 하면 된다. 대개 1~5일이면 낫는다. 허리가 아파서 3~4일 동안 대변을 받아 내던 환자도 나았으며 요통이 재발한 사람도 잘 나았다.

⑪ 트리코모나스 질염

향나무 800그램, 황백 200그램에 물 4리터를 붓고 반이 될 때까지 달인 후, 찌꺼기를 짜서 버리고 다시 졸여 액제를 만든다. 이 약을 달인 물로 질강을 씻고 쑥잎을 태워 연기를 쏘인 다음, 솜에 약물 달인 물을 적셔서 질강 안에 넣었다가 54시간 뒤에 빼낸다.

※ 쑥잎 연기 쏘이는 법—소독한 고무관을 질강 안에 넣고 원통 뜸치료기에 뜸쑥 2~3그램을 넣어 불을 붙인다. 그리고 원통 치료기 끝에 고무관을 연결시켜 연기가 나오게 하고 다른 한쪽 끝에는 고무공이 달린 고무관을 연결하여 뜸쑥이 잘 타도록 바람을 넣는다. 연기가 나오는 쪽 고무관을 질강 안에 넣고 고무공을 눌러 바람을 넣으면 5~10분 만에 쑥이 타면서 연기가 질강 안으로 들어간다. 이런 방법으로 하루 3~20번 치료한다. 트리코모나스 질염으로 인한 모든 증상이 10일 안에 완전히 없어진다.

⑫ 화농성 피부염

- 유황 가루 50그램, 황백 60그램, 고삼 가루 30그램, 송진 10그램을 가루 내어 해바라기 기름으로 고루 개어 아픈 부위에 바른다. 이틀에 한 번씩 갈아 붙인다.
- 대황 가루 100그램, 오이풀 가루, 황백 가루 각 50그램을 바셀린으로 개어 고약을 만든 후 아픈 부위에 3~5밀리미터 두께로 바른 다음 천을 대거나 붕대로 감는다. 2~3일에 한 번씩 갈아 붙인다. 분비물이 많은 곳에는 대황 가루를 약간 뿌린 다음 고약을 붙인다. 각종 피부염과 피부 화농증에 쓴다. 가려움증, 진물, 통증, 고름, 출혈, 부종 등은 5일 안에 낫는다.

⑬ 습진

- 쑥잎, 황백, 오이풀 뿌리를 가루 내어 3 : 2 : 1의 비율로 고루 섞어서 약으로 쓴다. 습진이 생긴 부위의 딱지를 떼어 내고 진물을 솜으로 닦아 낸 다음 약가루를 2밀리미터 두께로 바르고 천을 덮고 반창고 같은 것으로 고정한다. 5일 동안은 매일, 6~11일 사이에는 하루 걸러서 갈아 붙인다. 11일 뒤에는 약가루에 바셀린을 섞어서 바르도록 한다. 가려움증은 11일 이내에 없어지고 물집은 19일 이내에 사라진다.
- 부처손, 밤나무꽃, 황백, 소태나무, 들깨 각 100그램을 가루 내어 바셀린에 섞어서 약한 불에 두 시간 동안 끓인 다음 거른다. 여과지에 가제를 적셔 하루 한 번 아픈 부위에 바른다. 20일 동안 치료한다. 1~2일 안에 나아지기 시작하여 10일 뒤면 뚜렷하게 호전된다. 10세 이하의 어린이한테 가장 효과가 빠르고 머리, 얼굴, 음부 습진이 특히 잘 낫는다. 거의 100퍼센트 효험이 있다.

⑭ 유선염

황백 가루 10그램을 96퍼센트 알코올 100밀리리터에 넣고 실내 온도에서 하루 동안 두었다가 거른다. 여과한 액체에 정제한 송진 가루 30그램을 넣고 다시 하루 동안 놓아 두었다가 충분히 풀린 다음 고무 마개가 있는 병에 넣어두고 쓴다. 먼저 염증이 생긴 유방에 약을 두세 번 문질러 바른 다음 기름 종이에 약을 발라 아픈 부위에 붙인다. 약은 접착성이 강해 잘 붙어 있으며 반창고나 붕대로 고정할 필요가 없다. 이 약은 소염 작용과 살균 작용이 강해 염증이 시작된 지 4~5일 지나지 않은 초기 환자는 3~4일이면 모든 증상이 없어지면서 낫는다. 항생제를 쓰면서 일주일 이상 병을 오래 끌어 온 사람은 7~10일 치료해야 낫는다. 이미 때가 늦어 곪는 단계에 들어선 유선염에도 효과가 좋다. 얕게 곪았으며 터졌거나 찢어진 상처에도 약을 붙이면 고름이 잘 빠져나오고 빨리 아문다. 치료 시기를 놓친 환자한테 특히 효과가 좋다. 이 밖에 갖가지 염증, 종기, 옹종, 수술 후유증이나 다친 상처, 모기나 벌레한테 물린 데 등에도 효과가 있다.

이사 다니는 식물 참마

　산약(山藥)이라고도 부르는 참마는 여러해살이 덩굴 식물로, 산이나 들에서 흔히 보면서도 사람들이 그 약효를 모르고 있는 약초다.

　참마는 그 생태가 기이하다. 참마는 해마다 한 번씩 이사를 다니는 식물로, 이것은 야생 참마를 캐러 다니면서 그 생태를 세심하게 관찰한 사람만이 알 수 있는 자연계의 한 비밀이다. 참마는 5월 초 싹이 나면서부터 밑에 있는 뿌리가 물렁해지고 쭈그러들기 시작한다. 뿌리에 저장했던 영양 물질을 줄기로 올려 보내기 때문이다. 그렇게 영양 물질을 차츰 위로 올려 보내서 꽃필 무렵인 8월쯤 되면 뿌리에 있던 영양 물질이 모두 줄기로 올라가 뿌리는 마치 바람 빠진 풍선처럼 겉껍데기만 남는다. 그래서 한 여름철에 참마 뿌리를 캐어 보면 굵은 뿌리가 있어야 할 자리에 구멍만 뻥 뚫려 있다.

　뿌리에 있던 영양분을 줄기로 다 끌어올린 참마는 본래 있던 뿌리 옆에 새로운 뿌리를 만든다. 그러고는 줄기에 있던 영양분을 내려 보내는 것이다. 그리하여 가을철 잎이 누렇게 마를 때쯤에는 새로운 뿌리로 영양분을 고스란히 옮겨놓는다. 이때 뿌리를 캐보면 썩어 가는 빈 껍질만 남은 묵은 뿌리와 살이 통통하게 찐 새 뿌리가 한 줄기에 붙어 있는 것을 확인할 수 있다. 그리고 그 주변을 넓게 파보아서 빈 구멍이 어느 방향으로 몇 개가 있는지를 세어 보면, 몇 해 동안에 어느 방향으로 얼마만큼이나 이동해 왔는지도 알 수 있다. 참마가 이처럼 해마다 이사를 다니는 것은 참마가 땅의 거름기를 흡수하면서 사는 것이 아니라 땅의 기운을 흡수하여 자라는 식물이기 때문이다. 그러나 밭에서 재배하는 마는 이사를 다니지 않는다.

더 재미있는 것은 참마의 수명이 거의 무한정이라는 점이다. 풀 중에 수백 년을 살 수 있는 것에는 산삼이나 왕삼, 잔대, 지치, 더덕 같은 것들이 있다. 그러나 참마는 수백 년이 아니라 수천 년을 살 수 있는 식물인지도 모른다. 참마를 잘 관찰해 보면 뿌리가 웬만큼 굵어진 뒤로는 더 자라지 않는다는 것을 알 수 있다. 더 자라지는 않으면서 해마다 옮겨 다니기만 하는 것이다. 그렇게 수백 년 동안 이사를 다니다 보면 이쪽 골짜기에서 저쪽 골짜기까지 옮겨 갈 수도 있지 않을까.

참마는 산의 뱀장어라고 할 수 있을 만큼 뛰어난 자양 강장 효과를 지닌 약초다. 소화 불량이나 위장 장애, 당뇨병, 기침, 폐질환 등에 두드러진 효과가 있다. 특히 신장을 튼튼하게 하는 효력이 뛰어나 원기가 쇠약한 사람이 오래 먹으면 좋다. 영양이 풍부하여 특히 녹말과 당분, 비타민, 사포닌 같은 것이 많이 들어 있다. 참마에는 디아스타제라는 소화 효소가 들어 있어서 음식을 4~5배 빨리 소화되게 할 뿐만 아니라 소화 불량이나 위장병을 낫게도 한다. 장 속에 있는 유익한 세균의 활동을 왕성하게 하여 만성 장염을 치료하는 효과도 있고, 가래를 없애고 염증을 삭히며 머리를 맑게 하는 효과도 있다.

몇 해 전에 경주에서 만난 주종무

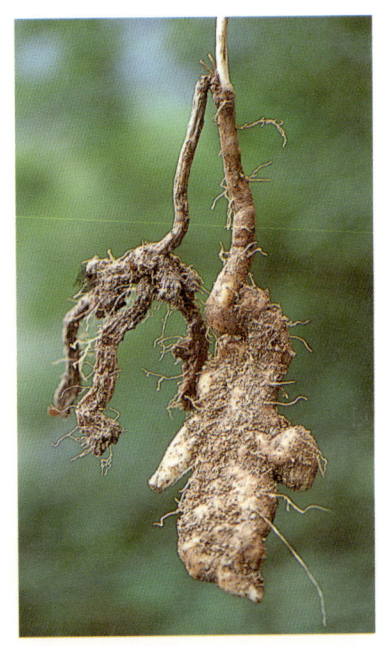

참마는 땅의 기운을 흡수하여 자라기 때문에 해마다 이사를 다닌다

라는 사람은 건축 공사장에서 막노동을 하여 생계를 유지하는 사람이었는데, 힘이 엄청나게 세어서 보통 사람보다 서너 곱절의 일을 하기 때문에 급료도 몇 배를 더 받는다고 했다. 젊어서 씨름판에 나가 우승하여 상으로 받은 황소만 해도 열댓 마리는 넘는다고 했다. 그와 함께 밤을 새우며 이야기를 나누다가 엄청난 힘을 얻는 비결이 무엇이냐고 물었더니, 그는 한참 머뭇거리다가 해마다 가을철이면 산에 올라가서 한 달쯤 천막을 쳐놓고 살면서 밥 대신 참마를 캐서 날로 우둑우둑 씹어먹는 것이라고 했다. 어려서 몸이 몹시 약했는데 나이 많은 노인 한 분이 산에 가서 참마를 캐서 먹으면 몸이 튼튼해지고 힘이 세어질 것이라고 해서 시키는 대로 했더니 몇 년 지나지 않아 자신도 모르게 튼튼해지고 놀랄 만한 괴력을 지니게 되었다고 했다.

야생 참마를 쪄서 잘 말리면 흑갈색으로 굳어 단단하고 투명하기가 마치 유리알 같고 아린 맛이 난다. 그러나 재배한 참마는 아린 맛이 없고 쉽게 잘 부서진다. 재배한 참마는 약효가 고구마보다도 별로 더 나을 것이 없다.

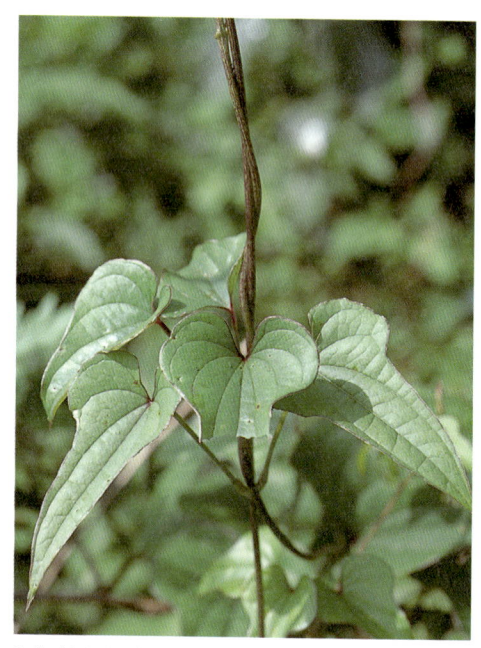

참마는 '산의 뱀장어'라고 불릴 만큼 뛰어난 자양 강장 효과를 지닌다

소금이 열리는 붉나무

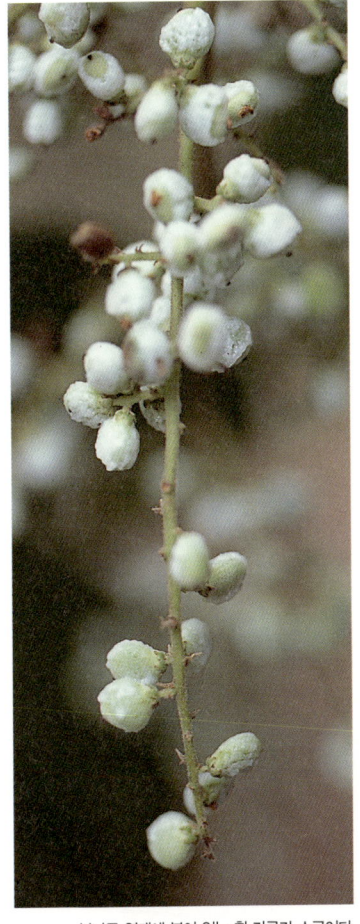

붉나무 열매에 붙어 있는 흰 가루가 소금이다

뿔나무라고 불리기도 하는 붉나무는 열매에 소금이 열리는 이상한 나무다. 가을철에 익는 수수 알만한 열매에 하얀 가루 같은 것이 붙어 있는데 맛을 보면 소금처럼 짠맛이 나면서 시다. 그래서 우리 선조들은 산속에서 살 때 소금이 떨어지면 붉나무 열매에 붙은 가루를 모아서 소금 대신 썼다. 붉나무 열매에 붙어 있는 소금은 소금의 독성이 완전히 제거된 가장 이상적인 소금이다. 두부를 만들 때 이 소금을 물에 풀어서 간수 대신 사용하면 두부 맛이 천하일품이다. 세상에서 제일 맛있는 두부를 만들려면 붉나무 가루로 두부를 만들어야 한다. 붉나무는 잎이나 줄기, 껍질을 진하게 달여도 짠맛이 난다. 붉나무 꽃에는 꿀이 많아 밀원 식물로도 중요하다. 붉나무 꿀은 빛깔이 맑으며 맛과 향기가 좋고 약효가 높다 하여 보통 꿀보다 갑절이나 비싼 값을 받는다.

붉나무의 잎 모양이 옻나무를 닮았고 잎을 꺾으면 흰 진이 나온다. 붉나무 잎이나 껍질에서 나오는 흰 진은 화상이나 피부병, 곪은 상처를 치료하는 데 효과가 좋다. 특히 화상에 붉나무 진을 바르면 흉터를 남기지 않고 낫는다.

붉나무 껍질과 잎은 급성이나 만성 장염에 특효약이라 할 만하다. 잎을 잘게 썰어서 물엿처럼 될 때까지 진하게 달여 먹으면 신기하게 잘 낫는다. 설사가 나거나 곱똥을 누거나 대변에 피가 섞여 나오는 증상, 배에 가스가 차고 속이 더부룩하며 가끔 아랫배가 아픈 증상 등에도 효험이 크다. 흔히 만성 대장염은 병원에서도 못 고치는 병이라고 하지만, 잘 알고 보면 흔하디 흔한 나뭇잎 같은 것으로 얼마든지 고칠 수 있는 병이다. 아직 과학은 자연에 대해 모르는 것이 너무 많다.

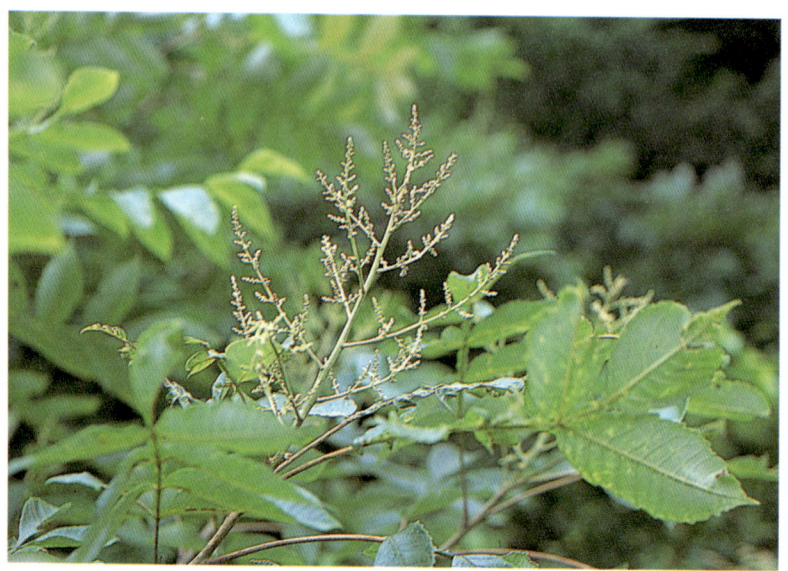

붉나무 꽃에서 나오는 꿀은 약효가 높아 보통 꿀보다 갑절이 비싸다

약초 관찰 코스

인제 시외버스 터미널에서 귀둔행 버스가 여섯 차례 운행된다. 시간은 06:50분부터 09:00, 11:00, 13:30, 15:10, 18:10이다. 요금은 2,600원이며 시간은 40분 정도 소요된다. 귀둔-인제행 버스는 기점인 현리를 기준으로 07:10, 9:00, 11:00, 13:30, 16:30, 18:30이다(현리에서 귀둔까지 20분 정도가 소요되며, 13:30분 버스는 30분 정도가 소요된다).

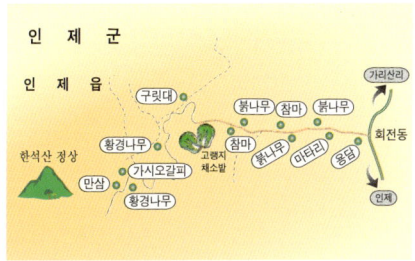

귀둔과 상답은 좀 떨어져 있지만 충분히 걸어갈 만한 거리다. 귀둔에서 상답을 지나 회전동으로 간다. 회전동 골짜기와 한석산 기슭에 있는 고랭지 채소밭 주변에서 약초를 관찰할 수 있다.

문의 : 인제 시외버스 터미널(033-463-2231)
　　　시외버스 현리 영업소(033-461-5364)

무 릉 도 원 이 부 럽 지 않 은

고성 도원 계곡

| 노박덩굴 | 두메부추 | 찔레나무 | 산국화 |

도원 계곡

위치 : 강원도 고성군 토성면 도원 1리

국도변에서 6킬로미터 떨어진 곳으로, 산속에서 내려오는 오염되지 않은 맑은 물이 관광객을 사로잡으며 주위에 넓은 저수지가 있어 낚시터로도 유명하다. 원래 마을에 복숭아 나무가 많고 바위 벼랑 밑으로 냇물이 흐른다고 해서 마을 이름을 《삼국지》에 나오는 무릉도원이라고 정했었는데, 관에서 지명을 줄이라고 해서 도원리(桃源里)라고 부르게 되었다고 한다.

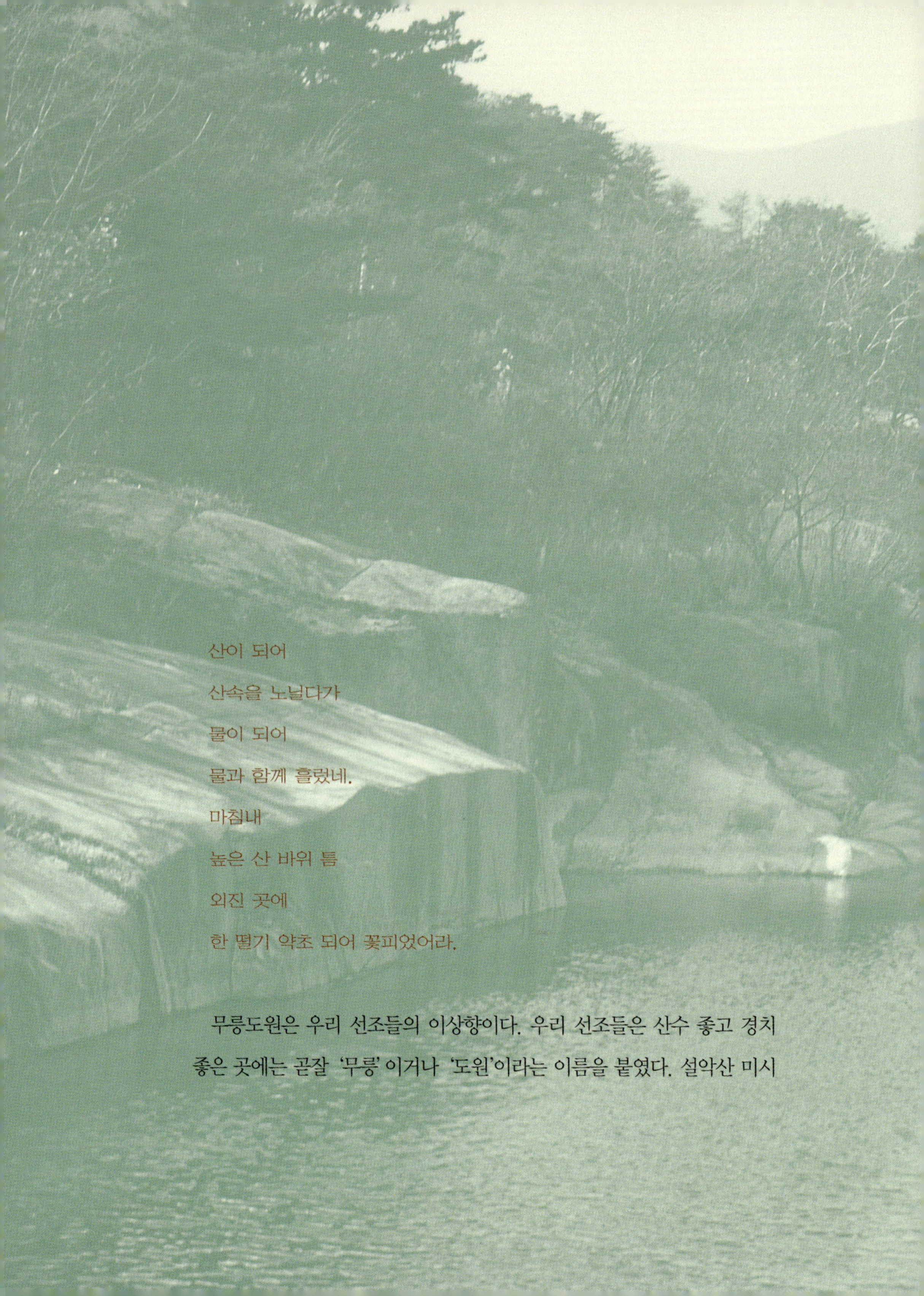

산이 되어
산속을 노닐다가
물이 되어
물과 함께 흘렀네.
마침내
높은 산 바위 틈
외진 곳에
한 떨기 약초 되어 꽃피었어라.

무릉도원은 우리 선조들의 이상향이다. 우리 선조들은 산수 좋고 경치 좋은 곳에는 곧잘 '무릉'이거나 '도원'이라는 이름을 붙였다. 설악산 미시

령 북쪽 신선봉에서 북동쪽으로 뻗어 내린 골짜기, 곧 고성군 토성면 도원리는 진짜 무릉도원이 부럽지 않을 만큼 산수가 빼어나게 아름다운 곳이다. 특히 문암 저수지 위로 20리쯤 길게 뻗은 도원천 계곡은 곳곳에 펼쳐져 있는 희디흰 너래 바위와 넓은 소들과 어울려 계곡미의 한 극치를 보는 듯하다. 다만 몇 해 전의 큰 산불로 골짜기 한쪽의 나무들이 다 새까맣게 타버린 것이 못내 안타깝다.

　도원 계곡을 따라 오르며 약초를 관찰했다. 노박덩굴, 호장, 잔대, 도라지, 바디나물, 찔레나무, 강활, 두메부추, 인동덩굴, 인진쑥, 구룡목, 붉나무, 생강나무, 황벽나무, 갈대, 물푸레나무 같은 것들이 눈에 띄었다. 군데군데 산국화가 무리 지어 자라고 있었으나 꽃은 거의 져버렸고, 푸른 잎을 달고 있는 식물은 몇 개 남지 않았다.

생리통과 관절염의 특효약 노박덩굴

개울가 바위 옆에 빨갛게 익은 노박덩굴 열매가 철조망처럼 엉클어진 줄기에 앙증맞게 달렸다. 늦가을 햇살에 그 빛깔이 단풍보다 더 곱다. 아마 이 열매들은 내년 봄 새순이 나올 때까지 겨우내 덩굴에 붙어 있으면서 뭇 산새들한테 맛있는 먹이가 될 것이다.

노박덩굴을 한자로는 남사등(南蛇藤)이라고 쓰며, 금홍수(金紅樹), 지남사(地南蛇), 백룡(白龍), 과산룡(過山龍) 등으로도 부른다. 화살나무과에 딸린 낙엽 덩굴성 떨기나무로 줄기와 뿌리, 열매, 잎을 모두 약으로 쓴다. 덩굴은 길이 5미터쯤 자라고 잎은 뽕나무 잎처럼 넓으며 꽃은 엷은 황록색으로 5월에 핀다. 열매는 9~10월에 동그랗게 익어 벌어지는데 껍질은 노랗고 알맹이는 진한 빨간색이다. 우리나라 전역의 산골짜기와 산기슭, 돌담 같은 곳에서 흔히 자란다.

노박덩굴 열매는 여성의 생리통 치료에 특효약이라 할 만하다. 10월이나 11월에 잘 익은 노박덩굴 열매를 따서 그늘에서 말린 후 살짝 볶아 부드럽게 가루를 낸다. 그러고는 한 번에 0.4~0.5그램씩 하루 세 번 밥 먹기 30분 전에 따뜻한 물에 타서 먹는다. 생리가 끝난 날부터 다음 생리가 시작될 때까지 먹는다.

그러면 생리 때 가슴 부위의 통증, 요통, 유방이 커지는 것, 월경이 덩어리로 나오는 것, 어지럼증 등이 빨리 없어진다. 20~25일 동안 먹으면 거의 대부분이 좋아지거나 낫는다. 특히 한랭이나 정신적, 정서적인 요인으로 인한 생리통에 효과가 좋다. 우리나라 젊은 여성의 절반 이상이 생리통으로

생리통 치료의 특효약, 노박덩굴 열매

고생하고 있다는 말을 들은 적이 있다. 생리통을 심하게 앓는 사람은 그 통증이 극심하다고 한다. 통증이 아무리 심하다 해도 산야에 널려 있는 노박덩굴 열매 40~50그램이면 충분히 고칠 수 있다.

생리가 없거나 생리가 끊겼을 때에도 노박덩굴 열매를 먹으면 생리가 다시 나온다. 생리가 없을 때에는 노박덩굴 열매 5그램, 당귀 40그램을 물로 달여서 하루 두 번에 나누어 먹는다.

노박덩굴 열매는 맛은 맵고 성질은 따뜻하며 독성이 없다. 생리통, 류머티즘 관절염, 퇴행성 관절염, 머리가 어지럽고 아플 때, 근육과 뼈의 통증, 팔다리가 마비되는 증상, 허리와 다리의 통증, 양기 부족, 이질, 화농성 피부병 등에 좋은 효험이 있다.

노박덩굴 열매에는 기름 성분이 50퍼센트 가량 들어 있는데 이 기름 성분이 마음을 가라앉히고, 혈압을 낮추며, 혈액 순환을 좋게 한다. 이 기름에는 매우 강한 방부 작용이 있어서 식품이나 생선 등을 썩지 않게 보존하는 데에도 쓸 수 있다.

노박덩굴 뿌리는 가을에 캐서 물에 깨끗하게 씻어 그늘에 말린 후 잘게 썰어서 사용한다. 뿌리는 원기둥 모양으로 잔뿌리가 별로 없고 매우 단단하고 질기다. 노박덩굴 뿌리 추출물은 고초균, 황색포도상구균, 대장균을 억제하는 작용을 하며 암세포를 억제하는 효과도 있다. 열매와 마찬가지로 물로 달여 먹으면 류머티즘 관절염, 근육과 뼈의 통증, 타박상, 구토와 복통 등에 효과가 있다. 마음을 안정시키는 효과도 탁월하여 신경 쇠약이나 불면증에도 쓸 수 있고 원인을 알 수 없는 종기나 다발성 종양에도 사용된다.

뿌리나 줄기 20~40그램을 물 1.8리터에 넣고 물이 반으로 줄어들 때까지 달여서 하루 세 번 밥 먹고 나서 먹는다. 아니면 줄기나 뿌리를 잘게 썰어 그물로 된 망태기에 넣어 흐르는 물에 5일 동안 담가 두었다가 건져 내어 햇볕에 말려 가루를 낸 후, 한 번에 5그램씩 하루 세 번 밥 먹고 나서 먹는다. 꾸준히 장기간 복용하면 거의 틀림없이 효과를 본다. 오래 복용하면 고혈압, 저혈압, 동맥경화 등을 예방, 치료하고 중풍에 걸릴 염려가 없다.

노박덩굴은 근육과 뼈를 튼튼하게 하고, 손과 발의 마비를 풀며, 통증을 멎게 하고, 염증을 없애고, 소변을 잘 나오게 하며 몸 안에 있는 독을 풀어 준다. 요통, 불면증, 신경 쇠약, 가슴이 두근거리고 심장이 뛰는 것, 천식, 독사에 물린 상처, 구토, 복통, 치질, 타박상, 종기, 치통, 손발의 마비 등을 치료한다. 그러나 주성분인 알칼로이드 성분에 약간 독성이 있으므로 너무

노박덩굴로 질병을 치료하는 방법

① **류머티즘 관절통, 요통, 근골통**

노박덩굴과 능소화를 각각 같은 양으로 증류주에 10일 동안 담가 두었다가 날마다 잠자기 전에 한 잔씩 마신다. 또는 노박덩굴 20~40그램을 물로 달여 하루 세 번에 나누어 먹거나 노박덩굴 40그램과 돼지 족발 한 개에 물과 술을 반씩 넣고 푹 끓여서 하루 세 번에 나누어 먹는다.

② **암치질, 치루, 탈항**

노박덩굴 20그램, 회화나무 열매 20그램을 돼지 창자와 함께 푹 삶아서 하루 세 번에 나누어 먹는다.

③ **이질, 설사**

노박덩굴 20그램을 물로 달여서 하루 세 번에 나누어 먹는다.

많이 먹으면 설사를 하거나 구토하게 된다.

노박덩굴은 뱀독을 푸는 데에도 효과가 뛰어나고 아편 중독을 푸는 효과도 있다. 독사한테 물렸을 때에는 노박덩굴 잎을 짓찧어 물린 자리에 붙이면 진물이 빠져나오면서 쉽게 아문다. 식초나 증류주로 개어서 붙이거나 석웅황을 약간 넣고 짓찧어 붙이면 더욱 좋다. 잎을 짓찧어 붙이는 한편 잎을 즙을 내어 증류주에 타서 한 잔씩 마시면 효과가 더욱 빠르다. 아편 중독에는 잎을 생즙을 내어 조금씩 먹는다.

협심증에는 두메부추가 명약

두메부추가 바위 틈에서 때늦은 꽃을 피웠다. 이 식물은 대개 늦은 여름이나 초가을에 꽃이 피지만 더러 나뭇잎이 다 져버린 초겨울이 되어서야 꽃이 피는 것도 있다. 우산처럼 줄기 끝에 모여서 핀 보랏빛 꽃이 몹시 청초하다. 잎을 뜯어 먹으면 부추 맛이 나지만 뿌리를 캐보면 마치 작은 파뿌리처럼 생겼다. 높은 산마루나 개울가 바위 틈에서 잘 자란다. 두메부추는 부추나 파, 마늘 대신 양념 재료로도 쓸 수 있다. 국이나 라면 같은 것을 끓일 때 두메부추를 넣으면 맛이 한결 좋아진다.

두메부추는 동맥경화나 심장 질환에 매우 좋은 약이다. 협심증으로 가슴이 쥐어뜯는 것처럼 아플 때 잎과 뿌리를 생즙을 내어 한 잔 마시면 곧 통증이 가라앉는다. 사포닌 성분이 혈압을 낮추고 심장 혈관을 확장시킨다. 오랫동안 먹으면 혈액이 깨끗해지고 고혈압, 동맥경화, 심장병, 당뇨병을 예방한다. 재배하는 부추나 염교도 거의 같은 효능이 있지만 약효가 훨씬 떨어진다.

10년쯤 전에 강원도 태백산 어딘가에 300살 된 도인이 혼자 살고 있었다고 한다. 내가 잘 아는 분이 몇 번 그 도인이 사는 움막에 찾아가서 만났다고 했다. 그 도인은 60대쯤의 건강한 노인으로 보였으며 몸이 날아갈 듯이 가벼웠다. 그래서 도대체 무엇을 먹고 살기에 그럴 수 있냐고 물었더니 도토리와 야생 꿀, 파, 부추를 먹는다고 대

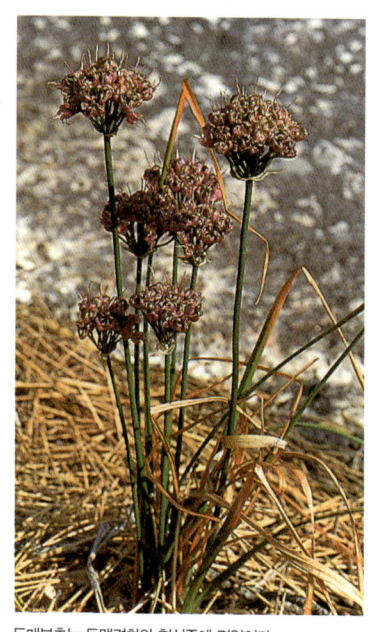

두메부추는 동맥경화와 협심증에 명약이다

답했다고 한다. 움막 앞에 열 평 남짓한 밭이 있었는데 오직 파와 두메부추만 자라고 있을 뿐이었다. 파와 두메부추를 먹으면 몸이 가벼워지고 힘이 나며 위와 장이 튼튼해지고, 겨울에도 추위를 타지 않게 되며 정력이 왕성해진다. 그래서 두메부추는 옛날부터 신선이 먹는 음식으로 전해져 왔다.

두메부추는 이 밖에 위염, 만성 장염, 설사, 폐결핵, 기침, 생리 불순, 냉증, 기관지염, 신경 쇠약, 양기 부족, 간염, 각종 암, 출혈 등에도 쓸 수 있다. 그리고 입맛을 좋게 하고 소화를 잘 되게 하며 위와 장의 염증을 없애준다. 또한 장의 이상 발효를 억제하고 간에 쌓인 독을 풀고, 피나는 것을 멎게 하며 갖가지 균을 죽이는 등의 작용을 한다.

늦가을에 익는 두메부추 씨는 강장제로도 명성이 높다. 기력을 크게 늘리

고 성기능을 강화하며 양기 부족, 유정, 유뇨, 여성의 냉증, 자궁염 등에 효과가 매우 좋다. 하루에 20~30그램을 가루 내어 먹거나 물로 달여서 먹는다.

찔레나무와 찔레나무 뿌리에서 자라는 버섯

개울가에 찔레나무가 무성하다. 초여름이면 장미보다 더 진한 꽃내음이 뭇 벌들을 불러들이고 지나가는 사람들을 취하게 하리라. 찔레 덤불을 뚫고 지나다가 찔레 가시에 찔렸다. 찔린 팔뚝에 찔레 열매 빛깔보다 더 진한 피가 방울져 맺힌다. 장미 가시에 찔려 죽은 시인 릴케가 생각난다. 릴케는 애인한테 줄 장미를 꺾다가 장미 가시에 찔렸는데, 그 상처가 덧나 백혈병으로 악화되어 죽었다. 찔레나무나 장미나무 뿌리는 곪는 상처를 낫게 하는 데 특효가 있다. 찔레나무나 장미나무 뿌리는 발가락이 썩어 들어가는 병인 버거씨병을 치료하는 데 사용된다. 만약 릴케가 자신을 찌른 그 장미나무 뿌리를 캐서 달여 먹었더라면 백혈병 같은 병은 걸리지 않았을 것이다.

잎이 다 떨어진 찔레나무 가지에 매달린 빨간 열매들이 귀엽고 앙증맞다. 찔레 열매 역시 노박덩굴 열매처럼 겨우내 나뭇가지에 달려 있으면서 산새와 초식 동물의 먹이가 될 것이다. 찔레 열매 속에 청산가리를 넣어 산에 뿌려 두면 꿩이나 토끼들이 그것을 주워 먹고 죽는다. 어렸을 때 동네 어른들이 그렇게 잡은 꿩이나 토끼를 몇 마리씩 줄에 꿰어들고 산에서 내려오는 것을 여러 번 보았다.

찔레 열매에는 독이 약간 있다. 독을 완전히 없애려면 구증구포(九蒸九

暴), 곧 술을 뿜어 시루에 쪄서 말리기를 아홉 번 반복해야 한다. 구증구포한 찔레 열매를 말려서 가루 내어 먹으면 부종이나 수종, 소변이 잘 안 나오는 것, 야뇨증, 오줌싸개 등을 치료한다.

    찔레 열매를 먹으면 설사가 난다. 많이 먹으면 설사가 심하게 나지만 적게 먹으면 변비를 치료할 수 있다. 8~9월에 반쯤 익은 열매를 따서 쓰는 것이 좋지만 늦가을에 완전히 익은 열매도 괜찮다. 그늘에서 말린 열매 10~15그램을 물로 달여서 하루 세 번에 나누어 마시거나 가루 내어 먹으면 여성의 생리통, 생리 불순, 변비, 신장염, 방광염, 부종 등에 좋은 효과가 있다.

    반쯤 익은 열매를 깨끗하게 씻어 물기를 빼고 35도 이상의 증류주에 담아 밀봉하여 6개월쯤 두면 술이 붉은 빛깔로 우러난다. 이 영실주를 저녁 잠자기 전에 한 잔씩 마시면 생리통, 생리 불순, 변비가 없어진다. 찔레 열매를 엿처럼 될 때까지 오래 달여 영실고를 만들어 찻숟가락으로 하나씩 먹어도 좋다.

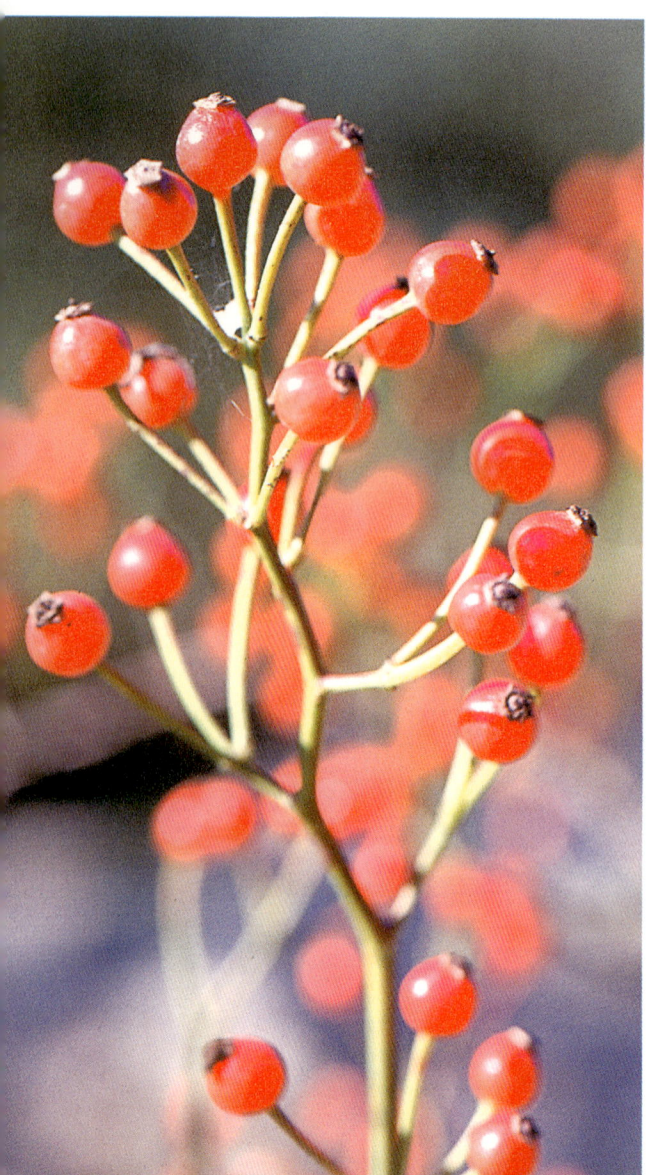

찔레나무 열매의 독을 없애려면 구증구포를 해야 한다

찔레나무 뿌리는 산후풍, 산후골절통, 부종, 어혈, 관절염, 버거씨병 등을 치료하는 데 좋은 약이다. 가을이나 이른 봄에 찔레 뿌리를 캐서 달인 물과 율무쌀로 막걸리를 빚어 잠자기 전 약간 취할 만큼씩 마시면 산후풍과 산후골절통 등에 신통한 효험이 있다. 여러 염증이나 버거씨병 등에는 찔레 뿌리 40~60그램을 진하게 물로 달여서 물 대신 마신다. 몇 해 전에 발가락이 차츰 썩어서 발가락을 잘라야 될 처지에 있는 환자를 찔레나무 뿌리로 고친 적이 있다.

찔레나무 뿌리 부분의 흙을 헤쳐 보면 가끔 버섯이 붙어 있는 경우가 있다. 찔레나무 버섯은 땅속에서 난다. 달여서 물을 먹어 보면 흙 냄새가 조금 날 뿐 별 맛이 없다. 이 찔레나무 버섯은 어린이 간질, 경기, 기침에 최고의 영약(靈藥)이다. 지난 여러 해 동안 찔레나무 버섯으로 간질

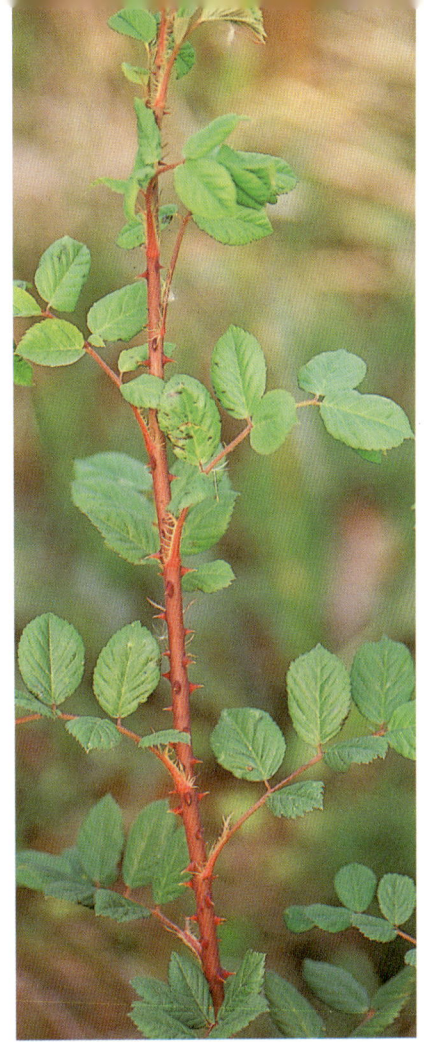

찔레나무의 날카로운 가지

에 걸린 어린이 10여 명을 고쳤다. 찔레나무 버섯 10~15그램에 물 1.8리터를 붓고 물이 반이 될 때까지 약한 불로 달여서 하루 세 번에 나누어 마시면 된다. 그러면 차츰 간질 발작 주기가 길어져서 결국 발작을 하지 않게 된다.

찔레나무 뿌리에 기생하는 버섯은 어린이 간질뿐만 아니라 갖가지 암에도 최고의 신약이다. 상황버섯이나 아가리쿠스 버섯 같은 것보다 항암 작용이 몇십 배 더 강한 것으로 생각된다. 위암, 간암, 폐암, 대장암 등 온갖 암

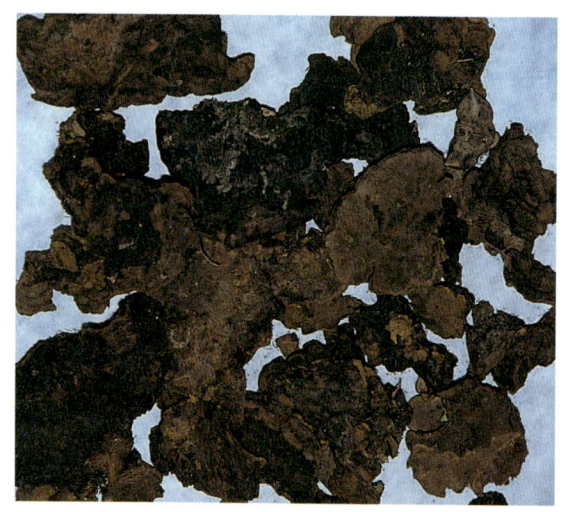
찔레나무 뿌리에서 자라는 찔레나무 버섯은 각종 암의 신약이다

에 뛰어난 효과가 있다. 찔레나무 버섯은 몹시 귀해 찾아내기 어려운 것이 단점이다.

시골에서 자랐던 사람이라면 누구나 봄철에 찔레 순을 꺾어 먹던 추억이 남아 있으리라. 연한 순을 껍질을 까서 먹으면 떫으면서도 들쩍한 맛이 있어서 요즘처럼 과자가 없던 시절에는 최고의 군것질감이었다. 찔레 순에는 식물 성장 호르몬이 풍부해서 어린이의 성장 발육에 매우 좋다. 찔레 순을 흑설탕이나 꿀과 함께 발효시켜 먹으면 어린이 성장 발육에 좋은 것은 말할 것도 없고, 혈액 순환이 좋아지고 변비, 수종, 어혈 같은 것이 없어진다.

뇌 질환에 좋은 산국화

우리나라 동해안은 세계에서 가을 날씨가 가장 좋은 곳이다. 그래서 동해안의 가을 경치는 세계에서 가장 아름답다. 이 동해안의 아름다움을 대표하는 가을꽃은 산국화다. 10월이면 온 산과 들에 황금을 뿌려 놓은 듯 산국화가 만발하여 11월에는 씨앗이 익는다. 이 땅의 가을 정기를 듬뿍 받고 자란 산국화! 아무도 관심을 기울이지 않는 이 산국화야말로 인류를 난치병에서 구할 수 있는 선약(仙藥)임을 누가 알랴.

산국화를 옛 선인들은 봉래화(蓬萊花)라고 불렀다. 봉래산은 신선들이 사는 산이고 봉래화는 신선들이 먹는 음식이다. 신선들은 봉래산에 살면서 오직 봉래초와 봉래화의 향기를 맡고 그 씨앗을 먹으며 산다고 했다. 봉래초는 서해안 다시 말해 강화도와 백령도에 자라는 싸주아리쑥을 가리키고 봉래화는 동해안의 산국화를 가리킨다. 우리나라 서해안은 봄 날씨가 세계에서 가장 좋은 곳이어서 그 봄의 정기를 받고 자란 싸주아리쑥도 신비의 영약이 된다.

중국의 전설적인 의약의 신인 염제 신농(神農) 씨는 국화가 몸을 가볍게 하고 오래 살게 하는 최고의 영약이라고 했다. 그 뒤로 많은 사람들이 국화를 신비의 영약으로 여겼다.

옛날 중국의 감곡이라는 강의 상류에 신비로운 국화가 자라고 있었는데, 그 강물에 국화 향이 섞인 이슬이 떨어져 강 하류에 사는 사람들이 그 물을 마시고 모두 건강하고 오래 살았다고 한다. 또 팽조라는 선인은 국화를 심은 연못가에서 늘 국화 잎에 맺힌 이슬을 받아 먹고 수백 년을 살았다고 한다.

《정전》이라는 책에는 촉나라에 장수원이라는 수원지가 있었는데 사철 내내 국화가 피어서 늘 향기가 가득하였고 주민들이 그 물을 마시고 모두 200~300살을 살았으며, 도연명이 국화를 좋아한 것도 이처럼 무병장수하기 위한 것이라고 적혀 있다.

또한 중국에는 중양절에 국화주를 마시는 풍습이 있다. 후한의 여남 땅에 사는 하경이라는 사람한테 비장방이라는 선인이 나타나 '9월 9일 너희 집에 액운이 닥쳐 올 터이니 그것을 피하려면 높은 산에 올라가 국화주를 마시도록 하여라'라고 말했다. 하경은 선인이 시키는 대로 가족들을 데리고 9월 9일 높은 산에 올라가 국화주를 마셨다. 저녁에 집에 돌아와 보니 집에 있던 가축들이 모두 떼죽음을 당해 있었다. 그 뒤로 음력 9월 9일은 국화주를 마시고 온갖 액운을 물리치고 무병장수를 기원하는 명절이 되었다.

국화는 《동의보감》을 비롯하여 《향약집성방》 《본초강목(本草綱目)》 등 옛 의학책에서 상약(上藥) 중에서도 으뜸으로 치는 약초다. 수백 가지 국화 중에서 봉래화가 약성이 가장 강하다고 한다.

봉래화는 잎, 줄기, 꽃, 뿌리, 씨앗을 모두 약으로 쓸 수 있지만 씨앗이 약성이 제일 강하다. 봉래화 씨앗은 두통, 고혈압, 어지럼증, 중풍, 위염, 치질, 갖가지 염증, 치질, 불면증, 기억력 감퇴, 뇌종양, 만성 간염, 부인병, 생리통, 냉증 등에 뛰어난 효과가 있다.

봉래화는 씨앗은 까맣고 고운 모래알처럼 잘다. 이것을 10월이나 11월에 채취하여 그늘에 말려 두었다가 매일 0.1~0.3그램쯤을 물 1.8리터에 넣고 대추 열 개쯤을 넣은 다음 물이 반으로 줄어들 때까지 약한 불로 달여서 차 마시듯 수시로 마신다. 봉래화 씨앗은 맛이 몹시 쓰므로 대추나 감초를 넣어야 한다.

봉래화는 고혈압, 동맥경화, 협심증, 심장 질환 등에도 효험이 크다. 봉래화 잎 10~15그램을 물 1.8리터에 넣고 물이 반으로 줄어들 때까지 약한 불로 은근하게 달여서 수시로 차 마시듯 마시거나, 봉래화 씨앗 1~2그램과 대추 열 개에 물 1.8리터를 붓고 물이 반으로 줄어들 때까지 약한 불로 달여서 수시로 마신다. 봉래화에 백작약, 하고초, 뽕나무 속껍질, 익모초 등을 6~10그램 더하면 고혈압 치료에 더욱 효과적이다.

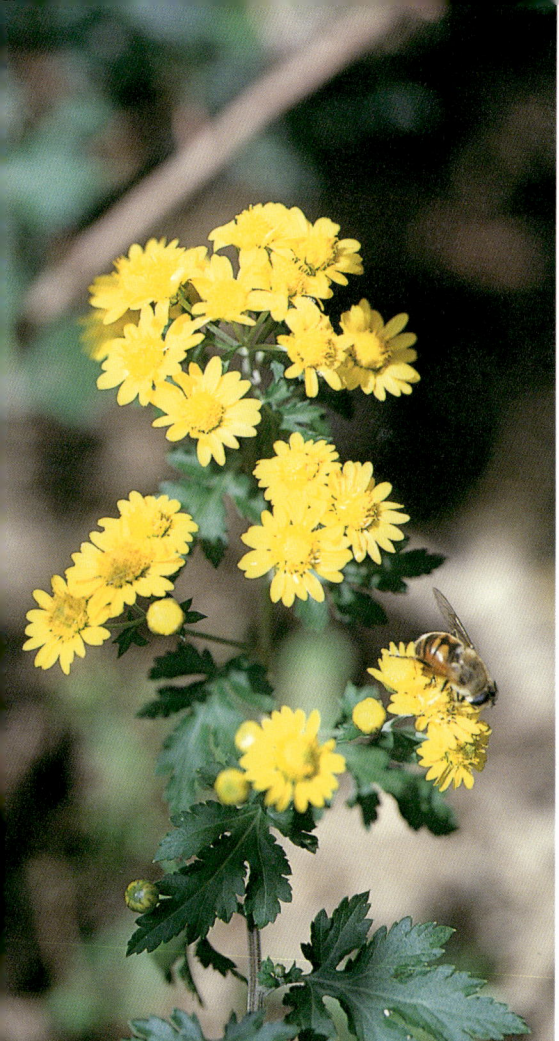

신선의 음식으로 알려진 산국화

5~6일쯤 지나면서부터 혈압이 내리기 시작하여 한 달쯤 지나면 혈압이 안정된다. 봉래화 잎을 날로 생즙을 내어 한 번에 300밀리리터씩 하루 세 번 마시면 혈압이 즉시 낮아지고, 두통이나 어지러움증, 뒷목이 뻐근하고 아픈 증상 등도 대개 사라진다. 혈압이 몹시 높은 사람은 어지럼증이 더 심해지거나 졸음이 몹시 오는 등 명현 반응이 나타나기도 한다. 명현 반응은 대개 사흘에서 일주일쯤 지나면 없어진다.

협심증은 가슴이 뛰고 답답하며 때로는 심장 부위가 쥐어짜는 듯이 아프고 어지럽거나, 머리가 아프고 팔다리가 마비되는 무서운 병이다. 협심증에는 봉래화 400그램을 따뜻한 물에 하룻밤 담가 두었다가 한 번에 30분씩 두 번 끓여서 식혔다가 찌꺼기를 버리고 걸러서 하루 두 번 한 번에 25밀리리터씩 마시면 된다. 봉래화 대신 흰 꽃이 피는 들국화를 써도 좋다. 2~3개월 복용하면 심장병 환자 80~90퍼센트가 좋은 효과를 볼 수 있다.

봉래화는 염증을 없애고 여러 균을 죽이는 작용을 해서 위염이나 위궤양, 장염, 치질, 중이염, 축농증에도 사용할 수 있다. 잎을 달여서 먹는 것도 좋지만 잎과 줄기를 오래 달여서 엿을 만들어 먹으면 먹기도 좋고 더 큰 효과를 기대할 수도 있다. 여름이나 가을철에 봉래화 잎과 줄기를 채취하여 물엿을 만들어 두고 한 번에 30그램씩 하루 세 번 밥 먹기 전에 먹는다. 말린 봉래화 잎과 줄기 20킬로그램에 물 20리터를 붓고 48시간쯤 달이면 2킬로그램쯤의 봉래화 엿을 만들 수 있다. 이 엿을 꾸준히 복용하면 만성 위염, 위궤양, 장염, 장궤양 등이 나을 뿐만 아니라 밥맛이 좋아지고 뱃속이 따뜻해지며 기운이 나고 몸이 가벼워진다.

봉래화는 뇌신경을 튼튼하게 하여 머리를 맑게 하고 기억력을 좋게 하며 눈을 밝게 하는 작용을 한다. 평소에도 꾸준히 봉래화를 먹으면 마음이 안정되고 불면증, 신경 쇠약 등의 증상이 없어진다. 석창포와 함께 뇌신경을 튼튼하게 하고 모든 뇌 질환을 치료하는 데에 으뜸가는 약으로 꼽을 만하다.

봉래화 씨앗은 항암 작용이 높아서 여러 암에도 쓸 수 있다. 특히 뇌종양이나 식도암, 설암, 인후암, 갑상선암, 임파선암 등에 효험이 크다.

종기에는 봉래화의 잎, 줄기, 꽃 등을 한데 짓찧은 데에 술과 물을 약간 섞어 달여서 찌꺼기는 짜서 종기나 상처에 붙이고 즙은 마신 다음 이불을 뒤집어쓰고 땀을 흠뻑 내면 좋다.

음부가 가렵거나 부을 때는 봉래화의 줄기, 꽃, 잎 등을 달인 물로 몇 번 씻는다. 대개 3~5번 씻으면 낫는다.

봉래화는 치질에도 효험이 있다. 늦가을에 꽃이나 씨앗을 채취하여 그것을 달여서 그 증기를 항문에 쏘이면 치질이 대개 낫는다. 10~20일쯤 아침저녁으로 두 번씩 한 번에 30분씩 환부에 김을 쏘이도록 한다. 치료가 가장 어려운 병 중의 하나로 꼽히는 만성 전립선염도 봉래화 씨앗을 달여서 3~6개월 동안 꾸준히 복용하면 대부분 좋은 효과를 볼 수 있다.

약초 관찰 코스

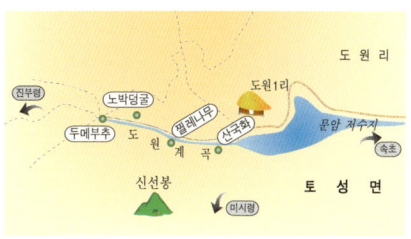

속초에서 도원 1리행 시내버스가 운행되며, 시내버스 정류장에서 승차하면 된다. 운행 횟수는 다섯 번이고, 시간은 05:50, 08:04, 12:17, 15:58, 18:04(기점 기준)이다. 도원 1리-속초행 버스는 06:50, 08:50, 13:10, 16:50, 19:10이다. 도원리에서 문암 저수지, 도원리 입구를 지나 도원 계곡을 따라 산을 올라간다. 도원 계곡을 통해 올라가는 길에서 주로 약초를 관찰할 수 있다.

문의 : 속초 시외버스 터미널(033-636-2162)
　　　고성군청 문화관광과(033-681-5244)

산삼과 산나물로 사랑받는

화천 용화산

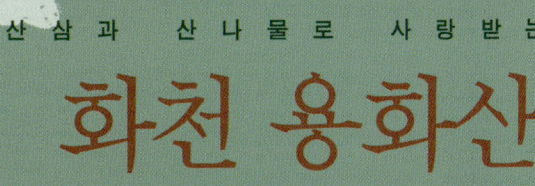

| 수영 | 바디나물 | 질경이 | 느릅나무 | 엄나무 |

용화산(해발 875미터)

위치 : 강원도 화천군 간동면, 하남면, 춘천시 사북면

용화산은 간동면 유촌리, 하남면 삼화리와 거례리, 춘천시 사북면 고탄리에 걸쳐 있다. 북쪽으로는 파로호를, 서쪽으로는 춘천호를, 남쪽으로는 소양호의 중심에 위치한 산이다. 전설에 의하면 지네와 구렁이가 서로 싸우다 이긴 쪽이 용이 되어 하늘로 올라갔다 하여 용화산이라 불리게 되었으며, 화천의 대표적인 명산이다.

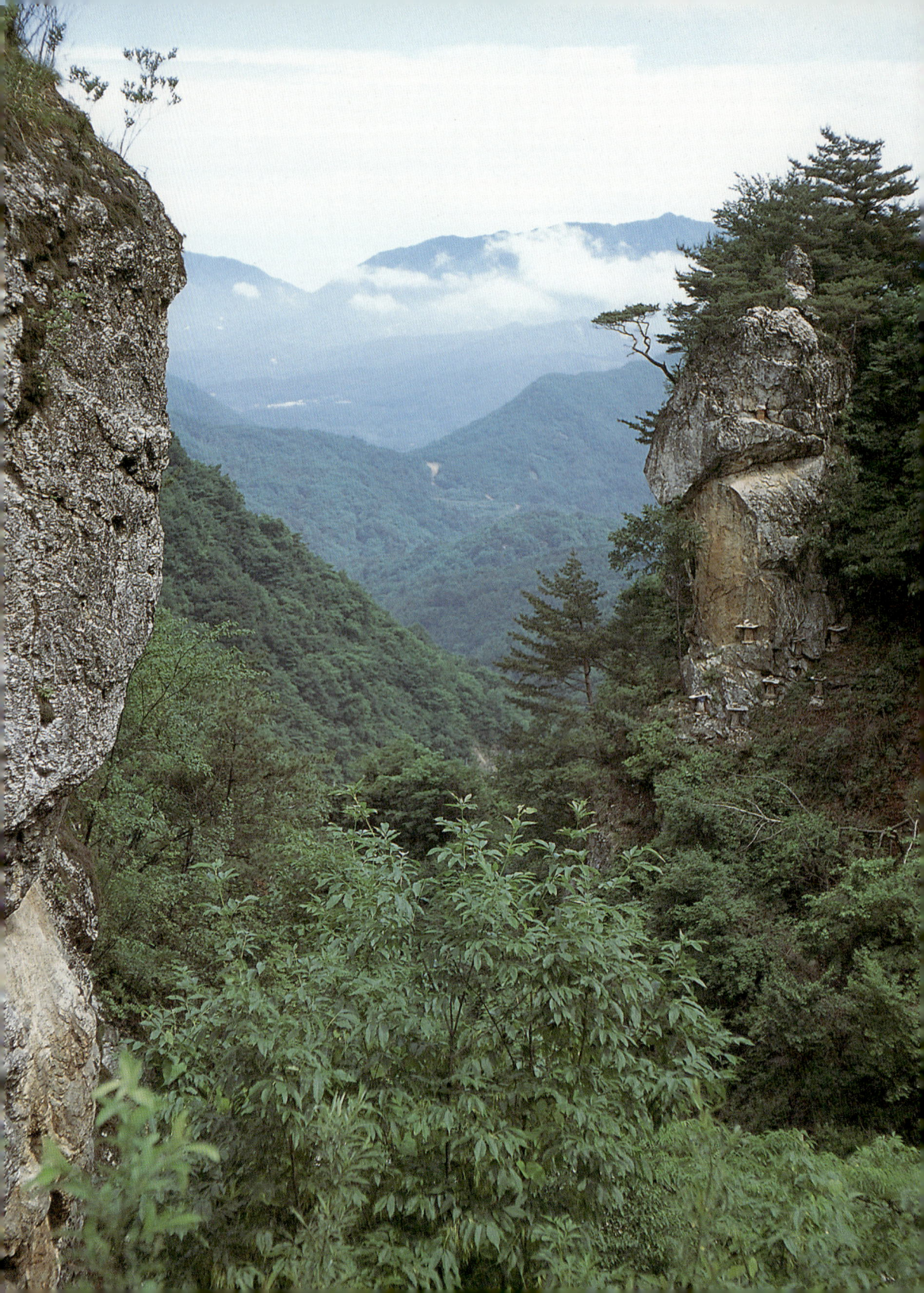

아득한 옛적, 거대한 구렁이 한 마리와 지네 한 마리가 산 위에서 서로 싸웠다. 구름 속에서 천둥치는 소리를 내며 밤낮을 싸우더니 사흘이 지난 뒤에야 마침내 잠잠해졌다. 산 아래 마을 사람들은 무서워 떨고 있다가 여러 날 뒤에 산에 올라가 보았더니 큰 지네 한 마리가 바위 아래 떨어져 죽어 있었다. 구렁이는 용이 되어 하늘로 올라가고 지네는 죽어 떨어진 것이다. 그 뒤로 사람들은 구렁이가 용이 되어 하늘로 올라간 산이라 하여 용화산(龍華山)이라 부르고 해마다 수퇘지를 잡아 제사를 지냈다.

　용화산은 화천의 숨은 명산이다. 시원하게 트인 벌판이라곤 하나 없이 온통 1,000미터가 넘는 산악으로 들어찬 화천군에서 높이 875미터밖에 안 되는 용화산은 큰 산은 아니지만, 화천 사람들이 가장 사랑하고 아끼며 민간 신앙의 대상이 되고 있는 산이다.

　용화산은 서울 근교의 북한산이나 도봉산을 닮았다. 흰 화강암으로 된 바위 절벽들이 웅장하고 잘 생긴 소나무들이 많으며, 마름모꼴로 뻗어 내린 산세가 빼어나게 아름답다. 이 산에는 기암괴석들이 많다. 광바위, 심바위, 꼭지바위, 주전자부리바위, 마귀할미바위, 바둑바위, 장수발자국바위, 삿갓바위, 원숭이바위 등 천재적인 석공이 정성 들여 깎은 듯한 기이한 바위들이 널려 있는데 바위마다 전설이 서려 있다. 용화산은 예로부터 산삼이 많이 나는 곳으로 이름나서 처서 때쯤이면 수많은 심마니들이 산을 오르내렸다. 산삼뿐만 아니라 더덕, 삽주 같은 약초와 취나물 같은 산나물이 많이 나서 마을 사람들은 지금도 끊임없이 산을 오른다.

　화천군과 춘천시의 경계인 큰고개를 거쳐 용화산 정상을 오르면서 약초를 관찰하고 채취했다. 산 아래쪽 길옆에는 수영과 소루장이, 질경이, 마디풀 같은 것들이 널려 있었고 골짜기에는 바다나물과 당귀가 눈에 띄었으며 숲속에는 삽주, 더덕, 도라지, 잔대 같은 약초들이 많았다. 간혹 느릅나무, 물푸레나무, 엄나무, 황벽나무, 구룡목 같은 약나무들도 눈에 띄었다.

수영은 위궤양과 위염에 명약

수영은 우리나라 산이나 들, 논, 밭둑 같은 곳에서 흔히 볼 수 있는 풀이지만 요즈음은 제초제를 많이 치는 바람에 찾아보기 어렵게 되었다. 잎이 시금치와 비슷하고, 또 맛이 시큼하기 때문에 시금초 또는 산시금초, 신검초 등으로 불린다. 어린 줄기나 잎은 꺾어 먹거나 살짝 데쳐 나물로 먹기도 한다. 잎은 부드럽지만 맛이 시어서 많이 먹지는 않는다.

수영은 여뀌과에 딸린 여러해살이풀로 괴싱아, 괴시양, 괴승애, 산모(酸模), 산대황(山大黃), 산황(酸黃), 녹각설(鹿角舌), 산양제(山羊蹄) 등의 여러 이름이 있다. 수영은 열매의 모양이 특이하여 사람들의 눈길을 끈다. 가지 끝에 가장자리는 분홍빛이고 안쪽은 녹색인, 둥글둥글 하면서도 납작한 이 열매가 수없이 매달려 바람에 대롱거리는 모습은 매우 인상적이다. 꽃에는 꿀이 많아 양봉업자들한테 많은 도움이 된다.

수영은 위궤양, 위하수, 소화 불량 등을 치료하고 위장을 강화하는 데 뛰어난 약효가 있다. 《신약》이란 저서를 남긴 민간 의학자 인산 김일훈 선생은 수영으로 갖가지 위장병을 치료한 경험을 다음과 같이 기록하였다.

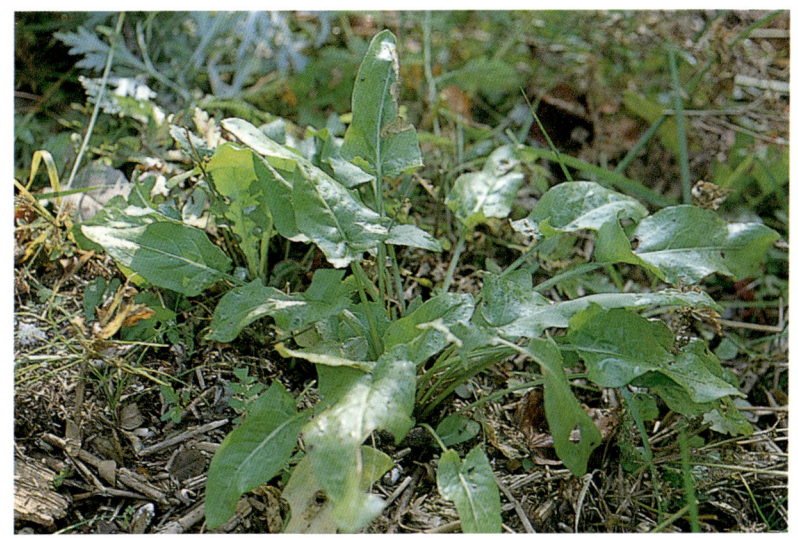

수영은 위궤양과 위염 같은 위장 질병에 명약이다

 "심산 어느 고을에서 한겨울을 보낼 때, 이상하게도 그 지방에는 유난히 위궤양, 소화 불량, 위하수 등 위장병 환자들이 많아 몹시 놀란 적이 있다. 그런데 딱한 것은 바로 그 환자들 주변에 그 병을 쉽게 고칠 수 있는 약초가 사방에 널려 있다는 점이었다. 그것은 바로 괴시양으로 부르는 수영이다. 그들에게 수영을 뜯어다가 푹 삶은 뒤 엿기름에 두어 삭힌 다음 찌꺼기는 짜서 버리고 감주를 만들어 먹어 보라고 했다. 그게 귀찮은 사람에게는 수영을 그대로 삶아서 밥 먹기 전에 양껏 마시게 하였더니 얼마 안 가서 모두 위장병을 치유하였다. 그때 수영을 달여 먹고 위장병을 고쳤던 사람들이 70세가 넘은 지금도 위장의 기능이 보통 사람보다 오히려 더 나은 것으로 미루어 보아, 수영은 위장 기능 강화를 통해 질병을 낫게 하는 효능을 지녔다고 생각된다."

수영은 우리나라보다는 유럽이나 미국에서 관심을 더 많이 받는 풀이다. 영국, 프랑스 등에서는 수영을 관상 식물로 정원에 많이 가꾸고 있을 뿐 아니라 고혈압, 당뇨병, 만성 위장병 등의 성인병에 좋다고 하여 생즙을 내어 마신다. 수영을 이용한 요리도 여러 가지 있는데 그중에서도 수영과 다른 야채를 함께 넣어 만든 수프는 별미로 꼽힌다.

당귀보다 나은 개당귀, 바디나물

바디나물은 생김새가 당귀를 꼭 닮아 흔히 개당귀라고 부르며, 약초꾼들까지도 독이 있어서 먹으면 죽는 줄로 알고 있다. 그러나 엄밀히 말하면 개당귀라는 식물은 없다. 약초를 잘 모르는 사람들이 당귀를 닮은 식물 몇 가지를 개당귀라고 부르고 있을 뿐이다. 가끔 지리산 같은 곳에서 개당귀를 당귀인 알고 캐먹고 죽었다는 기사가 신문에 더러 실리는데 그것은 지리강활이라는 식물이다.

바디나물은 독초로 알려져 있어서 채취하는 사람이 없다. 그러나 바디나물은 여러 면에서 당귀를 훨씬 능가하는

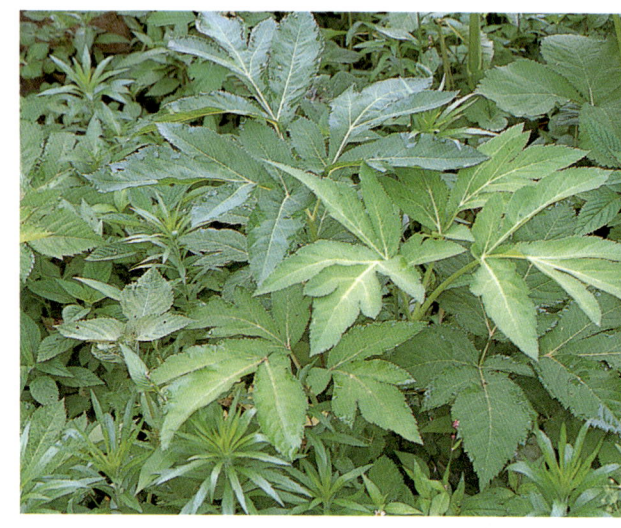

바디나물은 허약 체질을 튼튼하게 하는 데 탁월한 효력이 있다

약효를 지니고 있다. 나는 약초를 캐러 산에 갈 때마다 먼저 바디나물 뿌리를 한두 뿌리 캐먹고 나서 산을 오르기 시작한다. 바디나물 한두 뿌리를 먹고 나면 하루 종일 음식을 먹지 않고 험한 산을 다녀도 그다지 배고픈 줄도 힘든 줄도 모르고 목도 마르지 않기 때문이다. 바디나물은 입맛을 좋게 하는 효과도 있어 작은 뿌리 한 조각을 먹고 물을 마시면 물맛이 꿀처럼 달고 어떤 음식이든지 먹으면 음식 맛이 달게 느껴진다.

바디나물은 미나리과에 딸린 여러해살이풀이다. 키는 1~1.5미터쯤 자라고 잎 모양이나 전체적인 생김새가 당귀를 꼭 닮았으나 당귀보다 좀 작은 편이다. 가을철에 당귀꽃을 닮은 보라빛 꽃이 가지 끝에 핀다. 산골짜기나 물기 많은 곳에서 자란다.

바디나물은 허약 체질을 튼튼하게 하는 데 탁월한 효력이 있다. 암이나 당뇨병 같은 만성 질병으로 기력이 몹시 쇠약해졌을 때 바디나물 뿌리를 달여서 복용하면 기력을 회복할 수 있다. 혈당을 현저히 내리며 또 항암 작용도 매우 세다. 통증을 없애고 열을 내리며 가래를 삭히는 효과도 있어서 기관지염이나 관절염 치료에도 쓸 수 있다. 혈액 순환을 좋게 하고 조혈 작용을 하기 때문에 빈혈이나 각종 부인병, 생리 불순, 두통, 신경 쇠약 등에 쓴다. 이질이나 설사에도 좋고 변비 치료약으로도 쓸 수 있다. 여러 면에서 인삼이나 당귀를 훨씬 능가하는 효과를 지니고 있는 약초다. 잔잎바디, 흰바디, 처녀바디, 섬바디 등 여러 종류가 있으며 잎을 나물로 먹거나 쌈을 싸서 먹을 수도 있다.

흔하지만 귀한 약효, 질경이

질경이는 사람이나 말, 소 같은 짐승들이 많이 다니는 길옆이나 길 가운데서 수북이 무리지어 자란다. 쓸모없어 보이는 이 풀이 인삼이나 녹용 못지 않은 훌륭한 약초이며, 맛있는 산나물의 하나임을 누가 알랴.

질경이는 이름이 많다. 마차가 잘 다니는 길가나 바퀴자국이 난 곳에 잘 자란다 하여 차전초(車前草), 차과로초(車過路草), 차전채(車前菜)라고도 하고, 길옆에서 잘 자란다 하여 길짱구, 길장귀라는 이름도 있으며, 잎 모양이 개구리의 배를 닮았다고 하여 배부장이, 배짜개, 빼빼장이라고 부르기도 한다. 이 밖에도 부이, 길경이, 대차전(大車前), 차피초(車皮草), 야지채(野地彩), 차화(車花), 우모채(牛母彩), 배합조개, 뱀조개씨, 마의초(馬醫草), 마제초(馬蹄草) 등의 이름이 있다.

질경이는 만병통치약이라 불릴 정도로 활용 범위가 넓다. 그만큼 약효가 다양하고 효능이 뛰어나다고 볼 수 있다. 질경이를 민간에서는 기침, 안질, 임질, 심장병, 태독, 난산, 출혈, 요혈, 금창(金瘡)으로 인한 종독(腫毒) 등에 다양하게 치료약으로 써왔다. 이뇨 작용과 완화 작용, 진해 작용, 해독 작용이 뛰어나서, 소변 분리, 변비, 천식, 백일해 등에 특효가 있다. 질경이

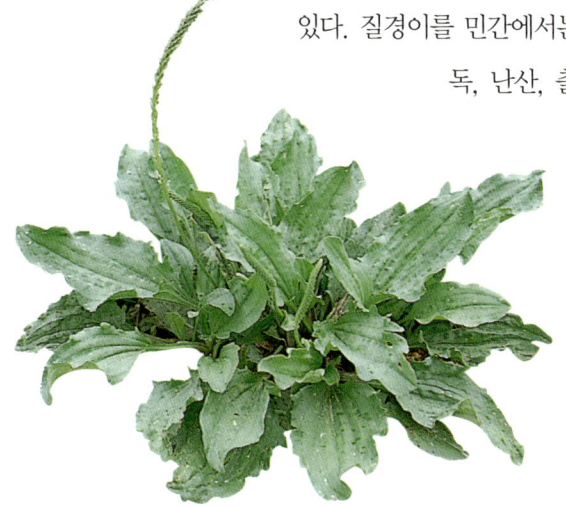

쓸모없어 보이는 풀 같지만 만병통치약으로 불릴 만큼 약효가 다양한 질경이

를 달여서 매일 차처럼 마시면 천식, 자기, 관절통, 눈이 충혈된 데, 위장병, 부인병, 산후 복통, 심장병, 신경 쇠약, 두통, 뇌 질환, 축농증 등에 좋은 효과를 볼 수 있다. 질경이를 오래 먹으면 몸이 가벼워지고 언덕을 능히 뛰어 넘을 만큼 힘이 솟으며 무병장수하게 된다고 한다. 급·만성 세균성 이질인 경우, 질경이를 달여 한 번에 60~200그램씩 하루 서너 번 7~8일 복용하면 낫는다.

또 질경이는 피부 진균을 억제하는 효능도 있어서 피부 궤양이나 창상에 찧어 붙이면 고름이 멎고 새살이 돋아 나온다. 질경이 씨앗은 간의 기능을

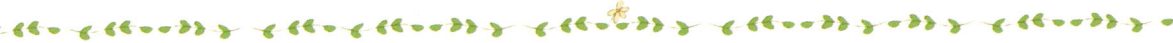

질경이에 얽힌 전설

질경이를 차전초로 부르게 된 데에는 유래가 있다. 중국 한나라 광무제(光武帝) 때에 마무(馬武)라는 이름난 장군이 있었다. 어느 해 여름, 마무 장군이 이끄는 군대가 승전을 거듭하며 도망치는 적을 추격하다가 황하 북쪽의 황회평원(黃淮平原)을 지나게 되었다. 그런데 그곳의 가뭄이 너무나 극심한 데다가 식량마저 떨어져 수많은 병사와 말들이 허기와 갈증으로 죽어 가는 지경에 이르렀다. 설상가상으로 살아남은 말과 병사들도 심한 요혈증으로 아랫배가 볼록하고 피오줌을 누면서 차례로 죽어 갔다. 기진맥진한 마무 장군의 군대는 전쟁에 이기고서도 전멸할 위기에 놓이게 된 것이다.

어느 날 마무 장군의 말을 돌보는 마부가 말을 찾으러 막사 밖으로 나갔다. 그는 수많은 말 가운데서 피오줌을 누지 않고 건강해 보이는 세 마리의 말을 발견했다. 그 세 마리의 말들을 유심히 살펴보았더니 마차 앞에 있는 돼지 귀처럼 생긴 이상한 풀을 뜯어먹고 있었다. 마부는 곧바로 그 풀을 뜯어서 국을 끓여 먹었다. 하루쯤 지나자 피오줌이 그치고 기력을 되찾게 되었다. 마부는 곧바로 이 사실을 마무 장군한테 보고하였다. 장군은 모든 병사와 말에게 돼지 귀처럼 생긴 풀을 뜯어 삶아 먹게 하였고, 그 결과 요혈증이 모두 깨끗하게 나았다.

이 이야기를 전해 들은 광무제는 그 풀을 마차 앞에서 발견한 풀이라 하여 '차전초'라 부르게 하고 온 나라에 널리 알렸다.

활발하게 하는 작용을 해 황달에도 효과가 있으며, 최근에는 질경이가 암세포의 진행을 80퍼센트 억제한다는 보고도 나와 있다. 옛날에는 차력약으로 구리 가루를 먹다가 구리에 중독되어 피똥이나 피오줌을 누게 되면 반드시 질경이를 먹어야 해독이 된다고 했다.

질경이는 훌륭한 약초일 뿐만 아니라 무기질과 단백질, 비타민, 당분 등이 많이 함유된 영양가 높은 산나물이다. 옛부터 봄철에 나물로 즐겨 먹고, 삶아서 말려 두었다가 묵나물로 먹었다. 소금물에 살짝 데쳐 나물로 무치기도 하고 기름에 볶기도 하며 국거리로도 일품이다. 튀김으로 먹어도 맛이 괜찮고 질경이 잎을 날로 쌈 싸먹어도 좋다. 흉년에는 질경이 죽이 중요한 구황 식품 중 하나였다. 질경이 씨앗 기름을 메밀국수를 반죽할 때 함께 넣으면 국수가 잘 끊어지지 않는다. 또한 질경이 씨앗 기름은 실제로 산에서 정신 수련을 하는 사람들이 마음을 맑게 하기 위해 많이 사용한다.

최고의 종창약 느릅나무

느릅나무는 요즈음 그 뿌리 껍질이 암 치료에 효과가 좋다고 하여 수난을 당하고 있다. 산을 다니다 보면 곳곳에서 껍질이 벗겨진 느릅나무를 만날 수 있다.

느릅나무 뿌리 껍질은 종기나 종창을 치료하는 데 가장 좋은 약이다. 내가 어렸을 때 같은 동네에 살던 아홉 살 먹은 한 아이가 절벽에서 떨어져 허벅지와 엉덩이 살이 거의 다 찢겨 나가고 뼈가 허옇게 드러난 데다 여름철

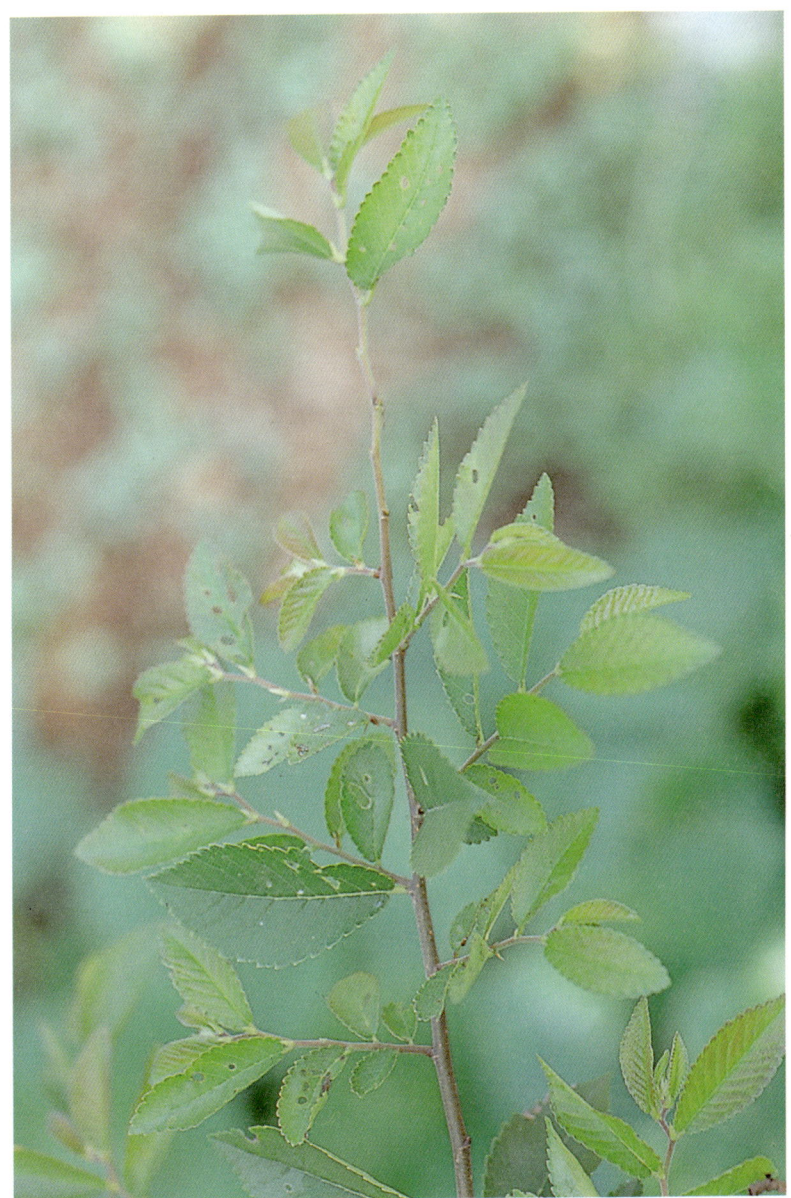

느릅나무는 요즈음 그 뿌리 껍질이 암 치료에 좋다고 하여 수난을 당하고 있다

이어서 상처가 화농하여 곧 죽게 될 지경에 이르렀던 적이 있었다. 병원은 60리를 걸어나가야 있어서 도저히 데리고 갈 형편이 못 되었다. 아이의 어머니가 밤늦도록 아이를 간호하다가 지쳐서 깜빡 잠이 들었는데 비몽사몽 간에 '마당에 서 있는 큰 나무의 껍질을 벗겨 짓찧어 상처에 붙이면 곧 아이가 나을 것인데 무엇을 걱정하느냐?' 하는 소리를 들었다. 잠에서 깬 어머니는 곧 그 나무의 껍질을 벗겨 돌로 찧어서 상처에 대고 싸매어 주었다. 그러자 아이의 통증은 줄어들고 곪은 상처가 낫기 시작하여 며칠 지나지 않아 새살이 돋더니 완전히 회복하게 되었다. 마당에 서 있던 그 나무가 바로 느릅나무이다.

느릅나무는 '최고의 종창약'이며 갖가지 질환에 뛰어난 약효를 지니고 있다. 느릅나무 껍질을 율무 가루와 섞어 떡을 만들어 먹거나 옥수수 가루와 섞어 국수를 만들어 수시로 먹으면, 상처가 나도 덧나거나 곪는 일이 없으며 잔병을 거의 앓지 않는다. 느릅나무 뿌리 껍질은 위궤양, 십이지장궤양, 소장, 대장, 직장궤양, 식도궤양 등 여러 궤양에 탁월한 효과가 있으며 부종, 수종 등 악성 종창과 등창, 욕창 같은 염증 그리고 암 치료에도 일정한 효력을 지닌다. 느릅나무 껍질에는 상당한 진통 작용이 있으며 살충·살균 작용도 뛰어나고 중독성이 없어 오래 먹어도 탈이 나지 않는다.

등창이나 욕창, 종기 같은 것에는 느릅나무 뿌리 껍질을 날로 찧어서 붙이고 말린 것을 수시로 먹는다. 위십이지장궤양, 소장·대장궤양, 식도궤양, 위하수, 소화 불량 등에는 말린 느릅나무 뿌리 껍질 세 되, 율무 가루 두 되 비율로 섞어서 반죽하여 시루떡이나 국수를 만들어 먹으면 효과가 좋다. 옥수수 가루와 섞어 국수를 만들어 먹으면 맛도 좋고 약으로도 좋다. 느릅나

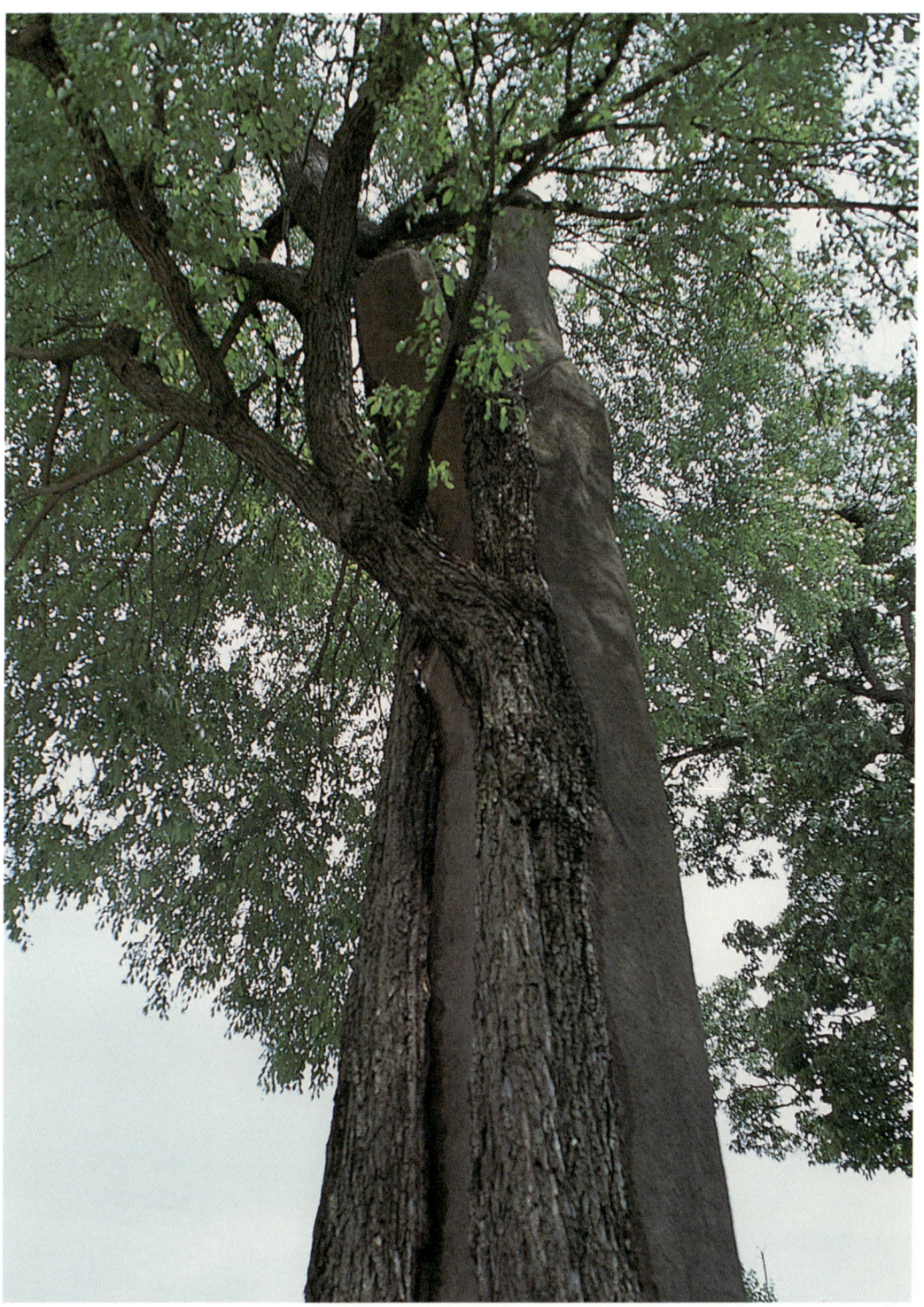

수백 년 된 느릅나무의 모습

무 뿌리 껍질은 달여서 먹는 것보다는 날로 먹어야 효과가 제대로 난다. 열을 가하면 효력이 10분의 1 이하로 떨어지기 때문이다.

느릅나무 잎은 떡을 만들 뿐만 아니라 국으로도 끓여 먹을 수 있다. 느릅나무 잎으로 국을 끓여 먹으면 불면증 치료에 효과가 좋다. 느릅나무 열매로는 장을 담그거나 술을 빚는다. 느릅나무 열매로 담근 장은 향기가 좋아 회를 먹을 때 양념으로도 많이 먹었다. 열매를 까서 껍질을 버리고 가루로 만들어 참기름이나 들기름에 개어서 옴이 오른 곳에 붙이기도 했다. 느릅나무 열매로 만든 장은 느릅나무 뿌리 껍질보다 항암 작용이 몇 배 높고 후추처럼 톡 쏘는 맛이 일품이다.

간 질환에 특효 있는 엄나무

용화산에는 엄나무가 많다. 엄나무는 느릅나무와 마찬가지로 신경통과 관절염에 좋다고 하여 수난을 당하고 있는 나무다.

엄나무에는 날카롭고 험상궂은 가시가 빽빽하게 붙어 있다. 이 무섭게 생긴 가시를 귀신들이 제일 두려워한다고 한다. 그래서 우리 선조들은 가시가 달린 엄나무 가지를 대문이나 방문 위에 걸어 두면 못된 귀신이나 나쁜 질병이 집 안으로 들어오지 못할 것이라고 믿었다. 음양오행설로 볼 때 귀신은 음기의 상징이다. 귀신은 어둡고 축축하고 차갑고 썩은 것을 좋아한다. 그래서 귀신은 허물어진 성이나 낡고 빈 집, 오래된 우물, 썩은 고목, 음산한 골짜기나 동굴 같은 음습하고 더러운 곳에 잘 나타난다. 사람의 몸도 음습하고 더러운 기운에 쏘이면 온갖 질병에 걸리기 쉽다. 오장육부의 근육과 뼈와 혈액의 많은 질병들은 차갑고 축축하고 더러운 것들과 접했을 때 생기게 된다. 엄나무의 무시무시하게 생긴 가시는 양기의 상징이다. 양기는 음기를 몰아내고 막아 주는 작용을 한다. 나무의 가시는 바깥의 적으로부터 자신의 몸을 안전하게 지키기 위해 존재한다. 동양 전통의학에서는 가시가 있는 모든 식물은 음기가 성해서 생긴 병, 즉 바람과 습기로 인해 생긴 병을 몰아낼 수 있다고 본다. 관절염이나 신경통, 갖가지 염증, 암, 귀신들린 병, 온갖 피부병 등에는 찔레나무나 아까시나무, 주엽나무 등 가시 달린 식물이 효과가 있다는 것이다.

그래서 엄나무는 차고 축축한 기운이 몸에 침투하여 생긴 신경통이나 관절염, 요통, 타박상, 근육통, 마비, 늑막염, 만성 위염, 입안 염증, 만성 대장염, 어깨와 목이 뻣뻣한 것, 만성 간염, 갖가지 종기, 종창, 옴, 피부병 등을 치료하는 효능이 있다. 엄나무는 아픔을 멎게 하고 중추 신경을 진정시키는 작용을 하므로, 류머티즘성 관절염으로 인한 격심한 통증이나 온갖 신경과 근육의 통증에 잘 듣는다. 엄나무 속껍질 10~20그램에 물 200~300밀리리터를 붓고 약한 불로 물이 절반으로 줄어들 때까지

무시무시하게 생긴 엄나무의 가시는 양기의 상징이다

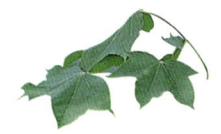
달여서 하루 세 번에 나눠 먹거나, 엄나무를 잘게 썰어 큰 솥에 넣고 푹 달인 물로 식혜를 만들어 수시로 마시면 좋다. 이와 더불어 아픈 부위에 엄나무 껍질을 짓찧어 붙이기도 한다.

엄나무의 속껍질은 약으로 쓴다. 여름철에 껍질을 채취하여 겉껍질을 긁어내 버리고 하얀 속껍질만을 그늘에 말려 잘게 썰어서 쓴다. 엄나무 속껍질의 맛은 쌉쌀하고 성질은 서늘한 편이며 특이한 향기가 난다.

엄나무는 땅속에 있는 음기와 공기 중에 있는 음기를 모아 저장하는 성질이 있다. 엄나무의 가시는 양기를 품고 있지만 껍질 속에는 음기를 모아 함축하고 있다. 사람의 몸에서 음기를 주관하는 장부는 간장이다. 그래서 음기가 부족하면 간장에 탈이 나기 쉽다. 간장은 모든 영양물을 모아 저장하는데 동양 철학에서는 사람의 혼이 간장에 깃들어 있는 것으로 본다. 엄나무는 음기운이 부족하여 생기는 갖가지 간 질환, 곧 간부종이나 만성 간염, 간경화 등 온갖 간 질환에 효력이 있다. 엄나무는 파괴된 간 색소를 원상태로 회복시켜 주고 부족한 간 기운을 메꾸어 준다. 만성 간염이나 간경화에는 엄나무 껍질 1~1.5킬로그램에 물 5리터를 붓고 물이 3분의 1로 줄어들 때까지 약한 불로 달여서 한 번에 15~20밀리리터씩 하루 세 번 밥 먹을 때 같이 복용한다. 그러면 간장 부위의 아프고 헛배가 부르며 밥맛이 없는 등의 증상이 차츰 없어지고 3~4개월 복용하면 웬만한 간 질환은 낫는다.

신경통이나 풍습(風濕)으로 인한 근육 마비, 근육통, 만성 위염, 만성 간염 등에 엄나무 기름을 내어 복용하면 효과가 묘하다. 두 말 이상 들어가는 오지 항아리 두 개를 준비해 그중 하나를 땅속에 목만 나오도록 묻는다. 그리고 남은 항아리에 굵은 엄나무를 잘게 쪼개어 가득 담고 입구를 삼베 두

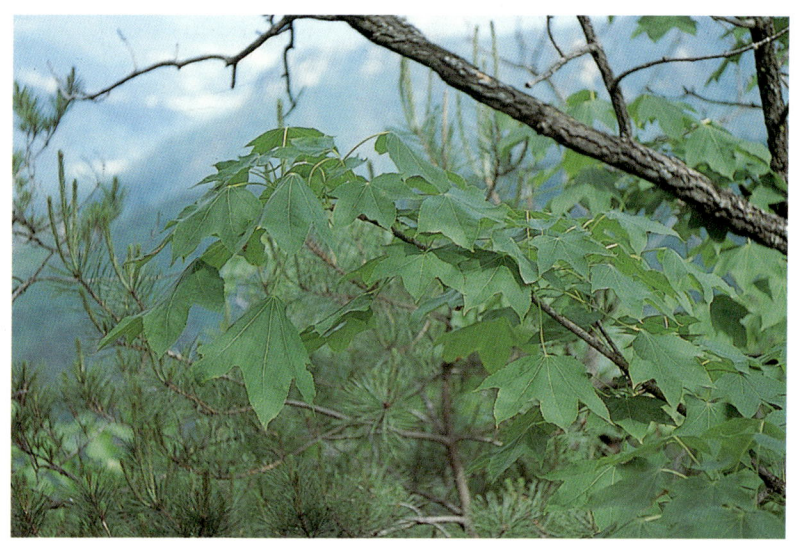
엄나무는 인삼과 비슷한 작용을 해 인삼 대신 쓸 수도 있다

세 겹으로 막은 다음 명주 끈으로 단단하게 묶고 항아리 겉을 굵은 새끼줄로 친친 감는다. 그 다음에 진흙을 이겨 3~5센티미터 두께로 바른 뒤 이것을 땅속에 묻은 항아리 위에 엎어 놓고 항아리가 서로 맞물린 부분을 진흙을 이겨 두껍게 발라 잘 봉한다. 마지막으로 항아리 위에 왕겨나 톱밥을 열 가마니쯤 붓고 불을 붙여 태운다. 일주일쯤 지나 왕겨나 톱밥이 다 타서 꺼지고 나면 아래 항아리에 고인 기름을 꺼내어 항아리에 담아 냉장고에 보관한 뒤 필요할 때마다 꺼내어 약으로 쓰면 된다. 신경통이나 요통, 만성 간염, 간경화, 황달 등에는 한 번에 소주잔 반 잔 정도에 생수를 다섯 배쯤 타서 복용하고, 옴이나 종기, 갖가지 피부병에는 기름을 아픈 부위에 바른다.

단전호흡을 하는 사람들이 호흡 수련을 잘못하여 생긴 늑막염이나 기운이 위로 치밀어 생긴 상기증, 즉 주화입마가 온 데에는 엄나무 뿌리를 생즙

내어 한 잔씩 하루 세 번 마시면 잘 낫는다. 엄나무에는 사포닌, 쿠마린, 정유 등이 들어 있는데, 사포닌 성분은 가래를 멎게 하고 염증을 없애는 작용을 하는 것으로 알려져 있다. 또한 엄나무는 인삼과 비슷한 작용을 해 인삼 대신 쓸 수도 있다. 엄나무를 오래 복용하면 신장 기능과 간장 기능이 튼튼해지고 당뇨병이나 신경통, 관절염에 걸리지 않는다고 한다.

약초 관찰 코스

화천 시외버스 터미널에서 삼화리행 버스를 탈 수 있다. 시간은 08:00부터 11:00, 14:10, 19:10이 있다. 삼화리-홍천행 버스는 08:20, 11:20, 14:30, 19:30에 운행된다. 요금은 650원이고 시간은 15~20분 정도 소요된다.
삼화리에서 큰고개를 거쳐 용화산 정상에 오르면서 약초를 관찰할 수 있다. 정상에서 성불령을 거쳐 다시 삼화리로 돌아온다.

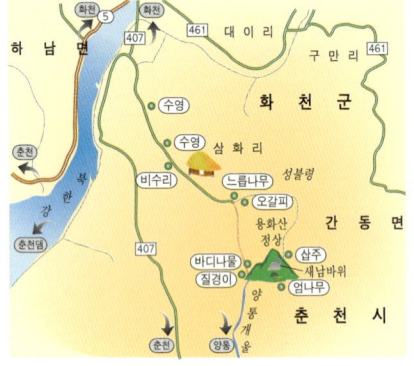

문의 : 화천 시내버스(033-441-2091)
　　　화천군청 관광문화과(033-440-2544)

천혜의 명당터

소백산 도솔봉

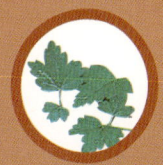

| 칠해목 | 겨우살이 | 백선 |

소백산(해발 1,440미터)

위치 : 경상북도 영주시, 충청북도 단양군

경상북도와 충청북도의 경계를 이루고 있는 소백산은 우리나라 12대 명산 중 하나로 '한국의 알프스'라고 불린다. 이 산은 총 면적이 320.5제곱킬로미터에 달하는 거대한 산줄기로, 정상인 비로봉을 비롯하여 연화봉(해발 1,394미터), 제2연화봉(해발 1,357미터), 국망봉(해발 1,421미터) 등 1,000미터 고봉들이 줄지어 있어 웅장한 산세를 이루고 있다.

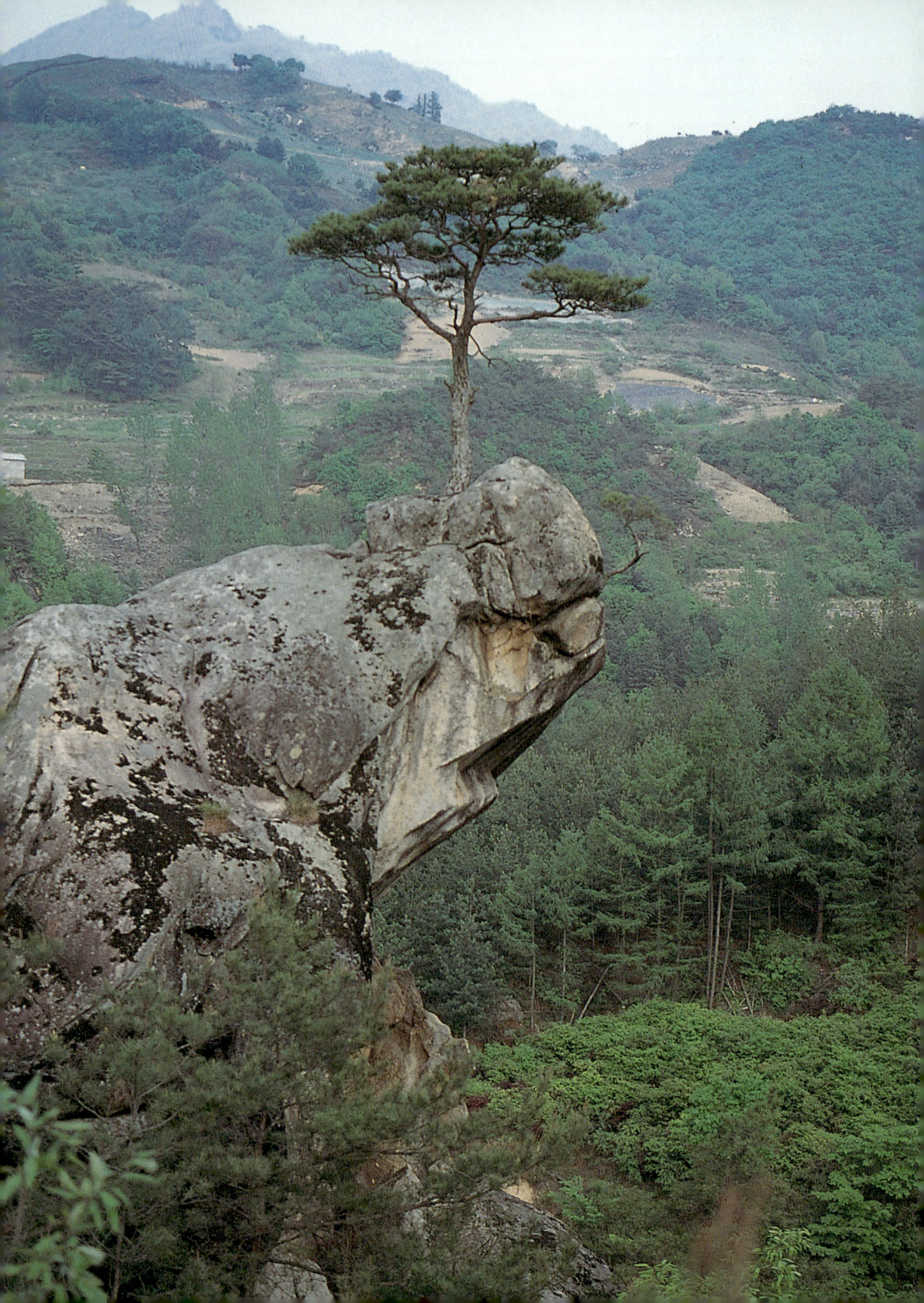

소백산 남쪽에 우뚝 솟아 있는 도솔봉은 옛부터 영험이 많고 신성한 산으로 알려져 왔다. 여기에는 산삼을 비롯한 신비로운 약초들이 수천 평 밭을 이루고 있으나 산신령의 심부름꾼인 큰 호랑이가 지키고 있어서 아무나 그 근처에 갈 수가 없다고 하고, 이 산속에 석가모니에 못지 않은 큰 깨달음을 얻을 수 있는 수도처가 있다는 말도 있다. 도솔봉과 묘적봉 사이로 뻗어 내린 갈래골과 안성금 마을은 《정감록》에서 전쟁과 역병, 기근을 피할 수 있는 천혜의 명당터 십승지 후보 중 하나로 밝히고 있어, 한때 《정감록》 비결을 믿는 사람들이 떼지어 모여들기도 했다. 남천 계곡 상류에서는 온천이 발견되기도 했다.

도솔봉에서 서남쪽으로 길게 뻗어 내린 연애골은 아직 인근 마을의 주민들한테까지도 거의 알려지지 않은 비경이다. 등산객은커녕 나물꾼이나 약초꾼도 거의 다니지 않아 산길도 제대로 나 있지 않고, 가끔 이 골짜기에서 처녀귀신이 나타난다는 소문에 마을 주민들도 들어가기를 꺼린다. 그러나 인적이 없는 곳일수록 자연은 더 풍요로운 법. 물이나 돌, 풀, 나무, 꽃 같은 것들을 친구로 삼으려는 사람들한테는 꿈에서나 그리던 이상향이 아니랴. 머리를 풀고 이히히 웃으면서 나타난다는 처녀귀신이여, 이 골짜기만은 이대로 천년 만년 감추어져 있게 하시기를.

연애골은 이름 그대로 연인들이 사랑의 밀어를 속삭이며 걷기에 좋을 만큼 완만하고 서정적이며 아기자기한 골짜기다. 깨끗한 반석들이 발길이 멈추는 곳마다 깔렸고, 시오리가 넘는 계곡을 따라 헤아릴 수 없을 만큼 많은 담소들이 맑은 물을 가득 담고 있으며, 이름도 없는 크고 작은 폭포들이 구슬을 꿴 듯 이어져 있다. 특히 이 골짜기에는 폭포가 많은데 길이가 30미터가 넘는 것, 3~4미터밖에 안 되는 것, 계단 모양을 한 것, 옆으로 길게 누운 것, 수직으로 곧게 선 것, 물줄기가 나선 모양으로 돌아서 떨어지는 것 등 마치 폭포 전시장에라도 온 듯하다.

물을 따라 골짜기를 오르면서 경치를 구경하고 약초를 관찰했다. 골짜기는 온통 꽃천지였다. 골짜기 아래쪽에는 조팝나무와 돌배나무가 가지 가득히 꽃을 피워 흰 눈을 뒤집어쓴 것 같았고, 중간쯤에 있는 연분홍빛 병꽃나무 꽃과 철쭉꽃들은 둥실둥실 하늘에 뜬 꽃구름을 보는 듯하였으며, 상류에는 노루귀며 얼레지 같은 것들이 바닥에 끝 간 데 없이 꽃을 달고 있어 마치 하늘의 별들이 땅에 내려와 있는 것 같았다. 꽃핀 돌배나무를 손으로 잡고 흔드니 천만 조각 꽃잎이 나비 되어 날아가 떨어져 물 따라 아득히 흘러가네.

열 살짜리 아이의 마음이 되어 한 뼘씩 자란 찔레순이며 줄딸기순, 국수나무순 따위를 꺾어 먹으면서 산을 올랐다. 비비추며 다래순, 참취, 개미취, 미역취, 고사리, 고추나무순, 우산나물 같은 산나물들이 왜 이다지도 많은지. 여인의 속살처럼 화사한 계곡 경치를 보랴, 꽃향기에 취하랴, 약초 찾으랴, 산나물 뜯으랴 공연히 눈과 손과 발, 온몸의 감각 신경이 바빠 어느 것부터 해야 할지 정신을 차리지 못하겠구나.

봄철에 산나물 아닌 새순이 어디 있으며 약초 아닌 풀뿌리가 어디 있으랴. 참나무 가지에 붙어 기생하는 겨우살이, 냇가 바위 틈에 뿌리를 박고 하얗게 꽃을 피운 돌단풍, 짚신을 삶아 먹는 것처럼 맛이 없다는 짚신나물, 산삼인지 착각하게 하는 오갈피나무, 하트 모양의 잎을 달고 있는 세신, 은방울 같은 꽃이 핀 둥굴레, 잎이 최고급 산나물인 삽주, 개두릅이라고도 부르는 엄나무, 10미터 밖에서도 냄새를 맡을 수 있는 더덕, 소나무를 감고 올라간 담장이덩굴, 발에 밟히는 질경이와 민들레, 잎에서 오이 냄새가 나는 오이풀, 바위마다 달라붙어 희고 작은 꽃을 피우는 바위말발도리, 옻나무와 공생하는 칠해목, 껍질을 물에 담그면 물이 파랗게 되는 물푸레나무, 깊은 산속 물가에 자라는 당귀, 당귀를 꼭 닮아서 개당귀라고 부르는 바디나물, 그 바디나물을 닮은 기름나물, 날카로운 가시를 달고 있는 지느러미엉겅퀴, 엉겅퀴 사촌이지만 가시가 없고 키가 작은 조뱅이, 크고 탐스런 흰 꽃을 피운 산작약, 사람의 발에 밟혀야만 잘 자라는 그령, 애기 똥처럼 노란 진이 나오고 노란 꽃이 피는 애기똥풀, 잎 모양이 호랑이 귀 같다는 범의귀, 뿌리가 봉황을 닮아 봉삼이라고도 부르는 백선, 이 모든 것들이 우리 산하의 보물 아닌 것이 없고 귀한 약초 아닌 것이 없으며 아름답고 신령스럽지 않은 것이 없다.

식물을 알지 못하면서 어찌 의약을 안다고 할 수 있으며, 식물을 가까이 하지 않으면서 어찌 몸과 마음이 건강할 수 있겠는가. 땅의 모든 식물은 자연이 대가 없이 준 가장 위대한 의사다. 뭇사람의 발에 짓밟히고 귀찮다고 제초제로 말려 죽이는 그 풀들이 사람을 살리는 진짜 명약이며 명의다.

칠해목을 달여 먹으면 옻독이 풀린다

자연에는 모든 질병을 고칠 수 있는 약이 있다. 그럼에도 질병으로 신음하고 죽어 가는 사람이 많은 것은 사람이 자연을 알지 못하고, 또 알려고

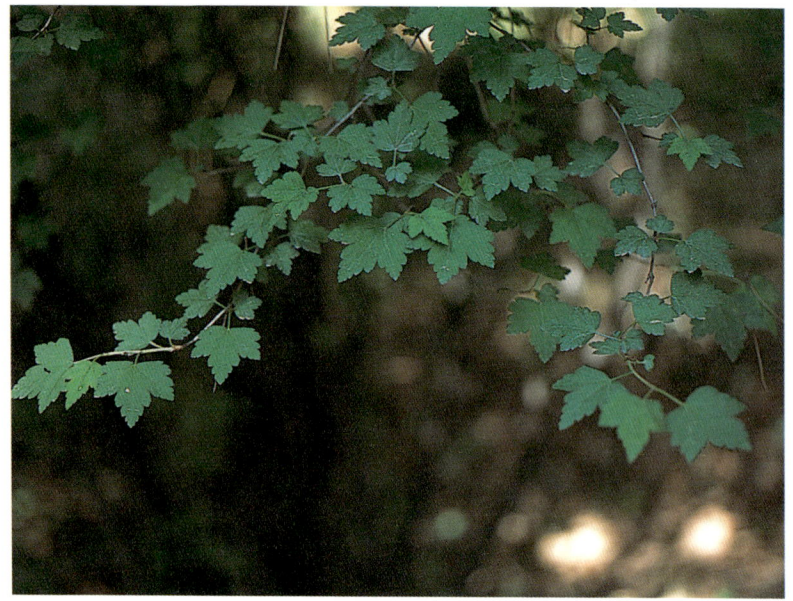

칠해목은 옻독을 푸는 신약이다

하지 않기 때문이다. 나는 하찮게 여기는 풀이나 나무가 인류가 불치병으로 여기고 있는 질병에 매우 큰 효력을 발휘하는 것을 보고 깜짝 놀란 일이 많다. 옻독을 푸는 데 신약이라고 할 칠해목(漆解木)에 대한 이야기도 식물의 생태를 나름대로 연구하던 중에 알게 된 것이다.

옻나무를 만지거나 몸이 닿으면 옻이 오르는 사람이 많다. 옻으로 인한 피부염은 농촌 사람들한테 매우 심한 고통을 주는 질병 중에 하나이다. 몸에 열이 많으며 혈액형이 O형이고 소양 체질인 사람이 옻을 심하게 탄다. 옻이 올랐을 때 쓰는 민간 요법으로는 쌀을 씹어서 바르거나 날달걀을 깨어서 바르거나 밤나무 삶은 물을 바르거나 백반을 녹여서 바르는 등의 방법들이 있다. 웬만한 증상에는 이런 방법으로 효과를 볼 수 있지만, 옻이 온몸에 올라 퉁퉁 붓고 진물이 흐르고 몹시 가렵고 고통스러울 때에는 어떤 치료법을 써도 잘 낫지 않는다.

 그러나 독약이 있으면 그 독을 풀 수 있는 약도 그 가까이에 있는 것이 오묘한 자연의 법칙이다. 여러 해 전에 강원도에 있는 어느 옻나무 숲을 관찰하러 갔을 때의 일이다. 무성한 옻나무 숲에서 맑은 물이 흘러내리고 있었다. 그런데 이곳 주민들의 얘기로는 이 물을 마시거나 목욕을 하면 절대로 옻이 오르지 않는다는 것이다. 또 이 옻나무 숲에서 옻나무를 만지거나 해도 절대로 옻이 오르지 않는다고 했다. 주민들의 말에 흥미를 느낀 나는 그 옻나무 숲을 자세히 살펴보았다. 의문에 대한 답은 가까운 곳에 있었다. 옻나무와 한데 어울려 자라고 있는 키 작은 식물이 눈에 띄었던 것이다. 그것은 바로 칠해목이었다. 그 뒤로 이 나무와 옻나무와 공생하고 있는지를 알

칠해목으로 옻독을 치료하는 방법

① 칠해목 잎과 줄기 200그램을 생으로 잘게 썰어 따뜻한 물 4리터에 두 시간쯤 담가 두었다가 천천히 불을 때면서 물이 반으로 줄어들 때까지 달인다. 이렇게 달이면 진한 맥주 빛깔이 나는데 이것을 천으로 걸러서 한 번에 100밀리리터씩 하루 세 번 마신다. 증상이 가벼운 사람은 2~3일, 심한 사람은 3~7일 동안 복용하면 치유된다.

② 칠해목 달인 물을 복용하면 첫날부터 염증이나 화끈화끈하고 가려운 증상, 부종 등이 없어지고 살갗이 꾸득꾸득하게 마르면서 깨끗하게 낫는다. 부작용과 독성이 없으며 100퍼센트 완치된다. 다른 치료법보다 효과가 두 배 이상 빠르며 가장 안전하고 확실한 치료법이다.

아보기 위해 여러 군데의 옻나무 숲을 살펴보았는데, 그 결과 많은 곳에서 옻나무와 칠해목이 공생한다는 사실을 알아냈다.

　칠해목은 큰 산에서 갈라진 작은 산줄기의 계곡이나 야산, 개울둔덕, 밭기슭, 마을 주변의 숲 같은 데서 옻나무와 공생하거나 옻나무에서 1~5미터 정도 떨어진 곳에서 자란다. 옻나무와 공생하고 있는 것을 보면 뿌리가 서로 감겨 있으며 이 나무만 홀로 자라고 있는 경우에도 자세히 살펴보면 옆에 죽은 옻나무 그루터기가 있다. 옻나무 수백 그루를 살펴본 결과, 90퍼센트 이상이 칠해목과 공생하고 있는 사실을 확인할 수 있었다. 칠해목은 낙엽성 떨기나무로 키가 1~1.5미터쯤 자란다. 나무줄기가 땅에 닿아 흙에 덮인 곳에서 뿌리가 내린다. 잎은 손바닥 모양으로 갈라졌으며 잎꼭지가 있다. 밑부분은 심장 모양이고 끝이 뾰족하며, 가장자리는 톱니 모양으로 되어 있다. 겨울철에도 푸른색이 남아 있거나 단풍 든 잎이 두세 장씩 붙어 있으며 따뜻한 지방에서는 겨울에도 잎이 더러 살아 있는 경우가 있다.

'황금가지'로 불리는 만병통치약, 겨우살이

　겨우살이는 참나무, 오리나무, 밤나무, 버드나무, 팽나무 같은 낙엽 활엽수의 줄기에 뿌리를 박아 물과 영양분을 흡수하면서 살아가는 늘푸른 여러해살이 기생목이다. 모든 나무가 잎을 떨어뜨린 한겨울에 홀로 푸름을 자랑하니 옛사람들이 이를 신성하게 여기지 않을 수 없었을 것이다. 잎과 줄기가 모두 진한 녹색이고 가지가 두 갈래로 계속 갈라지고 가지 끝에 잎은 마주나기로 난다. 잎은 두껍고 앞뒤가 같으며 선인장처럼 물기가 있고 연해서 잘 부러진다. 그러나 가지는 탄력이 있어서 강한 바람에도 여간해서는 부러지지 않는다.

겨울에 노랗고 투명한 콩알 모양의 열매가 달리는데 이것을 까치나 산비둘기 같은 산새들이 즐겨 먹는다. 열매에는 끈적끈적한 점액이 많이 들어 있어 새들이 이것을 먹고 나서 부리에 붙은 씨앗을 떼어내려고 다른 나뭇가지에 부리를 비비는데 이때 씨앗이 들러붙는다. 점액이 마르면서 접착제처럼 씨앗을 나뭇가지에 단단하게 고정시킨다. 그리고 이 상태로 겨울이 지나고 봄이 오면 씨앗에서 싹이 나와 나뭇가지에 뿌리를 박게 된다.

겨우살이는 '황금가지'라는 찬사를 받을 만큼 다양하고 뛰어난 약효를 지닌 식물이다. 우리나라에서 나는 겨우살이 중에서는 반드시 참나무나 떡갈나무에서 자란 것만을 약으로 쓴다. 버드나무나 밤나무 같은 데서 자란 것을 달여 먹으면 머리가 몹시 아프거나 하는 부작용이 생기기 때문이다.

겨우살이는 동맥경화와 고혈압을 치료하는 데 탁월한 효과가 있다. 혈압을 완만하게 떨어뜨리면서 그 효과가 오래 지속되며, 혈액 속의 콜레스테롤 수치를 낮춰 동맥경화로 인한 여러 심장병을 낫게 하고 심근의 수축 기능을 강화시킨다.

하루 30~60그램을 달여 먹으면 동맥경화로 인한 중풍을 예방할 수 있다. 여기에 산사, 마늘 등을 같이 쓰면 더할 나위 없는 고혈압 치료제가 된다. 협심증에도 겨우살이를 먹으면 통증이 가라앉는데 이것은 겨우살이가 관상 동맥을 확장하고 혈액의 흐름을 빠르게 하기 때문이다. 고혈압 치료약을 먹던 사람이 겨우살이를 복용하고 난 후 약을 끊어 버린 사례가 많을 만큼 뛰어난 고혈압 치료약이다.

　겨우살이는 근육과 뼈를 튼튼하게 하고 간과 신장을 이롭게 하므로 류머티즘 관절염을 비롯한 요통, 신경통 등에도 효력이 크다. 당귀, 천궁, 두충, 속단, 위령선, 복숭아 씨 등을 더해 써도 좋지만 겨우살이 한 가지만을 써도 좋은 효과를 볼 수 있다. 말려서 가루 내어 알약으로 짓거나 달여서 먹으면 중풍으로 인한 반신불수나 사지마비 등을 푸는 데에도 효과가 있다. 겨우살이는 마비를 풀고 척추와 말초 신경이 손상된 것을 회복시키는 작용을 한다. 3개월 이상 꾸준히 복용해야 효과를 본다.

　아이를 가진 여성의 유산을 막는 안태약으로도 사용된다. 임신 중에 자궁

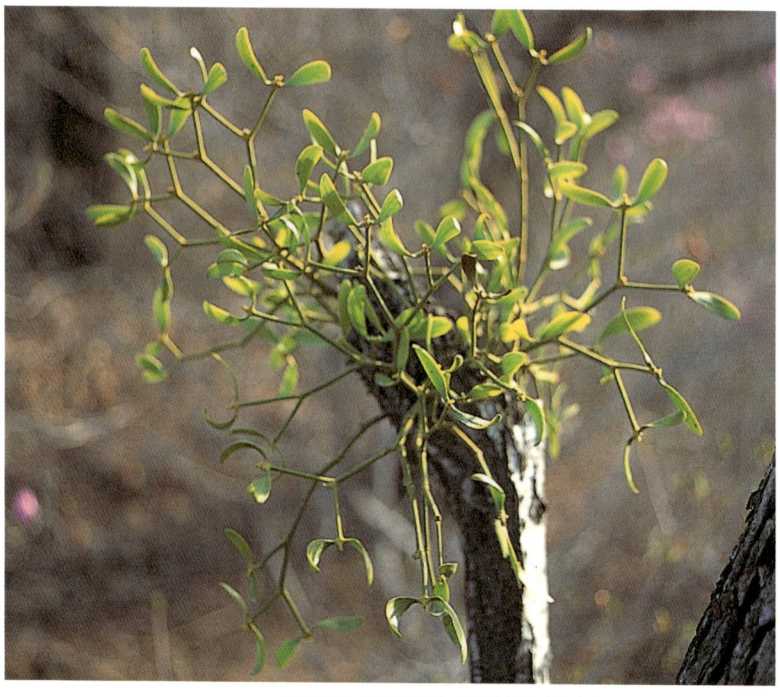

겨우살이는 '황금가지'라는 찬사를 받을 만큼 다양하고 뛰어난 약효를 자랑한다

에서 피가 나오거나 아랫배와 허리가 아프면 유산할 징조인데 이럴 때 겨우살이, 하수오, 당귀 등을 달여 먹거나 가루 내어 알약을 지어 먹으면 유산을 막을 수 있고 피나는 것도 멎는다. 여성의 생리 불순, 자궁염, 산후에 나쁜 것이 잘 빠져나오지 않는 데 등에도 효과가 좋다. 젖이 잘 나오지 않을 때에는 황기와 으름덩굴을 같이 넣어 달여 먹으면 젖이 잘 나온다.

겨우살이는 항암 효과가 매우 높다. 요즘 유럽에서 가장 널리 쓰는 천연 암 치료제가 바로 겨우살이 추출물이다. 독일에서만 한 해 300톤 이상의 겨우살이를 가공하여 항암제 또는 고혈압, 관절염 치료약으로 쓰고 있다. 그런데 최근 우리나라에서 자란 겨우살이가 유럽산 겨우살이보다 항암 효과가 20배 이상 높다는 사실이 밝혀졌다.

겨우살이는 독이 없고 모든 체질에 맞으며 신진대사 기능을 좋게 하고 통증을 멎게 하는 작용을 하므로 누구나 안심하고 복용할 수 있다. 겨우살이의 주성분은 올레아놀산과 사포닌, 아미린, 아라킨, 비스찐, 고무질 등인데 이들 성분은 암세포 성장을 억제한다.

다른 나라에서 실험한 것에 따르면 동물 실험에서 겨우살이를 달인 물이 암세포를 77퍼센트 억제하였고 흰생쥐에게 이식한 암세포의 성장을 90퍼센트 이상 억제했다고 한다. 위암에는 겨우살이 생즙을 짜서 한 잔씩 마시고, 그 밖의 다른 암에는 겨우살이 30~60그램을 진하게 달여 수시로 차 마시듯 마시면 효험이 있다. 민간에서는 겨우살이만을 부지런히 달여 먹고 신장암과 위암 등을 고친 예가 더러 있다.

겨우살이로 담근 술은 기동주(寄童酒)라고 불린다. 생리가 일정하지 않거나 월경 과다, 자궁 출혈, 대하 등에 천하의 명약이라 할 만하다. 특히 산후에 이 술을 조금씩 마시면 몸 안에 있는 어혈이 깨끗하게 풀려 나온다. 또 겨우살이를 35도 이상의 술에 1년쯤 담가 두었다가 그 술을 끓여서 뜨거울 때 마시면 고혈압, 신경통, 관절염, 근육통에 효과가 크다. 겨우살이를 겨울철에 채취하여 깨끗하게 씻은 다음 잘게 썰어 항아리에 넣고 겨우살이 분량의 3~4배쯤 술을 붓는다. 그러고는 이것을 밀봉하여 서늘한 곳에서 1년쯤 숙성시키면 독특한 향기가 나는 겨우살이 술이 된다. 이것을 하루 두세 번, 한 번에 소주잔으로 반 잔에서 한 잔씩 마신다.

겨우살이로 질병을 치료하는 방법

① 위궤양

겨우살이 80킬로그램을 물로 진하게 달여 고약처럼 만들어 15리터가 되게 한 다음 하루 세 번, 한 번에 5밀리리터씩 밥 먹는 중간에 먹는다. 복통이 심한 환자는 처음에는 죽을 먹고 맵고 짠 음식을 피하도록 한다. 부작용이 없고 위궤양을 잘 낫게 한다. 위궤양의 주요 증상인 속쓰림을 없애는 데 효과가 뛰어나다.

② 간암

두릅나무 껍질 40그램, 애기똥풀 50그램, 자작나무버섯·겨우살이 각 20그램, 조릿대·황기 각 15그램, 오갈피·금은화 각 8그램, 전호·엄나무 껍질·감초 각 5그램, 장춘화·짚신나물·돌이끼·마가목 열매 각 2그램을 물로 달여 하루 세 번에 나누어 밥 먹기 전에 먹는다.

③ 자궁 출혈

아교 8그램, 쑥·마디풀·겨우살이 각 4그램, 오적골 2그램을 한 첩으로 하여 하루 두 첩을 물로 달여 먹는다. 10일 이내에 출혈이 멎는다.

④ 습관성 유산

백출·황금·겨우살이·속단·감초 각 9그램, 백복령·연실 각 15그램, 사인 3그램을 한 첩으로 하여 물로 달여서 하루 한 두 번 빈속에 먹는다. 임신하기 전부터 매월 5일 동안 먹으며 임신한 뒤에는 하루 걸러 먹는데 임신 7개월까지 계속해서 먹는다. 겨우살이는 안태 작용에 효과가 크다. 이 처방으로 습관성 유산을 80퍼센트 이상 치료할 수 있다.

겨우살이 잎은 신경 쇠약에 상당한 효과가 있다. 하루 10~30그램을 달여 차로 마시면 가슴 두근거림, 불면증이 사라진다. 또 노랗게 익은 열매를 오래 고아서 고약처럼 만들어 유방암, 피부 종양 등에 바르면 좋은 효과를 볼 수 있다.

드루이드 교도들은 겨우살이를 만병통치약이라 했고 지금도 프랑스, 아일랜드, 스코틀랜드의 일부에서는 만병통치약이라면 겨우살이를 뜻한다고 한다. 우리나라에서는 산삼이 만병통치약의 상징이었지만 유럽에서는 겨우살이가 만병통치약의 상징이었다. 말린 겨우살이를 오랫동안 두면 황금빛으로 변한다. '황금가지'라는 이름도 이 때문에 생겨난 것이다. 항암 효과가 세계에서 가장 높은 우리나라의 겨우살이는 진짜 황금 못지 않은 가치를 지닌 '보물나무'임에 틀림없다.

봉황삼으로 불리는 백선

백선은 봉삼(鳳蔘) 또는 봉황삼(鳳凰蔘)으로 알려져서 한 뿌리에 수천만 원이나 수억 원에 거래되기도 했던 식물이다. 뿌리의 생김새가 봉황을 닮았고 산삼보다 약효가 더 높다고 선전하면서 이것으로 담은 술을 은밀하게 팔아 엄청난 재산을 모은 사람도 꽤 여럿 있었다. 가끔 중앙 일간 신문에도 어떤 스님이 꿈에 계시를 받아서 큰 봉삼을 여러 뿌리 캤는데, 값으로 따지면 몇 억쯤 되는 것을 자선 단체에 기증하기로 했다는 식의 엉터리 기사가 버젓이 실리기도 했다. 내가 잘 아는 한 승려는 봉삼을 팔아 한 해에 100억 이

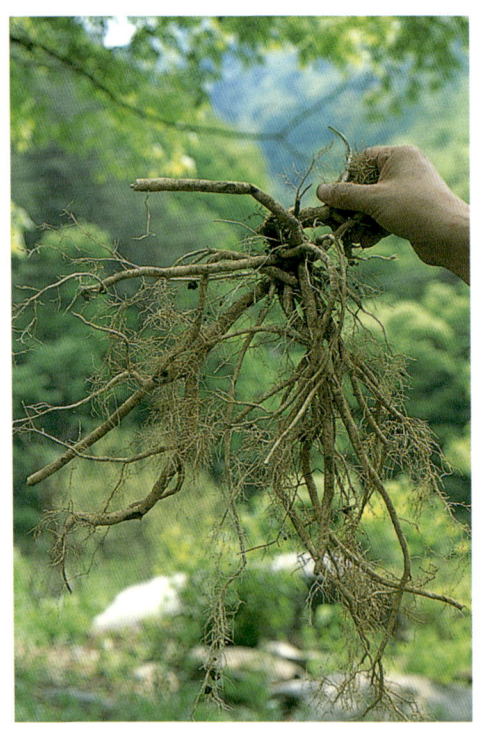

백선 뿌리야말로 봉삼이라는 이름을 가질 자격이 있는 약초다

상을 벌어들여 어마어마한 규모의 사찰을 여러 채 지었다. 덩달아서 아무것도 모르는 한의사나 자칭 약초 전문가들이 봉삼이 산삼을 능가하는 선약이며 산삼보다 구하기 더 어려운 것이라고 떠들어대서, 온 국민들이 봉삼이야말로 진짜 산삼보다 나은 영약이라고 믿게끔 되었다. 나는 요즘에도 봉삼이 어떻게 생겼으며 어떻게 하면 구할 수 있느냐는 질문을 더러 받는다.

봉삼이 산삼의 한 종류라고 하는데 전혀 그렇지 않다. 본디 봉삼이라는 이름은 일본인 가네무라[今村]가 쓴 《인삼사(人蔘史)》라는 책에서 나온 말로, 그 책에 따르면 만주 지방에 뿌리 모양이 봉황을 닮은 삼이 있는데 그것을 봉삼이라고 한다는 것이다. 그러나 그것은 인삼이나 산삼 중에 봉황을 닮은 것을 봉삼이라고 한다는 뜻이지 봉삼이라고 하는 식물이 따로 있다는 뜻이 아니다. 백선은 흔한 식물도 아니지만 그렇게 귀한 식물도 아니다. 백선은 뿌리 껍질을 백선피라고 하여 흔히 피부병 치료약으로 사용하는데, 한약재 시장에 가면 600그램을 2,000~3,000원이면 살 수 있다. 물론 중국에서 수입한 것이다.

그러나 약초의 가치는 그것이 얼마나 귀하고 흔하냐가 아니라 약효가 얼마나 뛰어나냐에 따라 평가해야 할 것이다. 그렇게 따진다면 백선 뿌리에 봉삼이라는 이름을 붙여서 비싸게 받는 것이 오히려 타당한 일인지도 모른다. 백선 뿌리는 알레르기성 비염, 기침, 천식, 간염 등에 탁월한 효력을 지닌 약초기 때문이다.

군대의 어느 한 장군은 알레르기성 비염으로 오랫동안 몹시 고생하고 있었다. 온갖 좋다는 약은 다 먹어 보고 이름난 병원을 골라 다니면서 치료를 받았으나 별 효과가 없었다. 그러던 중 부하 한 명이 산삼보다 더 귀한 봉삼이라는 것을 구했다면서 백선 한 뿌리를 선물로 갖고 왔다. 맛이 몹시 써서 먹기가 고약했지만 날것으로 조금씩 먹어야 효과가 난다고 해서 날마다 조금씩 먹기 시작했다. 그랬더니 어느 사이에 알레르기성 비염이 완전히 낫게 되었고 면역력이 강해져 그 뒤로는 지금까지 감기에도 한 번 걸리지 않을 만큼 몸이 건강해졌다. 그 뒤로 군대에 있는 여러 장군들과 지휘관들이 앞다투어 백선 뿌리를 구해다가 정성 들여 먹었는데 거의 대부분 상당한 효과를 거두었다.

한 아주머니는 간이 몹시 나빠서 병원에서 치료가 불가능하다는 판정을 받은 상태였는데, 백선 뿌리를 담가 만든 술 그러니까 봉삼주 한 병을 날마다 조금씩 마시고는 깨끗이 나았다. 이 밖에 백선 뿌리를 먹고 폐결핵이 나은 사람도 있고 위장병이 나은 사람도 있으며 천식, 관절염이 나은 사람이 있다.

백선은 여름철에 하얗게 피는 꽃이 아름답고 향기가 좋아서 관상용으로도 좋고 야생화 애호가들한테도 인기가 있다.

약초 관찰 코스

사인암은 교통이 편리한 곳이다. 월산행, 방곡행, 남조행 버스가 모두 사인암을 경유한다. 터미널 앞 시내버스 정류장이나 고수대교 앞 정류장에서 버스에 승차할 수 있다. 사인암까지 요금은 1,500원이고, 시간은 30분 정도 소요된다.

고수대교-월산행 버스는 06:10, 13:40, 18:50이고, 월산행-고수대교행 버스는 07:00, 14:45, 17:50이다.

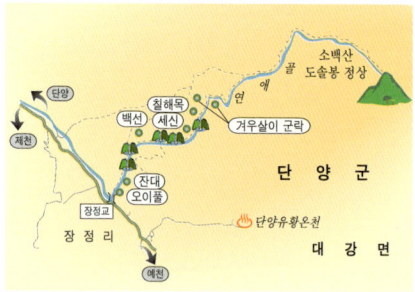

고수대교-방곡행 버스는 09:00, 10:40, 13:00, 15:20이고, 방곡-고수대교행 버스는 10:00, 11:50, 14:00, 16:15이다. 고수대교-남조행 버스는 06:10, 08:05, 09:35, 11:20, 12:40, 14:50, 16:40, 18:30, 19:50이고, 남조-고수대교행 버스는 07:15, 08:50, 10:50, 12:20, 13:40, 15:50, 17:50, 19:20, 20:30이다(사인암과 월산, 방곡, 남조는 20~30분 거리).

사인암에서 운선구곡, 장정리를 거쳐 연애골을 따라 오르면서 약초를 관찰할 수 있다.

문의: 단양 시내버스 터미널(043-422-2866)

흰 짐승이 많이 나는 신령스러운 섬
백령도

| 쑥 | 인동꽃 | 순비기나무 |

백령도

위치 : 인천광역시 옹진군 백령면

북한과 가장 가깝게 있는 섬. 간척지 매립 사업으로 국내에서 여덟 번째로 큰 섬이 되었다. 군사적으로도 매우 중요한 곳이기 때문에 들어가려면 절차를 거쳐야 하지만, 일단 들어가 보면 자연 그대로의 섬의 매력에 빠져들고 만다. 심청이 몸을 던진 인당수가 보이며 섬 동쪽 용기원산 아래의 선대바위는 고려 충신 이대기가 《백령지》에 '늙은 신의 마지막 작품'이라 표현했을 만큼 기기묘묘함을 자랑한다. 진촌리 북쪽 해안에는 국내 유일의 물개 서식지인 물개바위가, 용기 포구 옆에는 세계에서 두 곳밖에 없는 규조토 해변(일명 사곶 해안)이 있다.

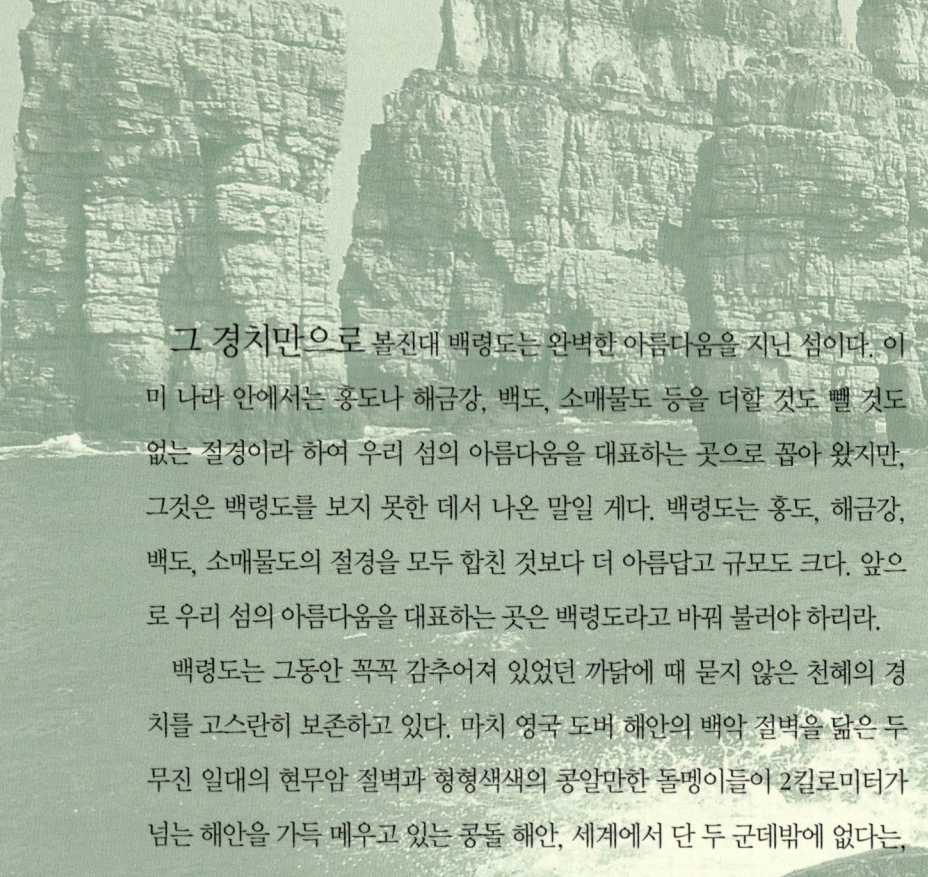

　그 경치만으로 볼진대 백령도는 완벽한 아름다움을 지닌 섬이다. 이미 나라 안에서는 홍도나 해금강, 백도, 소매물도 등을 더할 것도 뺄 것도 없는 절경이라 하여 우리 섬의 아름다움을 대표하는 곳으로 꼽아 왔지만, 그것은 백령도를 보지 못한 데서 나온 말일 게다. 백령도는 홍도, 해금강, 백도, 소매물도의 절경을 모두 합친 것보다 더 아름답고 규모도 크다. 앞으로 우리 섬의 아름다움을 대표하는 곳은 백령도라고 바꿔 불러야 하리라.
　백령도는 그동안 꼭꼭 감추어져 있었던 까닭에 때 묻지 않은 천혜의 경치를 고스란히 보존하고 있다. 마치 영국 도버 해안의 백악 절벽을 닮은 두무진 일대의 현무암 절벽과 형형색색의 콩알만한 돌멩이들이 2킬로미터가 넘는 해안을 가득 메우고 있는 콩돌 해안, 세계에서 단 두 군데밖에 없다는,

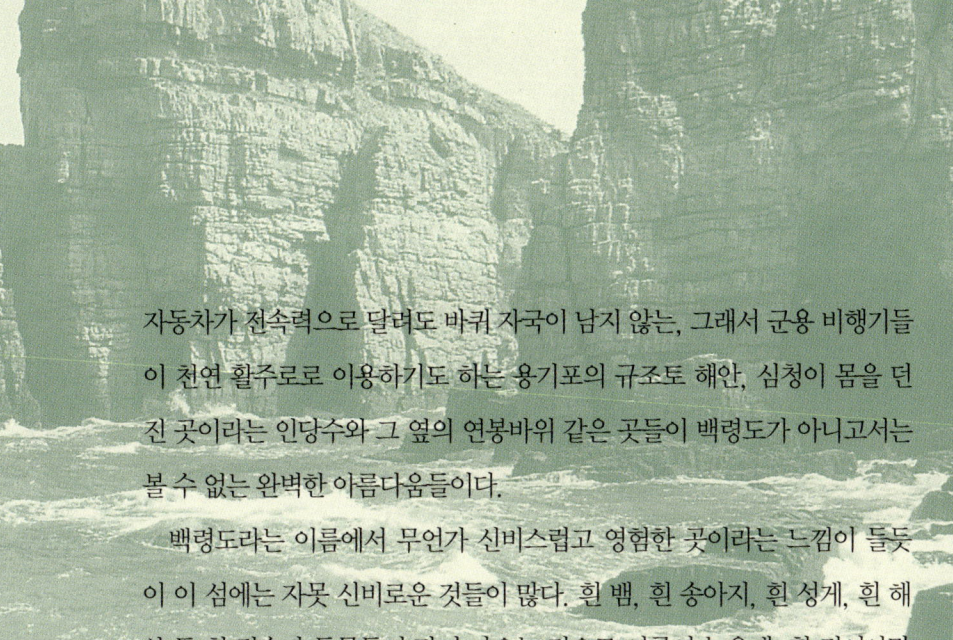

자동차가 전속력으로 달려도 바퀴 자국이 남지 않는, 그래서 군용 비행기들이 천연 활주로로 이용하기도 하는 용기포의 규조토 해안, 심청이 몸을 던진 곳이라는 인당수와 그 옆의 연봉바위 같은 곳들이 백령도가 아니고서는 볼 수 없는 완벽한 아름다움들이다.

 백령도라는 이름에서 무언가 신비스럽고 영험한 곳이라는 느낌이 들듯이 이 섬에는 자못 신비로운 것들이 많다. 흰 뱀, 흰 송아지, 흰 성게, 흰 해삼 등 흰 짐승과 동물들이 많이 나오는 것으로 이름이 높은데, 흰 것이야말로 상서로운 기운이 서려 있는 것이고 그 흰 것이 많이 나는 백령도야말로 진짜 영험한 땅이 아닐까.

쑥 이야기

　　백령도의 신비로움과 영험함을 대표할 만한 이 섬의 특산물은 싸주아리쑥이다. 싸주아리쑥은 백령도와 강화도, 남양만 일대 그리고 서해안 일부에서만 자라는 쑥의 한 종류로서 가장 약성이 높고 품질이 좋은 약쑥이다.

　　싸주아리쑥은 여느 쑥보다 대궁이 가늘고 잎 뒷면이 희며 흰 털이 보송보송 나 있으며 가냘프게 생겼고 향이 매우 부드럽다. 본디 강화도의 싸주아리쑥은 중국이나 일본에까지 알려질 정도로 품질과 약성이 좋기로 이름이 나 있었다. 그러나 지금 현재 야생 싸주아리쑥은 강화도에서 거의 멸종되었고 비료와 농약으로 재배하는 것만이 남아 있을 뿐이다. 그러나 백령도

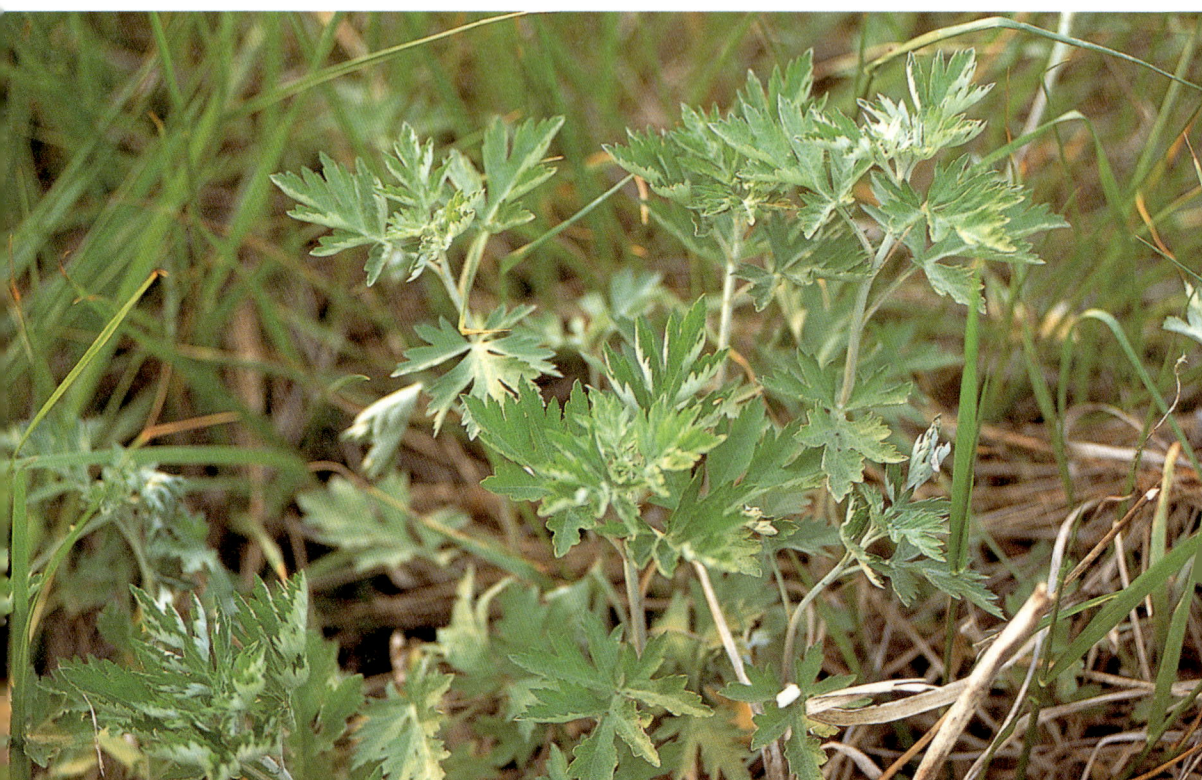

백령도를 비롯한 서해안 일부에서만 자라는 약성이 가장 높은 싸주아리쑥

에서는 산이나 들 어디에서나 손에 잡히는 것이 모두 싸주아리쑥이니 이 섬은 전부가 최고의 쑥밭이다. 싸주아리쑥은 그 자체에 강한 열기를 지니고 있어서 이슬이 잘 맺히지 않고 이슬이 맺혀도 빨리 말라 버린다.

쑥의 약효에 대해 말하자면 한두 가지가 아니다.

첫째, 쑥은 모세혈관을 튼튼하게 하는 작용이 뛰어나다. 중풍으로 쓰러져 반신불수가 된 87세의 할머니를 쑥으로 치료한 적이 있다. 할머니는 평소 혈압이 높아 최고 혈압이 180쯤 되었다고 한다. 품질 좋은 싸주아리쑥 잎을 차로 달여 조금씩 마시게 했더니 7일 만에 혈전이 다 풀리고 회복되어 마음대로 걸어다닐 수 있게 되었다. 그때 혈압을 재어 보니 220이 넘었다. 계속 쑥을 달여 먹었으나 혈압은 더 이상 낮아지지 않았다. 그러나 혈관이 몹시 튼튼해져서 다시는 중풍으로 쓰러지는 일 없이 99살까지 건강하게 살다 돌아가셨다. 쑥은 혈관을 튼튼하게 하여 혈압이 높더라도 혈관이 터지지 않게 한다.

혈관의 상태는 눈을 보면 알 수 있다. 눈이 붉게 충혈되고 핏발이 자주 서는 사람은 중풍에 걸릴 위험이 높은 사람이다. 혈압이 높고 낮은 것과는 큰 상관이 없다. 혈압이 높더라도 모세혈관이 튼튼하면 뇌출혈을 일으키지 않는다. 눈의 혈관은 뇌의 혈관과 거의 같다. 눈이 붉게 충혈될 정도면 이미 수백 수천 개의 혈관이 터져 있는 상태인 것이다. 적어도 열 개 이상의 핏줄이 터져야 겨우 눈으로 볼 수 있다. 눈이 충혈되었을 때나 핏발이 섰을 때 쑥잎을 달여서 마시면 얼마 지나지 않아서 핏발이 사라진다. 쑥은 모세혈관을 튼튼하게 할 뿐만 아니라 더 이상 출혈이 일어나지 않도록 막아 준다.

둘째, 쑥은 파혈 작용이 몹시 강하다. 파혈 작용이란 죽은 피나 어혈을 분

우리나라 쑥의 우수성

품질 좋은 싸주아리쑥은 산삼, 자초를 능가하는 천하 으뜸의 영약이다. 쑥에 담겨진 비밀을 온전히 깨닫는 자는 화타와 편작을 능가하는 신의(神醫)가 될 수 있을 것이다. 쑥을 중국에서는 쑥 애(艾) 자로 쓰지만 우리나라에서는 쑥 봉(蓬) 또는 쑥 봉(蓬) 자에 명아주 래(萊) 자를 합쳐서 봉래(蓬萊)라고 쓴다. 중국에서는 오래전부터 삼신산(三神山)에 자라는 봉래가 바로 진시황이 찾던 불로초(不老草)라는 말이 전해져 내려온다. 봉래는 우리나라에서 자라는 쑥을 가리키고 삼신산은 우리나라의 백두산, 지리산, 한라산을 가리킨다. 그러므로 이 말은 곧 불로초는 바로 우리나라 땅에서 자라는 쑥이라는 뜻이다. 옛말에 봉래 신선장(神仙杖), 봉래 벽사장(劈邪杖)이라는 말이 있는데 둘 다 쑥이 무병장수하고 나쁜 것들을 물리칠 수 있다는 것을 강조하는 말이다.

세계의 모든 나라에 쑥이 자라지만 나라마다 그 성질이 각기 다르다. 유럽이나 러시아에 자라는 웜우드라고 하는 쑥은 독성이 강해 먹을 수가 없고, 압생트 술의 원료로 쓰이는 프랑스·독일 등지에서 자라는 쑥은 간질 발작이나 환각 작용을 일으킬 수 있다. 프랑스의 시인 알프레드 뮈세, 화가인 로트렉, 빈센트 반 고흐 같은 사람들이 모두 압생트 주 중독으로 인한 간질 발작으로 목숨을 잃거나 자살했다. 중국이나 일본 등지에서 자라는 쑥도 우리나라의 쑥과는 조금 다르다. 다른 나라에서 자라는 쑥들은 모두 독성이 있어 음식으로도 약으로도 쓰지 않지만, 우리나라에서 자라는 쑥만은 독성이 약하거나 없다.

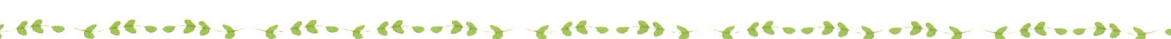

해해서 몸 밖으로 빼내는 작용이다. 지방간과 간경화증에 쑥이 특효가 있는데 쑥이 간에 쌓여 있는 어혈과 지방 덩어리를 분해하여 간 기능을 회복시켜 주기 때문이다. 간은 벌집 모양의 많은 방으로 구성되어 있는데 간 기능이 나빠지면 간의 아랫부분에서부터 기름이 끼기 시작하고 간이 울퉁불퉁하게 부어올랐다가 나중에는 딱딱하게 굳는다. 쑥은 이 딱딱하게 굳은 어혈과 기름

좋은 쑥은 어떤 쑥인가

쑥을 재래식 화장실에 넣어 두면 화장실 냄새가 싹 가신다. 그만큼 쑥은 나쁜 냄새나 공기 중에 있는 이물질을 흡수하는 성질이 강하다. 따라서 농약을 치는 밭 주변에서 자란 쑥도 농약 성분을 고스란히 흡수하면서 자랄 수밖에 없다. 그러므로 농약을 치는 경작지로부터 최소한 1킬로미터는 떨어진 곳에서 자란 것이라야 안전하다고 할 수 있다. 우리나라에서는 강화도와 자월도, 남양반도, 백령도에 자라는 싸주아리쑥이 가장 약효가 좋은 것으로 알려져 있다. 비료나 농약을 주지 않고 야생으로 자란 싸주아리쑥은 백령도 말고 다른 지역에서는 구할 수 없을 정도로 몹시 희귀하다.

쑥을 채취하는 시기도 중요하다. 음력 5월 단오 무렵에 채취해야 한다. 단오 이전의 쑥은 약성이 모자라고 단오가 지난 것은 독성이 있다. 단오 무렵에 채취해서 비와 이슬을 맞히지 않고 그늘에서 말리되 절대로 곰팡이가 피지 않게 말려야 한다. 작은 다발로 성글게 엮어서 잎 부분이 아래쪽으로 가게 처마 밑에 걸어서 말리면 된다.

완전히 바삭바삭하게 말리지 말고 수분이 약간 남아 있게 말려서 한지 같은 통풍이 잘 되는 종이로 싼 다음, 무거운 것으로 눌러서 공기가 잘 통하는 곳에 보관한다. 수분이 약간 남아 있어야 쑥이 미생물로 인해 천천히 발효된다. 7년 묵은 병에 3년 묵은 쑥을 구한다는 맹자의 기록대로 쑥은 3년 이상 묵은 것이라야 약으로 쓸 수 있다. 쑥은 오래 묵은 것일수록 효과가 좋고 독이 없다. 이렇게 잘 말려서 5년이 지난 쑥은 천금보다 더 큰 가치가 있다. 흔한 쑥은 약재 시장에서 1,000~2,000원이면 구할 수 있지만, 이렇게 제대로 된 쑥은 천금을 주고도 구하기 어렵다.

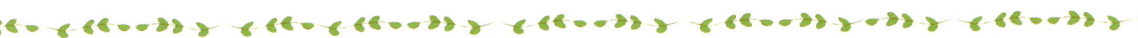

덩어리를 부수어 몸 밖으로 빼낸다. 간경화증 환자가 쑥만 먹고도 나은 사례가 많다.

셋째, 청혈, 생혈 작용이 강하다. 쑥은 피를 만들어 내고 혈액이 온몸으로 원활하게 흐르게 도와 준다. 쑥은 혈액을 간과 골수에서 만드는 데 도움을 주고 몸을 따뜻하게 하며 기혈의 흐름을 순조롭게 하여 빈혈을 치료하고 예방한다. 쑥을 먹으면 혈액이 매우 깨끗해진다.

넷째, 몸을 따뜻하게 하고 생리를 조절하며 낮은 혈압은 올려 주고 높은 혈압은 낮추어 혈압을 조절한다. 쑥은 빈혈, 생리통, 생리 불순, 냉증 등을 치료하고, 생즙을 내어 먹으면 혈압을 떨어뜨리고 말려서 먹으면 낮은 혈압을 올려 준다.

하루 1~2그램을 뜨거운 물에 2~3분 우려내어 먹거나 3~4분 끓여서 차 마시듯 수시로 복용하면 된다. 술로 인한 간경화증에는 소쓸개를 같이 쓰는 것이 좋고 화학 물질이나 약물 중독으로 인한 간경화증에는 땅속 1미터 이상의 깊이에서 파낸 품질 좋은 황토를 이용한 지장수(地漿水)를 같이 써야 한다.

향기 짙은 금은의 꽃, 인동

백령도에는 약초가 많다. 인동, 해국, 하수오, 순비기나무, 소루장이, 수영, 고삼, 잔대, 야관문 같은 것들이 백령도에서 흔히 볼 수 있는 약초들이다. 두 무진 바위 절벽을 향하는 길옆에 인동꽃이 청초하게 피어 진한 향기가 바람에 날린다.

인동꽃은 처음 필 때에는 흰색이다가 며칠 지나면 노란색으로 변한다. 그래서 자세히 살펴보지 않으면 한 줄기에 흰 꽃과 노랑꽃이 섞여 피는 것처럼 보인다. 금은만이 어찌 보물이랴, 금은화는 귀한 보물들을 온몸에 달고 있다. 인동덩굴은 약성이 뛰어나고

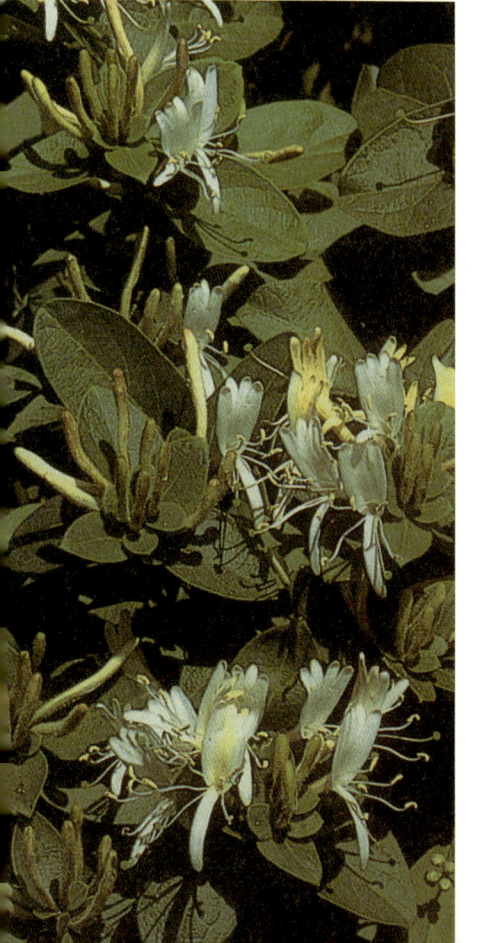

약성이 뛰어나고 버릴 것이 하나도 없는 인동덩굴의 꽃

약용 범위도 넓으며 줄기, 잎, 꽃, 때로는 뿌리까지 약으로 쓸 수 있으므로 버릴 것이 하나도 없다.

인동꽃에는 강한 항균 작용과 독을 풀고 열을 흩어내리는 효력이 있어 유행성 감기 등 유행성 질환에 뛰어난 효과가 있는 것으로 알려져 있다.

꽃은 꽃송이가 피기 직전에 따서 그늘에서 말리고 잎과 줄기는 잎이 붙은 채로 덩굴을 베어서 둥글게 타래로 감아 햇볕에 말려 두고 쓴다. 인동의 성분으로는 루테올린, 이노사이틀, 로니세라, 로가닌, 타닌 등이 알려져 있다. 약리 실험 결과 인동꽃을 달인 물이 이뇨, 혈당 상승 작용이 있고 적리균, 포도상구균, 폐렴균을 죽이거나 억제하는 작용도 있으며 교감신경 흥분 작용, 평활근 마비 작용도 있는 것으로 나타났다.

최근에는 전염성 간염에도 좋은 효과가 있는 것으로 알려져, 중국에서는 만성 간염에 인동덩굴을 달인 물을 먹여 좋은 치료 효과를 얻고 있다고 한다. 위암에 감초, 지네와 함께 차로 달여 먹으며, 폐암에도 효과가 있다고 한다. 인동꽃과 인동덩굴은 모든 염증을 없애는 데 가장 좋은 약초 중의 하나다.

두통 치료하는 순비기나무

콩알만한 형형색색의 돌이 넓게 펼쳐져 있는 바닷가에 순비기나무가 덩굴을 뻗으며 자랐다. 더러 보랏빛 꽃망울이 맺힌 것도 보인다. 바닷가에 사는 사람들은 순비기나무의 덩굴을 걷어 말려서 다래끼나 광주리 같은 것을 만들기도 한다. 잎을 떼어 코에 대니 솔향기와도 같은 내음에 머리가 금방

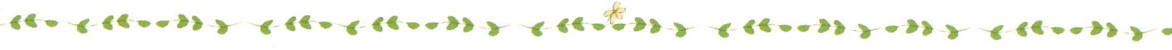

인동덩굴로 질병을 치료하는 방법

① 감기

꽃이 만발했을 때 채취한 인동덩굴 40~50그램에 물 한 사발을 넣고 달여서 한 번에 마시고 땀을 낸다. 말린 것이면 15~20그램이면 된다.

② 목이 쉬고 아플 때

감기, 심한 기침, 피로 등으로 목구멍이 따끔따끔하고 음식과 침을 삼키기가 어려울 때 사용한다. 인동덩굴 뿌리를 1월에 캐서 그늘에 잘 말려 두었다가 쓰거나, 아니면 캐서 바로 쓴다. 인동덩굴 뿌리를 물로 잘 씻어서 잘게 썬 다음 물을 적당히 넣고 달여서 깨끗한 천에 받아 내어 그 물을 마신다. 한 번에 반 종지씩 하루에 세 번 데워서 천천히 마시는데 2~3일 간 계속한다.

③ 급성 기관지염

금은화와 황백을 곱게 가루 내어 같은 양으로 섞어서 한 번에 3~4그램씩 하루 세 번 밥 먹는 중간에 먹는다. 일주일쯤 뒤부터 기침과 가래가 없어지기 시작하여 한 달쯤 지나면 거의 모든 증상이 없어진다.

④ 잇몸 염증

인동꽃을 가루 내어 만든 치약으로 30분씩 잇몸을 닦는다. 하루 두 번 아침 저녁으로 닦는다. 출혈, 부종, 잇몸 충혈 등이 없어진다.

⑤ 늑막염

인동꽃을 7월에 따서 그늘에서 말리고 금잔화를 한창 피었을 때 따서 말리며 띠뿌리를 봄이나 가을에 캐서 말린 다음, 이 세 가지를 각각 10그램 정도씩 물을 적당히 넣고 달여서 하루에 세 번 먹는다.

⑥ 신장염

오슬오슬 춥고 열이 나면서 소변이 잘 안 나오고 몸이 붓는 데 쓰면 잘 낫는다. 가을에 인동덩굴과 잎을 걷어다가 물을 적당히 넣고 달이면 그 물이 흑갈색으로 된다. 이 물을 한 잔씩 하루에 서너 번 먹고 그 물로 몸을 씻는다. 산이스라지씨(욱리인) 40그램에 인동꽃 5그램을 섞어서 가루 낸 후 물 30밀리리터쯤 넣고 달여서 찌꺼기는 버리고 하루에 세 번씩 밥 먹기 30분 전에 먹는다.

⑦ 당뇨병

인동꽃 말린 것 30그램에 물을 적당하게 넣고 달여서 하루 세 번 밥 먹기 전에 먹는다.

⑧ 부스럼이 나는 병

10~12월에 인동 줄기를 걷어 물을 적당히 넣고 달인 다음, 생녹두를 부드럽게 가루 내어 함께 이겨서 상처에 붙인다. 녹두를 가루로 내려면 녹두를 물에 불린 다음 갈아서 그대로 가라앉힌 후 물을 버리고 말려서 비빈다.

⑨ 습진

- 도꼬마리 열매 20그램, 우엉 씨 10그램, 민들레·인동꽃·연교 각 8그램, 형개·방풍·감초 각 4그램, 선퇴 2그램을 한 첩으로 하여 하루 두 첩씩 물에 달여 40일 동안 복용한다. 75퍼센트가 낫거나 호전된다.

- 연교·인동꽃·황기 각 10그램, 우슬 4그램, 백출 6그램, 황백·감초·황금·황련·대황 각 5그램을 한 첩으로 하여 약탕관에 넣고 물을 다섯 배쯤 부은 다음 두 시간 동안 달여서 거른다. 두 첩을 달여 거른 찌꺼기를 약탕관에 두고 위와 같은 방법으로 재탕하여 거른 찌꺼기를 얻는다. 이것을 한 번에

100밀리리터씩 하루 세 번 밥 먹기 30분 전에 먹는다. 15일 복용하고 5일 쉬었다가 복용한다. 95퍼센트 이상이 낫거나 호전된다.

⑩ 치질
인동꽃은 6월에 따서 그늘에 말려 두고 쓴다. 인동꽃과 감초 40그램을 보드랍게 가루 내어 물에 갠 후 한 알의 무게가 8그램가량 되게 알약으로 만든다. 이것을 한 번에 한 알씩 하루에 한 번 저녁밥 먹기 전에 따뜻한 물에 타서 먹는다.

⑪ 부인 냉병
부처손과 인동꽃을 여름에 채취하여 그늘에 말렸다가 부드럽게 가루 내어 꿀에 반죽한 후 녹두알 크기로 알약을 만든다. 이것을 한 번에 4~6알씩 하루에 세 번 빈속에 먹는다. 10~15일이면 효과가 나타난다.

⑫ 위십이지장궤양
- 금은화를 물에 넣어 달인 다음 당도가 60퍼센트 되게 설탕을 넣어 1:1의 탕액을 만든다. 이것을 한 번에 10밀리리터씩 하루 세 번 밥 먹고 나서 두 시간 뒤에 먹는다. 또는 황기 15그램, 금은화·만삼·송진 각 10그램을 물에 달여 하루 두세 번에 나누어 밥 먹고 나서 먹는다. 10~30일 사이에 모든 증상이 없어진다.
- 꿀로 구운 황기 8~10그램, 백출·금은화·질경이 각 8그램, 산조인 6그램을 물로 달여 하루 세 번에 나누어 밥 먹기 전에 먹는다. 위액의 산도가 높고 속이 쓰릴 때에는 오적골과 모려를 넣고, 배가 심하게 아프면 작약이나 향부자·감초 등을 넣는다. 소화가 잘 안 되면 신곡이나 맥아를 넣고, 손발이 차면 포부자나 건강을 넣으며, 변비가 있으면 결명자를, 대변이 묽을 때에는 오이풀 뿌리를 넣는다. 40~60일 동안 복용한다. 80퍼센트쯤은 치유되고 10퍼센트는 호전된다.

⑬ 대장염
할미꽃 뿌리 20그램, 물푸레나무 껍질·황련·황백·금은화 각 10그램을 가루 내어 한 알이 0.4그램 되게 알약으로 만든다. 이 약을 한 번에 6~7알씩 하루 세 번 밥 먹기 30분 전에 먹는다. 7일 동안 복용하고 5~7일 동안 쉬었다가 다시 먹는다.

⑭ 만성 간염
금은화 10그램, 백출 8그램, 오미자 6그램, 백작약·감초·맥아·용담·후박·백복령 각 4그램, 대황·복숭아 씨 각 3그램을 한 첩으로 하여 하루 두 첩을 따뜻한 물 1리터에 담갔다가 30밀리리터 되게 달인 다음 오미자를 넣고 약 한 시간 정도 우린다. 이것을 걸러서 하루 세 번 밥 먹고 30분 뒤에 먹는다. 소화 장애가 심하고 밥맛이 없으며 헛배가 부를 때에는 청피, 지실을 더 넣고 출혈이 있을 때에는 복숭아 씨를 줄이고 아교를 더 넣는다. 변비가 심할 때에는 대황과 복숭아 씨의 양을 조절하며 대장염 증세가 있으면 목향, 황백, 황련을 더 넣는다. 몸이 늘 차가울 때에는 건강·아교·당귀를 더 넣고 저산성 위염이 있을 때에는 계내금과 차전자를 더 넣는다. 2~4개월 복용한다. 40퍼센트쯤은 완치되고, 55퍼센트 이상이 호전된다.

⑮ 급성 편도염
현삼·판람근·산두근 각 50그램, 금은화·패모 각 25그램을 두 번 달인 다음 약을 합쳐서 500밀리리터로 농축하여 냉장고에 보관해 두고 약이 입 안에 닿아 있는 시간이 길도록 천천히 마신다. 어린이는 하루 250밀리리터 이상, 성인은 그 배 이상을 마신다. 100퍼센트 치유된다.

⑯ 결막염
물 100밀리리터에 진피(물푸레나무 껍질)·금은화 각 1그램, 황백·결명자 각 0.5그램씩 넣고 졸여서 진액을 만든다. 다음에 정제한 돼지 쓸개즙 1그램을 생리 식염수 1리터에 녹인다. 이 두 가지 용액을 같은 양으로 섞어서 멸균하여 하루에 한 번씩 아픈 눈에 한두 방울씩 넣는다. 급성은 4~5일, 만성은 15~20일, 춘계 카타르는 30일이 걸린다.

시원해진다. 순비기나무를 한자로는 만형(蔓荊)이라 하고 가을에 까맣게 익는 씨앗을 만형자(蔓荊子)라고 하는데 옛날부터 머리를 맑게 하고 두통을 치료하는 데 효과가 좋은 약초로 이름이 높다.

순비기나무는 여름에 보랏빛 꽃이 아름답게 피고 가을에 지름 5~7밀리미터쯤 되는 둥근 열매가 까맣게 익는다. 가을에는 씨를 받아서 약으로 쓰지만, 여름철에는 잎이나 줄기를 대신 쓸 수도 있다. 잎을 짓찧어 즙을 내어 술에 타서 마시거나 물로 달여서 먹는다. 생것은 하루에 30~100그램, 말린 것은 5~10그램에 물 1,000밀리리터를 붓고 10분쯤 달여서 하루 3~5번에 나누어 마시는데 신경성 두통에 특히 효과가 좋다.

순비기나무 잎과 줄기는 타박상이나 부종을 낫게 하고 통증을 멎게 하는

골치 아픈 현대인의 머리를 맑게 해줄 수 있는 순비기나무

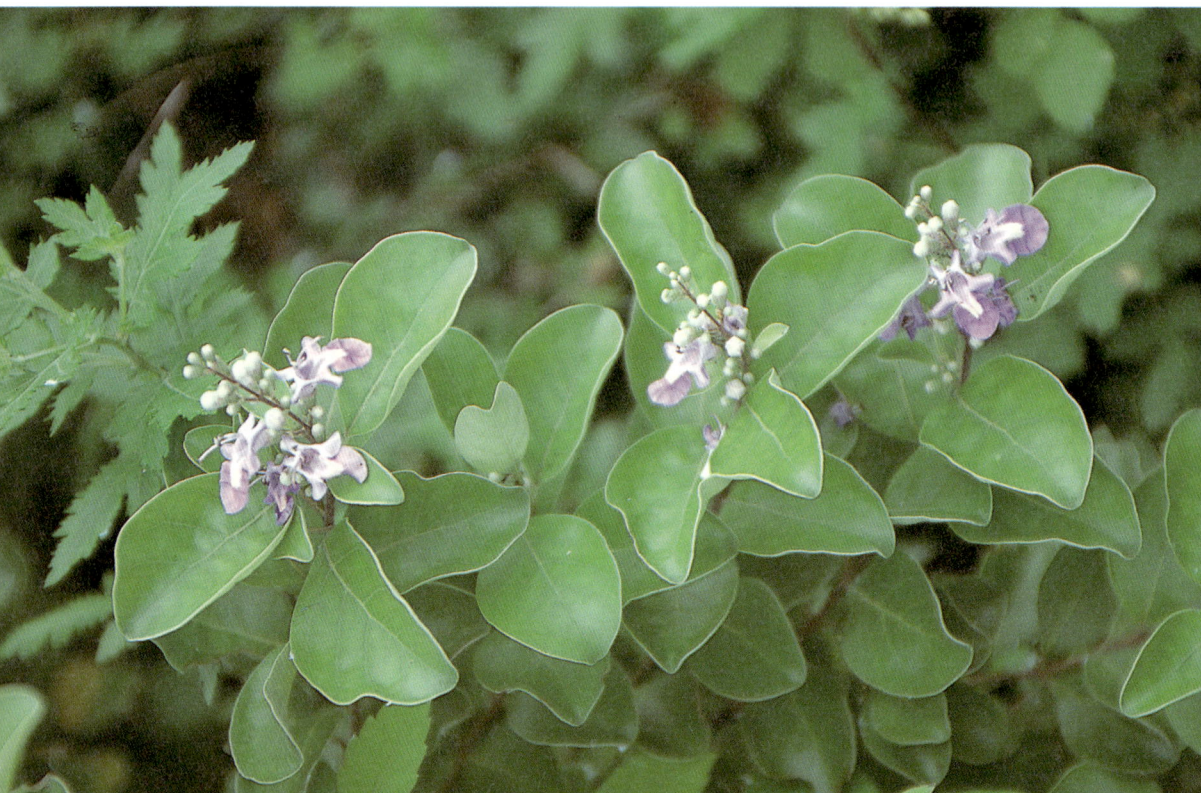

효과도 있다. 칼이나 낫에 다쳤을 때, 부딪혀서 멍이 들거나 다쳤을 때 순비기나무 잎과 줄기를 짓찧어서 붙이는 한편 줄기나 잎을 달여서 복용하면 곧 출혈이 멎고 부은 것이 내리며 통증이 멎는다.

순비기나무 열매는 눈을 밝게 하고, 뼈와 근육을 튼튼하게 하며, 머리털이 빠지지 않게 한다. 또한 모든 뼈마디와 관절을 튼튼하게 하며, 중풍을 예방하고 치료하는 데 매우 좋은 효과가 있다. 순비기나무 열매는 모든 두통에 특효약이라고 할 만하다. 머리와 얼굴의 모든 풍(風)을 치료하는 효과가 있어 모든 두통, 어지럼증, 뇌명(雷鳴), 눈에서 눈물이 흐르는 증상, 눈이 침침한 것, 이빨이 흔들거리는 것 등을 모두 낫게 한다.

몇 해 전에 순비기나무의 잎과 열매를 따서 좋은 술에 담가 두었더니 향기가 술에 우러나와 술맛과 향기가 일품이었다. 눈을 무리하게 써서 눈이 몹시 피로하고 충혈된 사람한테 한 잔을 마시게 하였더니 즉시 나았으며, 심한 두통으로 고생하고 있는 사람한테 한 잔을 마시게 하였더니 즉시 두통이 사라졌다. 바닷가에 널려 있되 아무도 관심을 갖지 않는 이 순비기나무야말로 골치가 지끈지끈 아픈 현대인들의 머리를 맑게 해주는 선약이다.

약초 관찰 코스

인천 연안부두에서 정기 여객선이 2회 운행된다.
08:00에 데모크라시호가, 14:00에 페가서스호가 출발하며 백령도까지 네 시간 정도가 소요된다. 백령도에서 인천행 아일랜드호는 12:30에 출발한다.
백령도 안에서는 마을버스(하루 2~3회 운행)와 택시를 이용해야 한다. 단, 두무진에는 대중 교통편이 없다.
백령도 선착장에서 진촌리를 거쳐 조개무덤으로 가는데, 조개무덤 주변에서는 약초를 관찰할 수가 있다. 또 다른 코스는 진촌리에서 사곶 해수욕장을 지나 콩돌 해안, 두무진으로 가는 것이다. 콩돌 해안과 두무진 주변에서도 약초를 관찰할 수 있다.

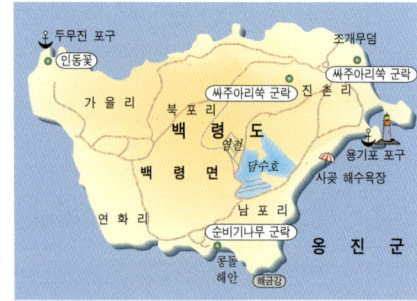

문의:
온바다해운(인천:032-884-8700, 1417 / 백령:032-836-5252)
진도운수(인천:032-888-9600, 888-0417 / 백령:032-836-3500)
서해도서선편 자동 안내(032-888-0116)
※ 선박 운항 시간은 수시로 변경되기 때문에 출발 전 확인이 필요하다.
대절버스(032-880-2603, 2613)
렌터카(032-836-7890, 836-3236)
개인택시(032-836-0117, 836-0016, 836-0201, 836-3388, 836-0328)

토종 약초의 보물창고

울릉도

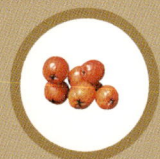

| 마가목 | 후박나무 | 섬바디 | 말오줌대나무 | 목이버섯 |

울릉도

위치 : 경상북도 울릉군

울릉도는 포항에서 뱃길로 188킬로미터 떨어진 섬으로, 독도를 포함해서 본토에서 가장 멀리 있는 섬이다. 섬 주변은 대부분 화산암의 해안 절벽으로 되어 있는데 바로 이 섬 중심부에 성인봉(해발 984미터)이 자리해 있다. 울릉도는 오래전부터 왕조들의 정책에 의해 백성들을 살 수 없게 하였던 곳이나 백성들이 몰래 숨어 들어 끝끝내 우리 땅으로 지켜낸 우리 민족의 기상이라고 할 수 있다.

약섬(藥島). 약초 왕국. 울릉도 하면 제일 먼저 떠오르는 것이 우리나라에서 약초가 가장 많은 섬이라는 것이다. 전라남도 강진군 마량 앞바다에 옛날 왕조 시대에 약초 창고 역할을 했던 약산도(藥山島)라는 섬이 있긴 하지만 나는 울릉도야말로 진짜 토종 약초의 보물 창고라고 믿는다. 한 번 찾아가기가 다른 나라에 가는 것만큼이나 불편한 줄 알면서도 이번에 기어이 울릉도로 약초 여행을 떠난 것은 울릉도를 빼놓고서는 우리나라의 약초를 말할 수 없는 까닭이다.

울릉도는 생명력이 가장 왕성한 땅이다. 흙이 찹쌀밥처럼 기름기가 잘잘 흐른다. 나는 많은 나라를 여행했지만 울릉도처럼 흙이 비옥한 곳을 본 적이 없다. 울릉도는 가장 축복 받은 흙을 지닌 땅이다. 흙이 기름지기 때문에 그 땅에 뿌리내린 모든 생명은 기운이 넘친다. 울릉도에는 약초로 쓸 수 있는 식물의 가짓수도 많고 양도 많다. 손에 잡히는 모든 풀이 모두 귀한 약초지만 아무도 그것을 약초로 여기지 않는다.

마가목 열매와 기름은 기침과 관절염에 명약

　도동 쪽에서 성인봉을 올라가서 나리 분지 쪽으로 내려오면서 약초를 관찰했다. 왕호장, 독활, 섬바디, 모시나물, 미역취, 섬쑥부쟁이, 털머위, 말오줌대나무, 마가목, 만병초, 섬피나무, 후박나무, 너도밤나무, 고로쇠나무 같은 것들이 눈에 띄었다. 성인봉을 오르는 길에 만난 한 약초꾼은 20년쯤 전에 혼자 채취한 독활이 8톤 트럭으로 20대 분량은 족히 될 것이라고 했으니, 울릉도가 얼마나 약초가 많은 섬인지 충분히 짐작할 수 있을 것이다.

　빨갛게 익은 마가목 열매가 길에 떨어져 뒹군다. 길바닥이 온통 붉은 천을 깔아 놓은 것 같다. 잠시만 허리를 굽혀 주워도 한 자루를 가득 채울 수 있겠다. 입에 넣으니 시큼털털한 맛이 입 안에 가득하다. 산골 사람들은 이 열매를 주워서 술을 담근다. 35도쯤 되는 증류주에 담가 6개월쯤 두면 은은한 붉은 빛깔이 나는 술이 되는데 중풍, 기침, 위장병, 양기 부족 등에 효험이 있다.

　울릉도에는 마가목이 지천이다. 군데군데 빨갛게 단풍이 든 나무는 모두 마가목이다. 마가목은 다른 나무보다 일찍 단풍이 들기 때문에 멀리서 보아도 단번에 알아볼 수가 있다. 마가목을 울릉도에서는 마구마나무라고 부른다. 한자로는 정공등(丁公藤)이라고 쓴다. 덩굴이 아닌데도 등(藤) 자가 붙은 것은 중국에는 우리나라의 마가목과 닮은 덩굴성 식물을 정공등이라고 부르기 때문이다. 마가목을 한자로 쓰려면 마아목(馬芽木)이라고 쓰는 것이 옳다. 이른 봄철 눈이 트려 할 때의 모습이 말굽을 닮았고 줄기 껍질이 말가죽을 닮았다고 해서 붙인 이름이다.

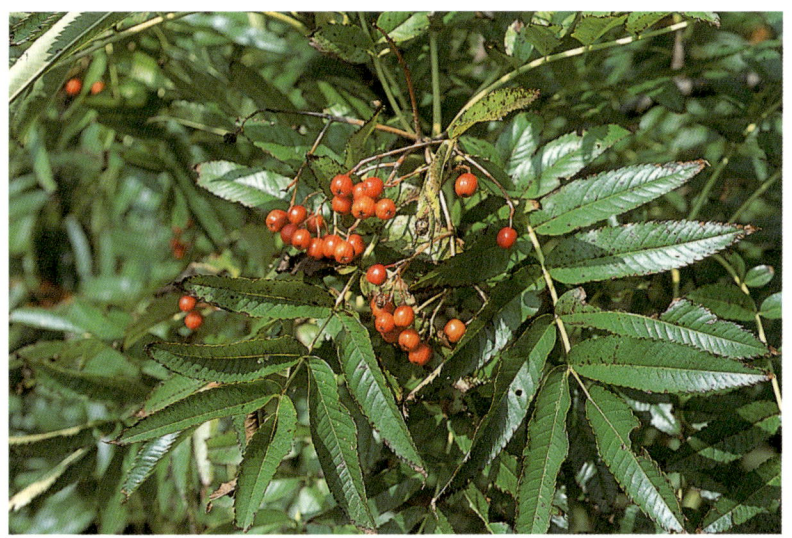
목을 많이 쓰는 직업을 가진 이들에게 마가목 열매는 좋은 약이다

　마가목은 중풍, 고혈압, 위장병, 기침, 신경통, 류머티즘 관절염 등에 두루 좋은 효과가 있다. 성질은 따뜻하고 맛은 맵다. 줄기를 꺾으면 특이한 향이 나는데 산속에서 수도하는 사람들이나 절간의 스님들은 마가목 잔가지를 잘게 썰어서 차를 달여 마신다. 마가목은 콩팥의 기능을 강화시켜 허리와 다리를 튼튼하게 하고 막힌 기혈과 손발이 마비된 것을 풀어 주며 땀을 잘 나게 만든다. 또한 종기와 염증을 낫게 하고 흰 머리칼을 까맣게 바꾸는 등의 효력이 있다.

　몇 해 전에 강원도 정선군 사북읍에서 123세로 돌아가신 김성술 할아버지는 침과 약으로 못 고치는 병이 없다고 할 만큼 많은 난치병자를 고친 분인데 젊었을 적에는 마가목으로 어떤 중풍이든지 고칠 수 있었다고 했다. 마가목으로 약술과 약엿을 만들어서 먹으면 아무리 심한 중풍이라도 반드시 낫는다는 것이다. 조선조의 명의 이경화는 《광제비급(廣濟秘級)》이라는 책에서 마가목으로 술을 담가 먹으면 서른여섯 가지 중풍을 모두 고칠 수 있다고 적었다.

가수나 선생님처럼 목을 많이 쓰는 직업을 가진 사람들에게는 마가목 열매가 매우 좋은 약이다. 목이 쉬거나 소리가 제대로 안 나올 때, 목에 가래가 끼었을 때 마가목 열매로 차를 달여 먹거나 가루 내어 물에 타서 먹으면 쉽게 낫는다.

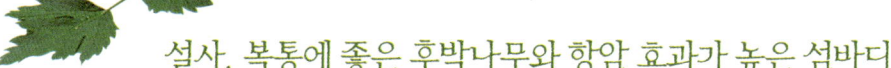

설사, 복통에 좋은 후박나무와 항암 효과가 높은 섬바디

울릉도에는 동백나무, 후박나무, 무화과나무, 송악, 돈나무 같은 늘푸른 난대성 식물이 많다. 사동에는 오래된 후박나무 숲이 있는데 천연기념물로 지정된 흑비둘기가 서식하고 있다. 후박나무는 바닷가 낮은 땅에서 자라는 녹나무과에 딸린 늘푸른큰키나무로 옛부터 방풍림으로 흔히 심었다. 껍질이 관절염, 소화 불량, 설사, 위장병에 매우 효과가 좋다. 남쪽 바닷가에서는 복통, 설사에 민간약으로 써왔다. 소화가 되지 않아 배에 가스가 차고 헛배가 부를 때, 손으로 배를 두드리면 북소리가 나고 배가 차츰 불러오면서 뱃속이 차가울 때, 스트레스나 과로로 인해 밥맛이 없을 때, 아메바성 이질에 걸렸거나 설사가 날 때 후박나무 껍질을 가루 내어 먹거나 달여 먹으면 효과가 매우 좋다. 후박나무 껍질을 달인 물을 마시면 소화 기능이 좋아지지만 너무 많이 마시면 위장 기능이 오히려 나빠진다. 너무 많이 먹지 않도록 주의해야 한다.

섬바디가 섬을 온통 흰 꽃으로 뒤덮었다. 섬바디는 울릉도 특산 식물로 울릉도에만 있고 세계 어디에도 자라지 않는 미나리과에 딸린 여러해살이풀이다. 울릉도에는 사방에 널려 있어서 아무도 관심을 갖지 않는다. 옛날에는 뿌리를 돼지 먹이로 썼다고 하나 요즘에는 쓰지 않는다. 섬바디를 먹여 키운 돼지는 잘 자랄 뿐만 아니라 여간해서는 병에도 걸리지 않으며 고기 맛이 유난히 좋아 인기가 있었다고 한다. 섬바디를 전호라고 부르기도 하지만 한의학에서 전호라고 부르는 식물과는 전혀 다른 것이다. 인삼 뿌리처럼 생긴 굵은 뿌리를 약으로 쓰는데 특이한 향이 나고 맛은 달면서도 쓰다.

섬바디에는 염증이나 종기를 없애고 열을 내리며 몸 안에 있는 독을 풀

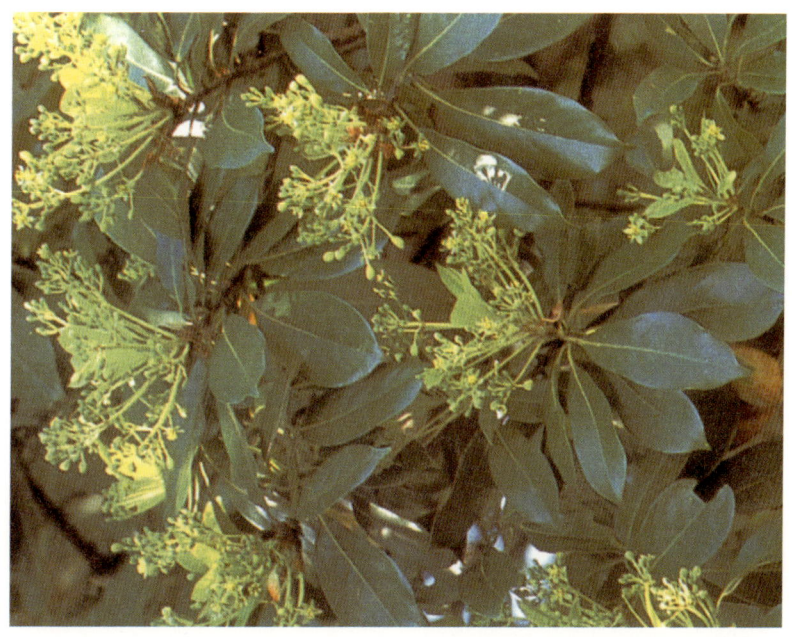

후박나무 껍질은 소화 기능을 개선시키는 데 약효가 좋다

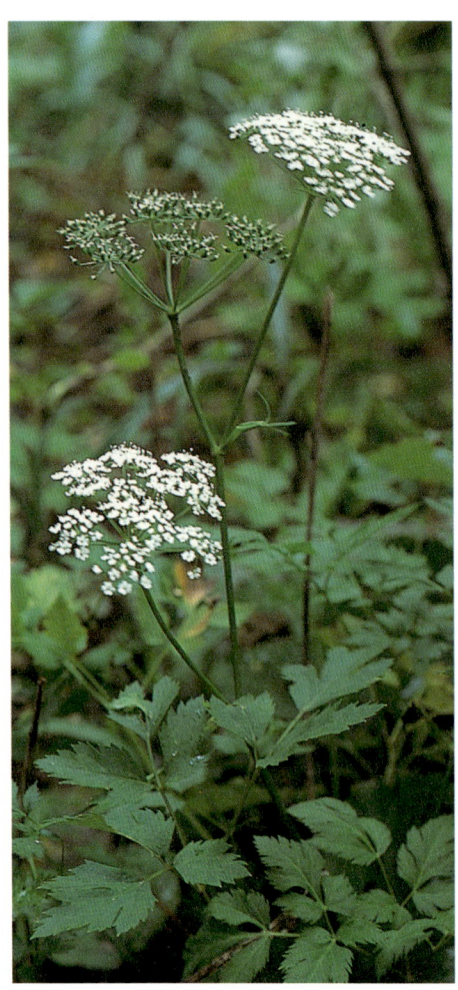
섬바디는 울릉도에서만 자라는 식물이다

고 기력을 늘리는 효능이 있다. 감기로 열이 나고 오슬오슬 추울 때, 기력이 떨어져서 온몸이 나른하고 밥맛이 없을 때, 당뇨병, 고혈압, 빈혈로 인한 어지럼증이나 현기증, 손발이 저리고 시릴 때 등에 두루 효력이 있다.

항암 작용이 뛰어나서 암 치료에도 활용할 수 있다. 특히 소화기 계통의 암에 효과가 있다고 한다. 위암, 직장암, 자궁암, 식도암 등에 쓴다. 몇 해 전에 한 위암 환자한테 섬바디 뿌리를 1킬로그램쯤 갖다 주었더니 그것을 달여서 먹고 상당한 효과를 보았다고 한다. 환자는 섬바디 뿌리를 더 구해 달라고 했으나 한겨울이어서 땅이 얼어 뿌리를 캘 수가 없었다. 서울에서 울릉도 가기도 쉬운 일이 아니었다. 울릉도 특산 식물 섬바디를 잘 연구하면 주목에서 추출한 택솔 못지 않은 항암 물질을 찾아낼 수 있을지도 모른다.

살결을 곱게 하는 말오줌대나무

말오줌대나무가 찻길 옆에 무성하게 자랐다. 말오줌대나무는 접골목이라고 부르는 딱총나무와 흡사하다. 한자로는 똑같이 접골목(接骨木)이라고 쓴다. 식물도감에는 울릉말오줌대로 적혀 있으며 섬바디와 마찬가지로 울릉도에만 있는 특산 식물이다. 육지에 자라는 딱총나무는 줄기가 팔뚝이나 발목 굵기만큼 굵어지지만 울릉도의 말오줌대나무는 사람 몸통만큼 굵어서 집을 지을 때 기둥감으로 쓸 만하고 잎도 훨씬 큼직하다. 울릉도에는 이 나무가 너무나 흔해 초여름 줄기가 무성할 때 베어서 퇴비를 만드는 데 썼다고 한다.

여름에는 빨갛게 익은 열매로 술을 담근다. 잘 익은 열매에 35도 이상의 증류주를 붓고 3개월쯤 두었다가 조금씩 마신다. 소변을 잘 나오게 하고 신경통과 류머티즘 관절염에도 효험이 있으며 타박상이나 골절로 인한 통증이 빨리 없어진다.

말오줌대나무 줄기나 잎, 꽃을 달인 물로 씻으면 가려움증, 무좀, 습진 등 여러 가지 피부병을 고칠 수 있으며, 중풍으로 인한 마비, 혈액 순환 장애, 냉증 등에도 효과가 좋다. 예전에 무좀이 심한 사람한테 말오줌대나무를 달여서 그 물로 발을 씻어 보라고 했더니 2주 만에 깨끗하게 나았다고 했다.

말오줌대나무 줄기를 꺾으면 말오줌 냄새와 비슷한 냄새가 난다. 말이 병들어 오줌을 잘 누지 못할 때 이 나무를 달여서 먹이면 오줌을 잘 누게 된다고 하여 말오줌대라고 부르기도 한다. 새나 닭이 뼈가 부러지거나 병이

났을 때 말오줌대나무를 달여서 먹이면 신기하게도 잘 낫는다. 심지어 닭장 안에 말오줌대나무를 몇 토막 넣어 두기만 해도 닭이 병에 걸리지 않는다는 얘기가 있다.

  뼈가 부러졌거나 손발을 삐었을 때 말오줌대나무 잎이나 줄기를 진하게 달여서 그 물을 마시고 아픈 부위를 찜질하면 다친 부위가 따뜻해지면서 통증이 사라지고 어혈이 풀리면서 부러진 뼈가 빨리 아물어 붙는다. 신경통이나 류머티즘 관절염, 요통에는 말오줌대나무 잎이나 잔가지 줄기 30그램을 진하게 달여서 하루 세 번에 나누어 마시고 또 그 물로 아픈 부위를 씻거나 목욕을 하면 좋다. 어린이의 야뇨증에는 말오줌대나무 잎을 그늘에서 말려 한 번에 20그램씩을 물로 달여서 마신다.

  말오줌대나무는 피부 미용제로도 으뜸이다. 봄에 꽃을 따서 2~3개월 증류주에 담갔다가 그 술을 얼굴에 바르면 기미, 주근깨 같은 것이 없어지고 살결을 백옥같이 고와지며 주름살이 없어진다.

  또한 말오줌대나무 꽃을 봄철에 따서 짓찧은 다음 그릇이 잠길 정도로 물을 붓고 80~90도로 데워서 아픈 부위에 대고 두 시간씩 하루 두 번 아침과 저녁에 찜질을 한다. 여름에는 잎과 그 해에 자란 줄기를 잘게 썰어서 짓찧은 다음 위와 같은 방법으로 찜질을 하고, 가을에는 열매를 따서 짓찧은 것을 80도로 데워서 한 시간 동안 찜질을 한다. 겨울에는 접골목의 껍질을 벗겨 잘게 썰어서 짓찧은 다음 물을 붓고 30분 동안 끓여서 한 시간 반에서 두 시간씩 하루 한 번 찜질을 한다. 보통 1~2일부터 효과가 나타나기 시작하여 10~20일 사이에 기미가 없어지고 피부가 정상으로 돌아온다. 80퍼센트 이상이 기미가 없어진다. 말오줌대나무로 화장품을 만들면 큰 인기를 얻

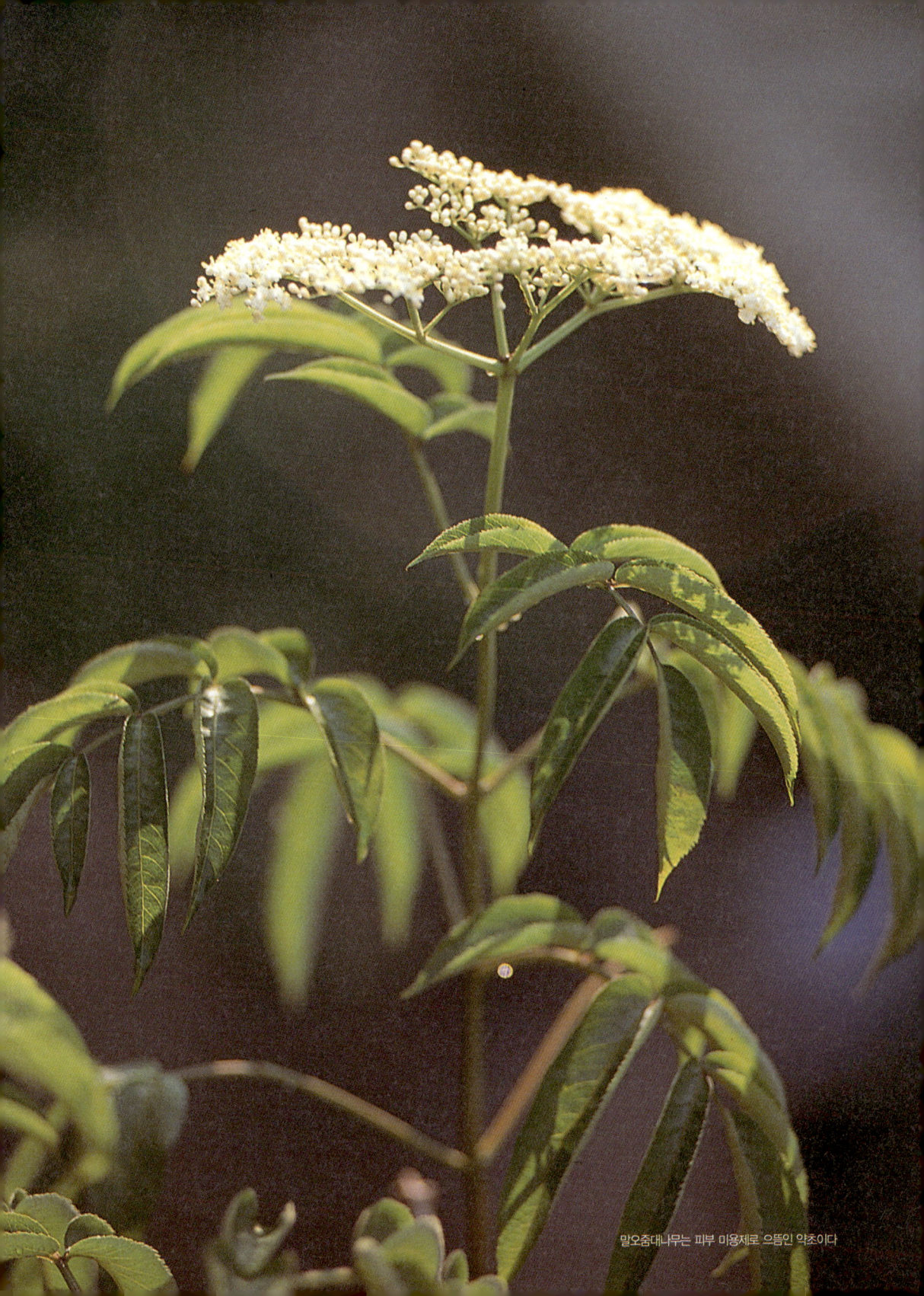

말오줌대나무는 피부 미용제로 으뜸인 약초이다

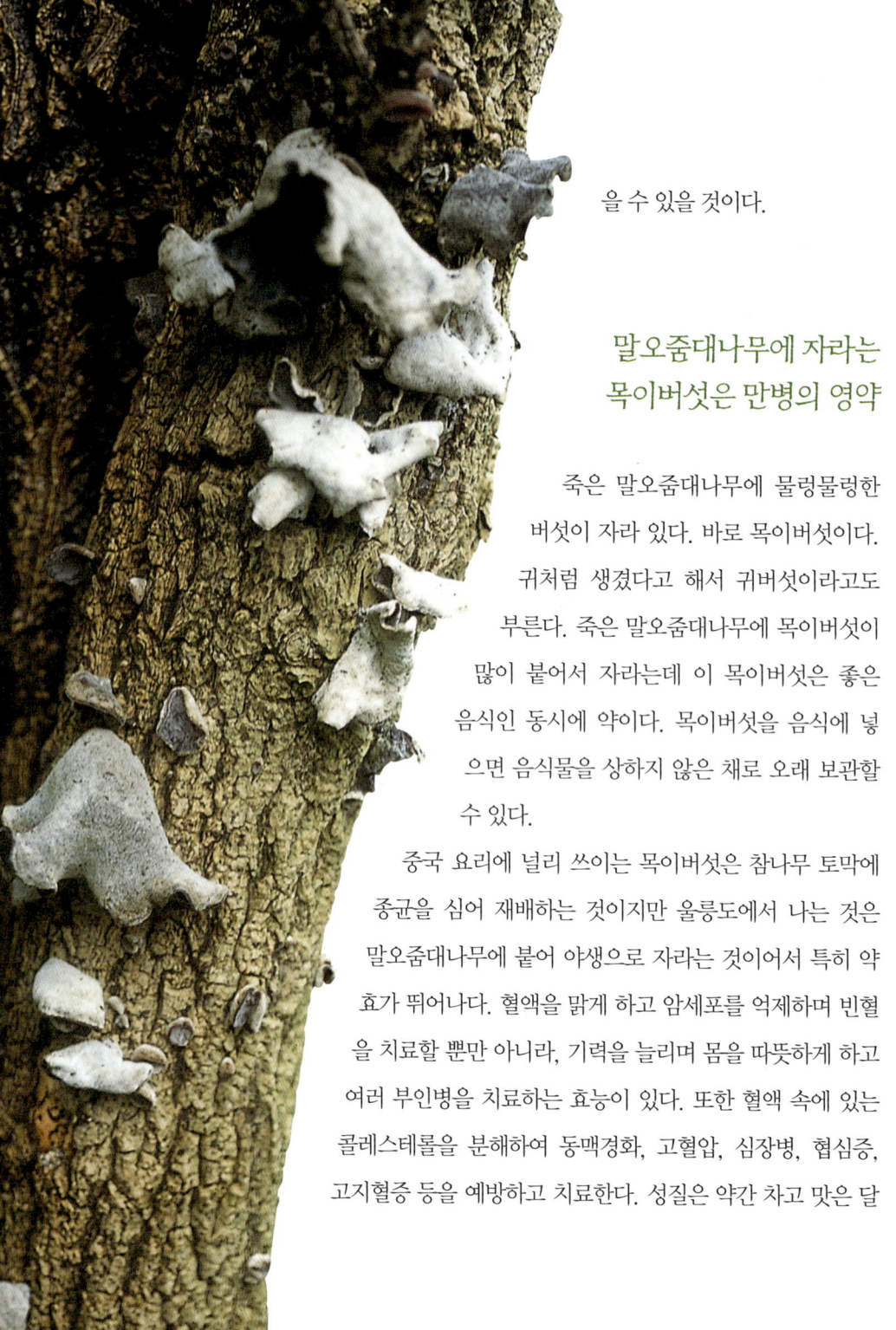

을 수 있을 것이다.

말오줌대나무에 자라는 목이버섯은 만병의 영약

죽은 말오줌대나무에 물렁물렁한 버섯이 자라 있다. 바로 목이버섯이다. 귀처럼 생겼다고 해서 귀버섯이라고도 부른다. 죽은 말오줌대나무에 목이버섯이 많이 붙어서 자라는데 이 목이버섯은 좋은 음식인 동시에 약이다. 목이버섯을 음식에 넣으면 음식물을 상하지 않은 채로 오래 보관할 수 있다.

중국 요리에 널리 쓰이는 목이버섯은 참나무 토막에 종균을 심어 재배하는 것이지만 울릉도에서 나는 것은 말오줌대나무에 붙어 야생으로 자라는 것이어서 특히 약효가 뛰어나다. 혈액을 맑게 하고 암세포를 억제하며 빈혈을 치료할 뿐만 아니라, 기력을 늘리며 몸을 따뜻하게 하고 여러 부인병을 치료하는 효능이 있다. 또한 혈액 속에 있는 콜레스테롤을 분해하여 동맥경화, 고혈압, 심장병, 협심증, 고지혈증 등을 예방하고 치료한다. 성질은 약간 차고 맛은 달

목이버섯은 죽은 말오줌대나무에 많이 붙어서 자란다

며 독이 없다.

인후염이나 인후암에는 목이버섯 75그램에 흑설탕 약간과 물을 붓고 흐물흐물해질 때까지 고아서 풀처럼 만든 다음, 하루에 5~7번 작은 숟가락으로 하나씩 먹는다. 치질에는 목이버섯 30그램에 흑설탕 60그램을 넣은 뒤 달여서 먹고, 자궁근종에는 60그램을 약간 볶아서 달여서 먹는다. 그 밖에 생리통, 생리 불순, 냉증, 자궁염 등의 온갖 부인병에도 효험이 있다.

고혈압, 고콜레스테롤증, 협심증 등에는 목이버섯과 흑설탕으로 조림을 만들어 먹으면 좋다. 목이버섯 30그램을 미지근한 물에 담갔다가 딱딱한 부분을 떼어 낸다. 이것을 흑설탕 100그램과 함께 물 200밀리리터에 넣고 약한 불로 끓인다. 눌어붙거나 타지 않게 잘 저으면서 15~20분 동안 끓이면 맛있는 조림이 된다. 이것을 냉장고에 넣어 두고 식후 5그램씩 하루 세 번 먹는다. 꾸준히 먹으면 가슴이 두근거리고 숨이 차는 등의 증상이 없어지고 협심증 발작을 예방할 수 있다.

10년쯤 전에 중국을 여행할 때의 일이다. 베이징에서 마오쩌뚱의 주치의를 지냈으며 고위 간부들만 전문으로 치료하는 병원의 원장인 천연필 박사를 만난 적이 있다. 조선족인 그는 국가 기밀을 너무 많이 알고 있다는 이유로 외국 여행이 금지되어 있었으며 어디를 가든지 감시원이 뒤따라 다녔고 베이징 시내를 벗어나려면 반드시 당국에 보고를 해야 했다. 우리는 북한에서 운영하는 음식점에서 오랫동안 약초에 대한 얘기를 나누었다. 그는 중국 고위층들이 잘 걸리는 질병은 고혈압, 비만, 당뇨병, 암, 동맥경화, 부인병 등인데, 이를 치료할 때 가장 많이 쓰는 약재가 바로 백두산에서 재배하는 흑목이버섯 즉 검정귀버섯이라고 했다. 그는 흑목이버섯이야말로 만병의 영약이며 특히 비만증을 치료하고 살결을 곱게 하는 데 최고라고 했다. 울릉말오줌대나무에 자생하는 목이버섯 또한 백두산 흑목이만큼이나 약효가 있다고 생각한다.

약초 관찰 코스

울릉도까지의 교통편은 여객편과 항공편이 있다. 여객선은 포항과 묵호, 후포에서 출발한다.

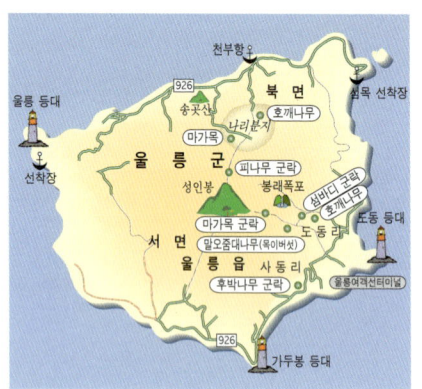

- 포항-울릉(도동)간에는 썬플라워호가 1일 한 회 왕복하며, 세 시간 정도가 소요된다 ─ 10 : 00(포항 출발), 16 : 00(울릉 출발).
- 묵호-울릉(도동)간에는 카타마란호가 1일 한 회 왕복하며, 2시간 50분 정도가 소요된다 ─ 11 : 30(묵호 출발), 15 : 00(울릉 출발).
- 후포-울릉(저동)간에는 오션플라워호가 부정기적으로 운행하며, 다섯 시간 정도가 소요된다 ─ 14 : 00(후포 출발), 06 : 30(울릉 출발).

항공편은 헬기가 강릉 공항-울릉도 구암 헬기장 구간을 부정기적으로 운항하고 있으며, 50분 정도가 소요된다.

울릉읍 도동을 출발하여 성인봉을 거쳐 나리 분지로 향한다. 주로 성인봉과 나리 분지에서 약초를 관찰할 수 있고, 나리동 ▶▶ 천부리 ▶▶ 현포리 ▶▶ 태하동 ▶▶ 태하령 ▶▶ 사동리를 거쳐 다시 도동으로 돌아온다.

문의 : 서울 대아고속(02-514-6766)
　　　　포항 여객선 터미널(대아 본사 : 054-787-2811)
　　　　후포 여객선 터미널(054-791-0801~3)

묵호 여객선 터미널(033-531-5891)
울릉 여객선 터미널(054-791-0801)

남부 지방

도인과 선각자의 산, 부안 변산
멀리 구름 한 무더기, 가까이 가면 금강경, 영암 월출산
남쪽 땅끝 기암괴석의 울타리, 해남 달마산
천년의 시공을 간직한 지리산
다도해 쪽빛 바다가 내려다보이는 거제 노자산
자연이 살아 숨쉬는 국내 제일의 천연늪, 창녕 우포늪
반달 모양 푸른 호수의 그윽함, 오천 운제산
작지만 쉽게 범접치 못할 명산 봉화 청량산
금광의 기억이 서린 봉화 삼동산
신선이 거주하는 산, 제주 한라산

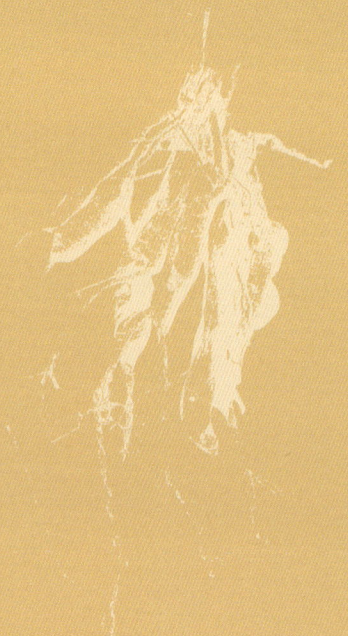

도인과 선각자의 산
부안 변산

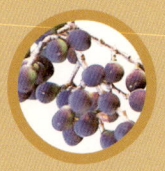

| 곰보배추 | 남정목 | 여정목 | 천문동 |

변산(해발 508미터)

위치 : 전라북도 부안군 변산면, 상서면, 진서면

서해 바다와 인접해 있는 변산은 호남 평야를 사이에 두고 호남정맥줄기에서 떨어져 독립된 산군을 형성하고 있다. 이 산은 예로부터 능가산, 영주산, 봉래산이라 불리며 호남의 5대 명산 중 하나로 꼽혀왔다. 1971년 도립공원으로 지정된 변산에는 기상봉, 망포대, 신선대, 쌍성봉, 옥녀봉, 세봉 등 400미터 이상의 산이 여섯 개 있고 계곡에는 와룡소, 가마소, 직소폭포, 성계폭포 등 장엄한 절경을 자랑하는 명소들이 산재해 있다.

'산은 높지 않아도 신선이 있어야 명산이요(山不在高 有仙卽名), 물은 깊지 않아도 용이 살아야 신령한 물이라(水不在深 有龍卽靈)' 하였던가. 제일 높은 봉우리인 마천대의 높이가 500미터밖에 되지 않는 변산은 높이로 따지면 결코 명산의 반열에 들지 못한다. 그러나 수많은 선각자(先覺者)와 도인, 기인, 이인(異人)들을 길러 낸 것으로 따지면 나라 안에서 이만한 명산을 찾기가 어렵다. '백제의 예수'로 불리는 진표율사가 변산의 최고봉인 마천대에 있는 불사의방(不思義房)이라는 바위굴에서 수도하여 대각(大覺)을 얻었으며 원효대사, 의상대사 같은 분들도 변산에서 수도하여 큰 깨달음을 얻었다. 특히 호남 최고의 수도처로 알려져 있는 월명암에서는 부설거사로부터 묘화부인, 능운대사, 월명낭자에 이르기까지 한 가족이 모두 득도한 것으로 알려져 있다. 변산은 신선, 도인, 은자(隱者), 수도자들의 땅이다.

변산은 바위산이다. 바위이되 불꽃같이 하늘을 찌르는 형상이 아니라 둥글둥글하여 그 꼭대기에서 데굴데굴 굴러도 아프지 않을 것 같은 느낌을 주는 바위들이다. 이처럼 부드럽고 편안한 느낌을 주는 바위들은 수행을 하기에 좋다. 기운이 세면서도 날카롭지 않기 때문이다. 이런 곳에서 수행을 하면 도량이 넓어지고 높은 덕을 얻을 수 있다. 그러나 기운이 날카롭고 강한 바위들이 모인 곳에서 수행을 하면 사람의 성격도 산을 닮아서 날카롭고 우락부락하게 되기 쉽다.

바위는 죽어 있는 것이 아니다. 바위는 살아 있는 영(靈)이다. 바위에는 더 큰 영인 땅속 깊은 곳에서 올라오는 지기(地氣)가 응축되어 있다. 지구는 하나의 거대한 자석과 같아서 끊임없이 자기(磁氣)를 땅 위로 내뿜고 있는데 부드러운 흙보다는 단단한 바위에서 나오는 기운이 더 강하다. 바위는 지기를 전달하는 구리선과 같아서 지기에 민감한 사람은 바위에 앉아 있으면 기운이 전류처럼 몸속으로 들어오는 것을 느낄 수가 있다.

변산은 수행자들의 산이다. 그래서 수행에 도움이 되는 약초들이 많다. 변산의 바위는 북한산이나 설악산 같은 화강암이 아니다. 화강암 덩어리로 이루어진 산은 경치가 빼어나므로 명산은 될 수 있어도 영산(靈山)은 되기 어렵다. 변산은 신령한 기운이 넘치는 산 곧, 영산이다. 신령한 산에 신령한 약초가 자라게 마련이다.

화강암에서는 어떤 식물도 제대로 자라지 못한다. 변산의 바위들은 청량산이나 마이산처럼 수성암에 가깝다. 수성암은 여러 동식물들이 오랜 시간 퇴적되어 바닷속에서 높은 압력과 열을 받아 굳어서 솟아오른 것이다. 따라서 식물들한테는 영양 덩어리라고 할 수 있다. 그래서 변산이나 주왕산, 청량산의 바위에는 풀 한 포기 자랄 수 없을 것 같은 매끈한 바위 벽임에도 불구하고 온갖 이끼와 난초, 부처손 같은 식물들이 빽빽하게 붙어서 자라는 것이다.

변산의 바위에는 지기가 고도로 응축되어 있는 데다가 식물한테 필요한 영양이 완벽하게 갖추어져 있으므로 이 바위에 붙어 자라는 식물들은 모두 신령스러운 약효를 지니고 있다. 특히 거의 모든 바위마다 부처손이 빽빽하게 붙어 있는데 이 부처손이야말로 정신 수련자들이 영적 기운을 증폭시키고 정신을 맑게 하는 데 뛰어난 효력을 지닌 선약이다.

내소사에서 세봉과 관음봉을 넘어 직소폭포까지 가면서 길 주변에 있는 약초들을 관찰했다. 내소사 앞의 들판에는 곰보배추가 더러 눈에 띄었고, 세봉에서 관음봉에 이르는 바위에는 부처손이 빽빽이 붙어 있다. 산길 옆에는 조릿대, 물푸레나무, 마삭줄, 남정목, 꾸지뽕나무, 천문동, 맥문동, 위령선, 새삼 같은 약초들이 눈에 들어왔다.

해소·천식에 특효, 곰보배추

관음봉을 오르는 산길 옆에 곰보배추가 몇 포기 눈에 띄었다. 한겨울에도 푸른 잎을 지니고 있는 것이 신기하기만 하다. 곰보배추는 해수, 천식, 기침에 최고의 신약이다. 곰보배추를 경상도 지방에서는 문둥이배추라고도 부르는데 아직 식물도감에도 실려 있지 않은 생소한 식물이다. 언뜻 보기에 배추를 닮았으나 배추보다 훨씬 작고 잎에 주름이 많으며 비릿한 맛이 난다. 곰보배추의 약효에 대해서는 다음과 같은 실화가 있다.

10년 전쯤 전에 경상북도 예천에 천식, 해수, 기침, 기관지염 등을 귀신같이 고치는 할머니가 있었다. 어떤 약초로 술을 담가서 천식이나 해수 환자들한테 한 되에 30만 원씩 받고 팔았는데, 그 술을 먹기만 하면 수십 년 된 기침이라 할지라도 신기하게 나았다.

그 할머니의 옆마을에 권씨 성을 지닌 할아버지가 살았는데 약초에 관심이 많은 분이었다. 그는 그 할머니가 무슨 약초로 술을 담그는지 몹시 궁금하였다. 몇 번 그 약초가 무엇인지 가르쳐 달라고 해봤으나 가르쳐 주지 않았다. 그래서 할아버지는 할머니가 약초를 채취하려고 들로 나가는 것을 몰래 따라가 보기로 했다. 할머니는 저녁을 먹고 나서 주위

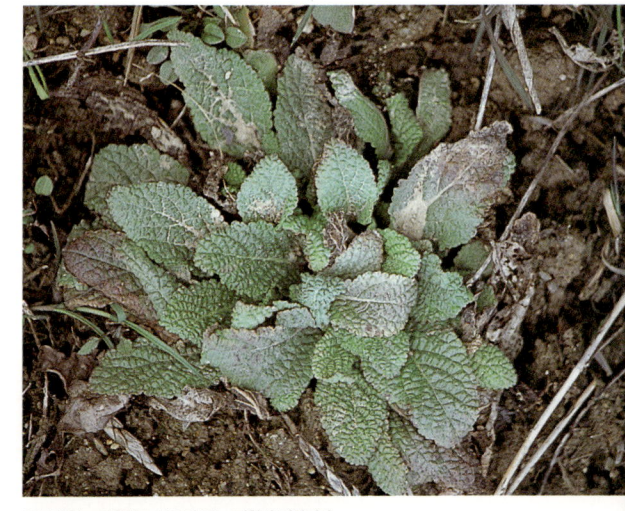

곰보배추는 겨울에도 시들지 않는 기침의 명약이다

가 어둑해지자 괭이와 바구니를 들고 들판으로 나가더니 묵은 밭에 앉아 무언가를 열심히 캐서 바구니에 담았다. 숨어서 그 광경을 지켜보던 할아버지는 할머니가 돌아간 뒤 묵은 밭에 가서 할머니가 캔 것이 무엇인지 살펴보았다.

"아니 이건 문둥이배추가 아닌가. 쓸모 없는 잡초인 줄 알았는데 바로 이것이 천식과 기침의 특효약이었군."

할아버지는 문둥이배추를 한 광주리 캐서 푹 삶은 다음 막걸리를 만들어 기침을 심하게 하는 친척한테 주어 보았다. 과연 문둥이배추는 기침에 신통한 효력을 지니고 있어 며칠 지나지 않아 기침이 깨끗하게 나았다. 몇 년 뒤에 할머니는 세상을 떠났고 권씨 할아버지는 문둥이배추로 기관지염, 천식, 해수, 기관지확장증, 기침 등을 치료하여 그 일대에서 명의로 이름이 났다.

나는 이 권씨 할아버지를 1996년에 만났다. 같이 밤을 새우면서 약초에 대한 이야기를 나누던 중 서로 자기만이 알고 있는 비방 한 가지씩을 나누어 갖자고 하였는데, 그때 알게 된 것이 바로 곰보배추다.

곰보배추를 권씨 할아버지는 만병초라고도 부른다. 기침, 가래, 천식뿐만 아니라 여성들의 온갖 부인병, 불임증, 냉증, 생리 불순, 자궁염, 자궁 근종, 고혈압, 당뇨병, 간염, 두통 등에도 두루 신통한 효력을 지니고 있기 때문이다. 나는 천식과 해수, 기침 환자 여섯 명에게 곰보배추로 막걸리를 담그거나 푹 달여서 먹게 해보았는데 모두 한 달도 채 되지 않아 씻은 듯이 나았다. 한국토종약초연구학회 이상환 회원의 부인이 감기로 인한 기침으로 한 달을 고생하면서 갖가지 기침 치료약들을 먹어 보았으나 효과가 없었다. 마침 곰보배추를 몇 뿌리 캐온 것이 있어서 그것을 달여서 먹었더니 단번에 기침이 깨끗하게 나았다고 했다.

　곰보배추는 겨울철에도 잎이 시들지 않는 상록성 여러해살이풀이다. 꽃은 4~5월에 연한 보랏빛으로 피고 생김새가 배암차조기라는 풀과 닮았다. 추위에 약해 중부 지방에는 자라지 않고 남부 지방의 묵은 밭이나 논둑, 마당가 같은 곳에 흩어져 자란다.

　몇 해 전의 일이다. 경상남도 하동에 있는 어느 집을 방문했는데, 그 집 가족 중에 세 사람이 천식으로 고생하고 있었다. 그 집 마당에는 곰보배추가 수북하게 자라고 있었는데 마침 가족들이 기침을 콜록콜록 해대며 그것을 뽑아내고 있는 중이었다. 그래서 나는 내버리려고 쌓아 놓은 그 곰보배추를 푹 달여서 마시라고 했다. 그것을 달여서 먹고 가족들이 모두 천식을 고친 것은 말할 나위도 없다. 이처럼 좋은 약을 마당에 가득 쌓아 놓고 약을 찾아 온 세상을 헤매는 사람이 얼마나 많을 것인가. 아무리 귀한 약초라도 그 약효를 모르면 귀찮은 잡초일 뿐이다.

당뇨병에 좋은 남정목과 노화를 막는 여정목

　변산에는 남정목과 여정목이 많다. 특히 남정목이 가는 데마다 쥐눈처럼 새까만 열매가 달려 있다. 남정목이란 쥐똥나무이고 여정목은 광나무다. 둘 다 마당 옆이나 길옆에 울타리로 흔히 심는 나무다. 그런데 이 쥐똥나무와 광나무가 당뇨병을 비롯하여 고혈압, 양기 부족, 각종 암, 이명증(耳鳴症) 등에 뛰어난 효과가 있는 줄 누가 알랴.

남정목은 남성의 정력을 좋게 하는 나무라는 뜻이고, 여정목은 여성을 정숙하게 하는 나무라는 뜻이다. 남정목과 여정목은 생김새가 거의 같으나 남정목은 겨울에 잎이 떨어지고 여정목은 겨울에도 잎이 떨어지지 않는 점이 다르다.

남정목을 충청도 지방에서는 물쬬가리나무 또는 조갈나무라고도 부른다. 이는 물쬬갈병 또는 조갈병을 고치는 나무라는 뜻이다. 물쬬갈병이나 조갈병은 당뇨병의 옛 이름으로 당뇨병을 옛날에는 소갈병이라고도 불렀다. 조갈병은 소갈병의 사투리다. 남정목은 소갈병, 곧 목이 마르고 허기가 지는 병에 좋은 효과가 있다.

충청남도 태안에 사는 이창우 할아버지는 30년 넘게 약초를 연구하여 암과 당뇨병, 기관지염 등에 특효가 있는 '감탕'이라는 약을 발명, 수백 명의 암과 당뇨병 환자들을 완치한 명의다. 감탕은 일곱 가지 약재를 열두 시간 넘게 달여서 만드는데 남정목은 감탕에 들어가는 일곱 가지 약재 중 하나다.

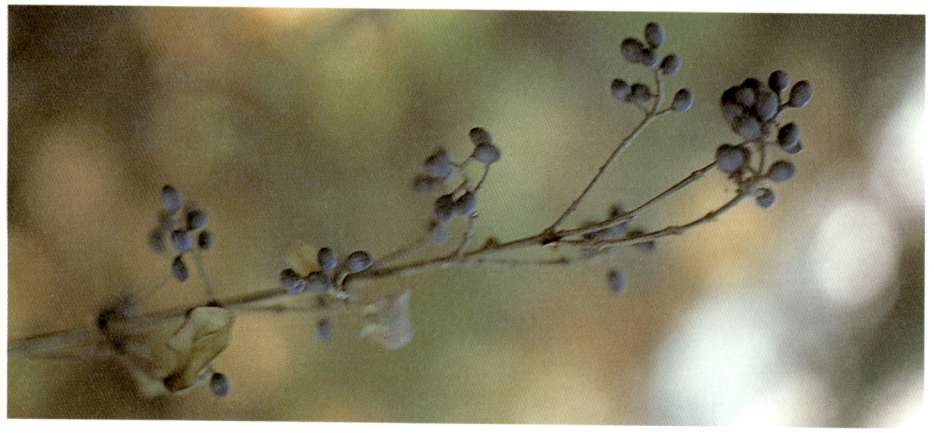

남정목은 남자의 정력을 좋게 하는 나무라는 뜻이다

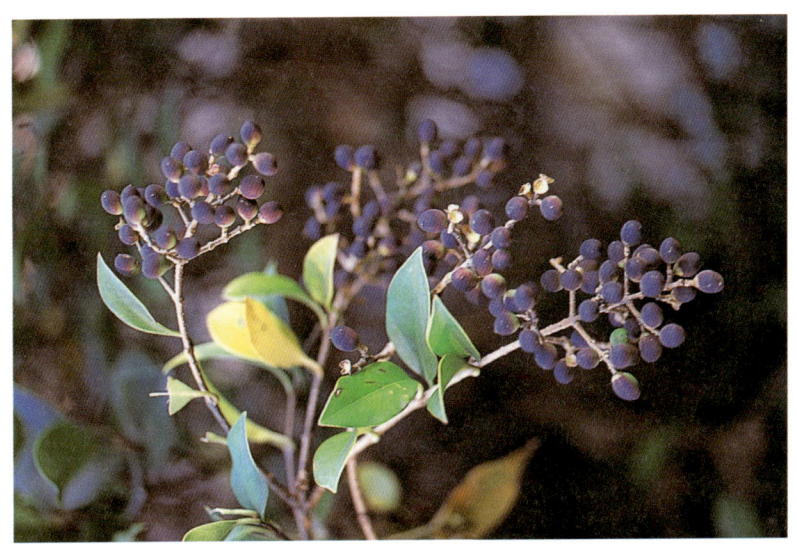

여정목으로 차를 만들어 1년 동안 마셨더니 새하얗던 머리가 까맣게 되었다

　태권도 사범을 지낸 어떤 사람은 고혈압과 심장병으로 30년 동안 많은 고생을 했다. 산을 좋아하여 일요일이면 어김없이 산에 갔다. 한 번 동행할 기회가 있어 같이 산에 갔다가 팔뚝만큼 굵은 남정목이 한 그루 보이기에 이것을 뿌리째 캐어 푹 달여 먹으면 고혈압이 나을 것이라고 일러 주었다. 그 후 그는 남정목 한 그루를 뿌리째 캐어 푹 달여서 먹었고 30년 된 그의 고혈압과 심장병은 완전하게 나았다.

　남정목은 열매가 약성이 가장 좋다. 겨울철에 새까맣게 익은 것을 따서 말려서 가루 내어 먹거나 달여서 먹으면 위와 간, 신장이 튼튼해지고 고혈압, 요통, 신경통, 어지럼증, 이명증 등이 없어진다. 옛말에 따르면, 동짓달 동짓날 자정에 열매를 따서 물로 씻지 말고 하얀 가루가 붙은 채로 그늘에서 말려 두었다가 써야 약성이 온전하게 보존된다고 한다.

여정목은 남정목과 마찬가지로 초여름에 향기가 좋은 흰 꽃이 피고 겨울철에 너비 3밀리미터, 길이 5밀리미터쯤 되는 달걀꼴의 열매가 까맣게 익는다. 남정목은 중부 이북 지방에서도 흔히 볼 수 있으나 여정목은 따뜻한 남쪽 지방에서만 자란다. 나무 중에서 짠 성분을 가장 많이 지니고 있어서 여간해서는 잘 썩지 않는다고 한다. 제주도나 남해안에는 수백 년 묵어서 아름드리에 가까운 것들도 있다.

여정목은 남정목과 효력이 비슷하다. 노화를 방지하고 정력을 좋게 하며 흰머리를 검게 할 뿐만 아니라, 이명증과 어지럼증을 치료하고 무릎과 허리를 튼튼하게 한다. 여정목 열매를 여정실이라고 하여 한의학에서는 정력 증강제나 최음약으로 사용한다. 실제로 여정실에는 남성의 정력을 좋게 하는 '만니톤', 여성의 성감을 높이는 '시링긴' 등의 성분이 들어 있는 것으로 밝혀졌다.

여정목은 잎, 열매, 줄기를 모두 약으로 쓸 수 있으나 그중에서 열매가 약성이 가장 높다. 따라서 열매가 까맣게 익을 12월 말에서 1월 사이에 채취하는 것이 가장 좋다. 잎, 열매, 잔가지 등은 그늘에서 말려 부드럽게 가루 내어 쓴다. 햇볕에 말리면 빨리 마르기는 하지만 자외선 때문에 약효 성분이 날아가 버리므로 반드시 그늘에서 말려야 한다.

여정목 열매 가루나 잎 가루를 찻숟가락으로 하나씩 하루 서너 번 따뜻한 물에 타서 차 마시듯 복용한다. 약간 쓰면서도 달고 독특한 향기가 일품이다. 여정목 잎 가루를 조금씩 밥에 섞어 비벼 먹어도 좋고 여정목 잎을 달인 물로 밥을 지어 먹어도 좋다.

여정목을 늘 복용하면 불면증, 식욕 부진, 어깨 결림, 류머티즘 관절염,

근육통 등이 치유되거나 호전되며 위, 소장, 대장, 콩팥 등의 기능이 좋아진다. 혈액 순환이 좋아지고 살결이 고와지며 고질적인 변비가 없어지는 경우도 있다. 면역 기능이 강화되어 감기에도 잘 걸리지 않게 되고 만성적인 피로도 없어진다.

많은 사람들한테 여정목을 복용하도록 권해 보았더니 놀라운 결과가 나타났다. 일산에 사는 73세 된 할머니는 여정목 차를 1년 동안 마셨더니 눈처럼 새하얗던 머리칼이 까마귀처럼 까맣게 바뀌었고, 어느 지방 신문사의 간부는 20년 된 이명증이 나았으며, 그 밖에 많은 분들이 관절염, 요통, 양기 부족, 오십견, 식욕 부진, 위장병, 지방간, 불면증 등을 고쳤다. 살결이 고와지고 주근깨나 기미가 없어지거나 희미해진 사람도 많다.

여정목과 남정목은 산에서 야생으로 자란 것이어야 약효가 좋고 울타리로 심거나 정원에 심은 것은 약효가 별로 없다. 가능하면 공해에 찌들지 않은 깊은 산속에서 자란 것을 채취하는 것이 좋다.

하늘의 문을 여는 약초, 천문동

천문동 잎이 추위에 누렇게 말라 오그라들었다. 마치 빗자루를 거꾸로 세워 놓은 것 같다. 그러나 뿌리를 캐어 보니 손가락만한 덩이뿌리들이 제법 실하게 달렸다. 변산 일대에는 천문동이 많다.

천문동은 변산을 대표할 만한 약초다. 천문동(天門冬)이라는 이름은 하늘의 문을 열어 주는 겨울 약초라는 뜻이다. 하늘의 문을 여는 약초! 몸이 가

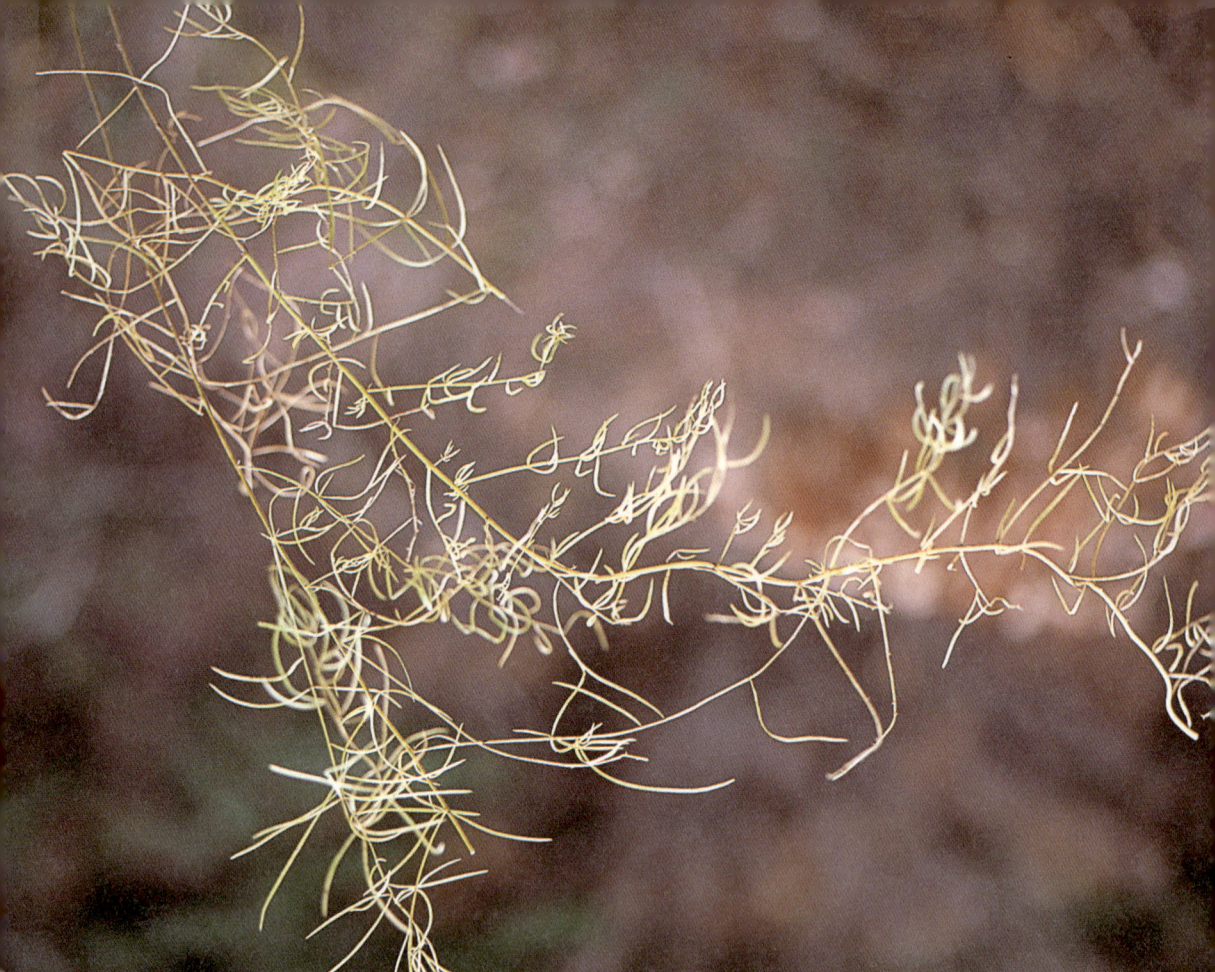

천문동 줄기는 아스파라거스를 닮았다

벼워지고 정신이 맑아져서, 즉 신선처럼 되어서 하늘로 오를 수 있게 한다는 약초가 바로 천문동이다.

　잎과 줄기는 아스파라거스를 닮았고 뿌리에는 작은 고구마처럼 생긴 덩이뿌리가 여러 개 달렸다. 이 덩이뿌리가 옛부터 늙지 않고 병들지 않게 하는 약, 곧 신선이 되게 하는 것으로 이름난 약초다.

　조선 세종 때 펴낸 《향약집성방》에는 '신선방(神仙方)' 이라고 하여 사람을 신선이 되게 하는 약과 처방이 많이 나온다.

여기서 신선이란 완전한 사람 즉, 늙지 않고 병들지 않고 오래 살며 특별한 육체적·정신적 능력을 지닌 사람을 가리킨다. 신선이란 우리 선조들에겐 이상적인 인간형이었다. 요샛말로 하면 '슈퍼맨' 쯤 된다고 보면 되겠다. 《향약집성방》에 '천문동을 먹고 살과 골수를 튼튼하게 하고 늙지 않게 하는 방법'이라고 하여 다음과 같이 적혀 있다.

"천문동 12킬로그램을 잘게 썰어 그늘에서 말린 다음 가루 내어 한 번에 12그램씩 하루 대여섯 번 술에 타서 먹는다. 200일 동안 먹으면 몸이 오그라지던 것이 펴지고 여윈 것이 튼튼해지며 300일 동안 먹으면 몸이 거뜬해지고 2년 동안 먹으면 달리는 말을 따라잡을 수 있게 된다. 천문동 1,200그램과 숙지황 600그램을 가루 내어 졸인 후 꿀로 반죽하여 달걀 노른자만하게 알약을 만든다. 이것을 한 번에 세 개씩 하루 세 번 더운 술에 풀어서 먹는다. 산길이나 먼 길을 갈 때 곡식을 먹지 않아도 배고프지 않고 10일 동안 먹으면 몸이 거뜬해지고 눈이 밝아지며 20일 동안 먹으면 모든 병이 낫고 얼굴빛이 꽃처럼 된다. 30일 동안 먹으면 흰머리가 검어지고 빠졌던 이빨이 다시 나오며 40일 동안 먹으면 달리는 말을 따라잡을 수 있고 100일 동안 먹으면 무병장수한다."

다음은 늙지 않고 오래 살게 하며 힘이 백배나 세어지게 하고 오랫동안 허약하여 몸이 여위고 풍습으로 인해 감각이 없을 때 사용하면 좋은 처방이다. 명치 밑에 적취(積聚, 딱딱한 덩어리)가 있을 때에도 효과가 있으며 80세가 넘은 노인들에게 더욱 좋다.

하늘의 문을 열어 주는 '겨울 약초'라는 뜻을 가진 천문동의 뿌리

"천문동 뿌리 12킬로그램을 음력 7~9월 사이(음력 정월에 캐도 되는데 이 때가 지난 것은 약효가 없다고 한다)에 캐어 깨끗하게 씻어 햇볕에 말린 다음 가루 내어 한 번에 12그램씩 하루 세 번 술에 타서 먹는다. 생것으로 술을 만들어 먹으면 더 좋다. 오래 먹으면 물에 들어가도 잘 젖지 않고 오래 살며, 정신이 맑아지고 흰 머리칼이 검어지며 빠졌던 이빨이 다시 나오고 피부가 윤택해지며 귀와 눈이 밝아진다."

천문동 뿌리는 끈적끈적한 점액질이 많아 잘 마르지 않고 가루로 만들기가 어렵다. 가루로 만들려면 쪄서 말리기를 서너 번 반복한 다음에 가루를 내야 한다. 이렇게 만든 가루를 한 번에 4~5그램씩 하루 세 번 복용하면

천문동을 먹고 20년 젊어진 이야기

전라북도 정읍에서 한약방을 운영하는 박 선생은 음양오행과 풍수지리, 도가 사상에 일가견이 있는 분이다. 박 선생은 스무 살 무렵에 신선이 되겠다고 몇 달 동안 산에 들어가 수련을 한 적이 있다. 그때 한 노인을 만났는데 그는 박 선생에게 신선이 되려면 천문동을 열심히 먹으라고 하였다.

박 선생은 40년 동안 그 일을 까맣게 잊고 있다가 한약방을 아들한테 맡기고 산을 다니던 중, 천문동을 먹으면 신선이 될 수 있다고 한 말이 생각나 천문동을 캐서 말려서 가루 내어 먹어 보았다. 그랬더니 맛도 좋고 먹으면 먹을수록 힘이 솟고 얼굴빛이 고와졌으며, 희끗희끗하던 머리가 까맣게 되었고 험한 산을 온종일 뛰어다녀도 피곤한 줄을 모르게 되었다.

박 선생의 아내는 천문동을 복용하고 나서부터 주변에서 20년은 젊어졌다는 말을 자주 들을 수 있었으며, 스물일곱 살 된 딸은 얼굴에 여드름과 주근깨 같은 것이 없어지고 살결이 어린아이처럼 되어 마치 10대 소녀처럼 되었다고 한다.

모든 질병이 물러가고 기운이 나며 오래 살 수 있게 된다.

천문동의 약효에 대해《향약집성방》과《동의보감》에는 이렇게 적혀 있다.

"맛은 달고 쓰며 성질은 평하고(몹시 차다고도 한다) 독이 없다. 여러 가지 풍습(風濕)으로 갑자기 몸 한쪽에 감각이 없는 것을 치료하며 골수를 보충해 준다. 또한 뱃속의 벌레를 죽이고 폐를 튼튼하게 하며 한열(寒熱)을 없앤다. 그리고 살결을 곱게 하고 기운이 솟아나게 하며 소변이 잘 나오게 한다. 주약으로 쓴다. 기침이나 천식으로 숨이 몹시 찬 것, 폐옹(肺癰)으로 고름을 토하는 것 등을 치료하고 열을 내리고 신기(身氣)를 통하게 한다. 또한 음을 낫게 하고 갈증을 멈추며 중풍을 치료한다. 오래 먹으려면 삶아서 먹

천문동으로 질병을 치료하는 방법

① 기침

인삼, 맥문동, 숙지황을 같은 양으로 섞어서 가루 내고 꿀로 갠 뒤, 앵두알 크기의 알약으로 만들어 입에 넣고 녹이면서 먹는다.

② 피를 토할 때

천문동 40그램, 구운 감초, 살구 씨, 패모, 백복령, 아교를 각각 같은 양으로 가루 낸 후 꿀로 우황청심환 크기의 알약으로 만들어 입에 물고 녹이면서 천천히 먹는다. 하루 열 알까지 먹을 수 있다.

③ 피부가 건조하여 갈라질 때

천문동을 생즙 내어 질그릇에 넣고 죽처럼 될 때까지 은근한 불로 달여서 한 번에 한두 숟가락씩 빈속에 더운 술로 먹는다.

④ 편도선염, 목구멍이 붓고 아플 때

천문동과 도라지를 각각 같은 양으로 달여서 수시로 복용한다.

어야 한다. 오래 먹으면 기운이 나고 몸이 가벼워지며 오래 살고 배고픈 줄을 모르게 된다. 또한 살결이 윤택해지고 몸의 여러 나쁜 기운과 더러운 것들이 없어진다. 지황을 같이 쓰면 늙지 않고 머리카락도 희어지지 않는다. 촉나라 사람들은 이것으로 옷을 씻어 빛깔을 희게 하였다. 성질이 차면서도 몸을 보하는 작용이 있기 때문에 몸이 허하면서도 열이 있을 때 쓴다."

천문동은 점액질이 많고 빛깔이 희므로 폐와 신장으로 들어가서 신장의 음액(陰液)을 늘리므로 장기의 허열(虛熱)을 없앤다. 천문동은 맛이 달면서도 잘 씹어 보면 쓴맛이 나는데, 이렇게 쓴맛을 나게 하는 것은 스테로이드와 글로코시드라는 성분으로 이들 성분이 폐를 튼튼하게 하고 기력을 늘리며 암세포를 억제하는 등의 작용을 한다.

탄저균, 용혈성 연쇄상구균, 디프테리아균, 폐렴구균, 황색포도상구균, 고초균 등 갖가지 균을 죽이는 작용을 하며, 달인 물은 모기나 파리의 유충과 뱃속에 있는 기생충들을 죽인다.

항암 작용도 높다. 임파성 및 골수성 백혈병에 일정한 치료 작용을 하며 유방암, 폐암, 위암, 간암 등에 보조 치료제로 쓴다. 유방암과 유선암에 천문동 100그램을 물로 달여서 하루 세 번씩 복용하면 종양의 크기가 줄어든다. 악성 종양에는 뚜렷한 효과가 없지만, 양성 유방 종양에는 크기에 상관없이 빠른 시일 안에 대부분 치유된다.

천문동은 우리나라 남부 지방의 바닷가와 섬 지방에 더러 자란다. 중국에서 수입한 것은 시중에서 쉽게 구할 수 있지만 약효는 거의 없다. 중국산 천문동은 우리나라에서 난 것보다 더 굵고 빛깔이 희며 찰기가 적다. 변산의 천문동이야말로 우리 민족을 신선 곧, 슈퍼맨으로 만들 수 있는 선약이 아닐는지.

약초 관찰 코스

부안 시외버스 터미널에서 50미터 정도 직진하면 사거리가 나온다. 그곳의 시내버스 정류장에서 내소사행 버스를 타면 된다. 버스는 06:50부터 19:30까지 운행되며, 요금은 2,000원 내외이다.
내소사에서 청년암, 세봉, 봉래구곡을 따라서 직소폭포까지 오르며 약초를 관찰한다.

문의 : 부안 시외버스 터미널(063-584-2098)

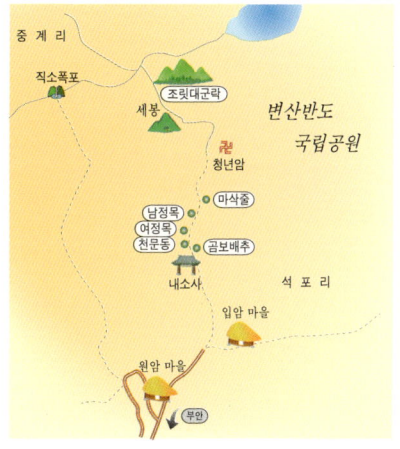

멀리 구름 한 무더기, 가까이 가면 금강경

영암 월출산

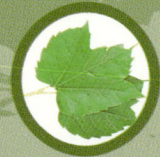

| 자귀나무 | 담쟁이덩굴 | 노간주나무 | 쇠무릎지기 |

월출산(해발 809미터)

위치: 전라남도 영암군 영암읍, 군서면, 강진군 성전면

남성적인 웅장함을 갖춘 북쪽의 가파른 돌산과 여성적인 섬세함을 갖춘 완만한 남쪽 산이 조화를 이뤄 지리산, 변산, 천관산, 내장산과 함께 호남의 5대 명산으로 꼽히고 있다. 이 산 노적봉 아래 상견성암에 있는 바위에는 "천 개의 바위 봉우리는 서로 빼어남을 견주고, 만 개의 구렁은 그 흐름을 다툰다"는 문구가 새겨져 있는데 월출산의 빼어난 경관은 일찍이 고산 윤선도를 비롯하여 서거정과 율곡 이이, 다산 정약용 등 수많은 선비들이 시로 칭송한 바 있다.

월출산(月出山)은 아무도 풀 수 없는 수수께끼와 같은 산이다. 멀리서 볼수록 좋고 가까이 갈수록 금강경(金剛景)이란 말은 누가 했던가. 멀리서 보면 늘 구름 한 무더기요, 가까이 가면 백인지 천인지 모를 뾰족뾰족한 돌무더기뿐인 것을. 구름은 순간마다 변하고 돌무더기들은 걸음을 옮길 때마다 형상이 바뀐다. 구름과 돌이 어울린 묘한 산빛에 홀려 몇 날을 산속에서 헤매도 월출산의 속마음은 짐작할 길이 없구나.

10여 년 전에 월출산 사자봉 근처에서 한 기인을 만났다. 그 기인은 이런 말을 했다.

"월출산은 천하에 둘도 없는 악산(惡山)이오. 그래서 도인들이 오지 않아요. 기운이 너무 세요. 여기서 수도하다 가는 자칫하면 죽거나 미쳐요. 칠치폭포 근처에 절묘한 바위굴이 하나 있어요. 거긴 아는 사람이 아니면 아무도 찾을 수 없죠. 하늘에서도 안 보이고 옆에서도 앞에서도 안 보이지만, 햇볕이 드는 구멍이 나 있고 굴 안에 샘도 있어요. 거기가 바로 천하 으뜸의 수도처요. 거기서 한 달만 수도하면 통신(通神)하여 귀신을 마음대로 부리고 온갖 질병을 다 고칠 수 있으며 천리안을 갖게 되어 방 안에서도 세상일을 환하게 알 수가 있소."

"그런 곳이 있다면 거기서 수도하면 도통할 수 있을 것 아닙니까?"

"말도 마시오. 거기는 옛날 도선 국사가 도통한 자리요. 근기가 약한 사람이 거기 들어갔다가는 하루 만에 죽고 마오. 아무나 들어갈 자리가 아니오."

"어째서 그렇습니까?"

"거긴 천년 묵은 이무기가 지키고 있소. 나도 거기 들어갔다가 수천 마리 독사들한테 물어 뜯겨서 하루 만에 쫓겨 나왔소. 내 몸에 있는 이 상처들을 보시오. 다 거기서 뱀한테 물린 것이오."

그의 몸에는 얼굴, 팔, 다리, 배 할 것 없이 온몸에 뱀한테 물린 듯한 수백 개의 상처가 나 있었다.

"도를 깨치겠다고 덤벼드는 사람이 수두룩하지만 다 헛일이오. 지리산이다 계룡산이다 소백산이다 명산이라는 데를 가보면 골짜기마다 수도하는 사람들로 꽉 들어찼소. 그러나 그 가운데 해탈하는 사람은 10만 명에 한 명 나오기도 어렵소."

요통, 타박상에 좋은 자귀나무

바로 그곳 천하 으뜸의 수도처가 있다는 칠치폭포 쪽으로 산을 올랐다. 천하 으뜸의 수도처야 찾지 못하더라도 좋은 약초는 많이 볼 수 있을 테니까.

월출산에는 야생으로 자라는 자귀나무가 지천이다. 마침 꽃이 필 철이어서 온 산이 군데군데 꽃실로 수를 놓은 듯하다. 붉은 실타래를 풀어 놓은 듯한 꽃과 저녁마다 서로 맞붙어 잠을 자는 잎이 인상적인 자귀나무는 콩과에 딸린 큰키나무다. 한자로 합환목(合歡木), 야합수(夜合樹), 유정수(有情樹) 등으로 부르며, 이 나무를 집 앞에 심으면 가정이 화목해진다는 속설이 있다.

자귀나무 껍질은 요통, 타박상, 어혈, 골절통, 근골통 등에 좋은 효능이 있다. 봄이나 가을철에 껍질을 벗겨 흐르는 물에 5일쯤 담가 두었다가 사용한다. 물에 담그면 대개 약성이 약해지거나 순해지게 마련이지만 자귀나무 껍질은 반대로 약성이 더 강해진다. 또 대부분의 약초는 그늘에서 말려야 약성이 제대로 보존되지만 자귀나무는 햇볕에 말려야 약성이 살아나는 것이 특징이다. 물에 달여 먹어도 좋고 가루 내어 먹어도 좋다. 요통, 타박상, 어혈을 없애고 기생충을 죽인다. 약성이 순하고 독성이 없으므로 오랫동안 꾸준히 복용해야 효과를 본다.

자귀나무 껍질은 종기나 습진, 짓무른 데, 타박상 등 피부병이나 외과 질병에도 효험이 있다. 껍질을 부드럽게 가루 내어 참기름에 개어서 아픈 부위에 붙이면 신기하게 잘 낫는다. 상처가 곪아서 잘 낫지 않는 데에는 자귀나무 껍질 가루를 뿌린다.

자귀나무 꽃도 약으로 쓴다. 술에 담가서 먹을 수도 있고, 꽃잎을 말려 가

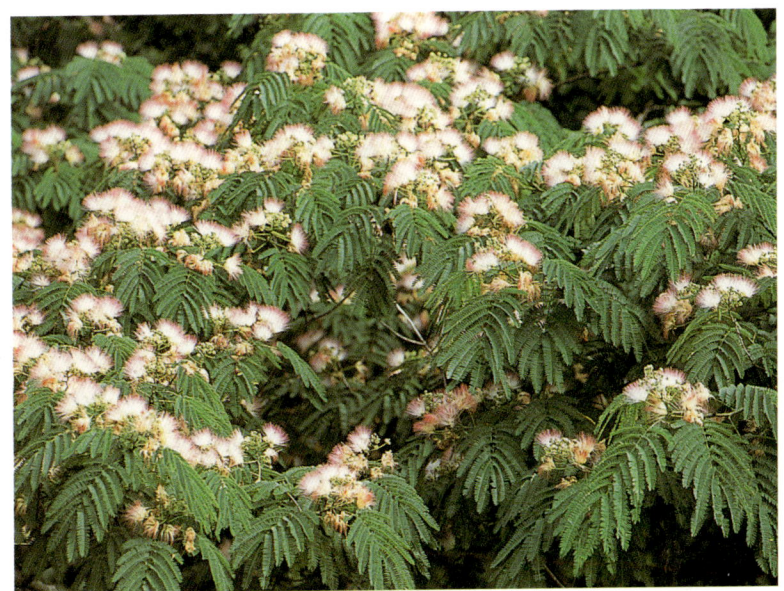

자귀나무는 산속에서 수도하는 사람들이 즐겨 먹는 약이다

루 내어 먹을 수도 있다. 자귀나무 꽃은 기관지염, 천식, 불면증, 임파선염, 폐렴 등에 효과가 훌륭하다. 말린 꽃을 먹을 때에는 물 1.8리터에 꽃잎 20그램을 넣고 물이 반쯤 되게 달여서 마신다. 술로 담글 때에는 자귀나무 꽃잎 분량의 서너 배쯤의 소주를 붓고 밀봉하여 어두운 곳에 3~6개월 두었다가 조금씩 따라 마신다.

자귀나무는 산속에서 수도하는 사람들이 즐겨 먹는 약이기도 하다. 정신을 맑게 하고 마음을 안정시키는 효과가 있다. 자귀나무 껍질은 흐르는 물에 5일쯤 담가 두었다가 햇볕에 말려 가루 낸 것을 한 번에 밥 숟가락으로 하나씩 하루 세 번 밥 먹고 나서 먹는다. 오래 복용하면 몸이 날아갈 듯 가벼워지고 다리가 무쇠처럼 튼튼해지며 오랫동안 달려도 지치지 않는다.

자귀나무 잎을 태워 만든 고약은 골절 치료에도 효과가 있다. 뼈가 부러지거나 다쳤을 때 자귀나무 잎을 태운 재에 들기름이나 참기름을 섞어 고약을 만들어 붙이면 통증 없이 신통하게 잘 낫는다. 나무나 껍질, 뿌리를 태워 술에 타서 먹으면 골절, 어혈, 타박상 등에 효과가 좋다. 자귀나무 잎을 차로 달여 마시기도 하는데 상시 복용하면 부부 사이의 금실이 좋아져서 이혼을 하지 않는다는 얘기가 있다. 그런 까닭에 이 나무를 애정목(愛情木)이라 부르기도 한다.

당뇨병에는 담쟁이덩굴을 달여 먹어라

담쟁이덩굴은 미국의 소설가 오 헨리의 〈마지막 잎새〉라는 단편소설 덕분에 유명해진 식물이다. 줄기에 다른 물체에 달라붙는 흡착근이 있어서 나무나 바위, 담장 등을 타고 올라가며 자란다. 가을철에 빨갛게 물드는 단풍이 아름다워서 정원의 담장 밑에 흔히들 심는다. 포도알 모양으로 까맣게 익는 열매도 보기에 좋다.

담쟁이덩굴의 줄기를 꺾어 씹어 보면 아린 맛과 함께 단맛이 난다. 옛날 설탕이 없을 때에는 담쟁이덩굴을 진하게 달여서 감미료로 썼다. 이웃 일본에서는 설탕 원료로 쓴 적도 있다.

담쟁이덩굴은 당뇨병의 혈당치를 떨어뜨리는 효과가 뛰어나다. 줄기와 열매를 그늘에서 말려 달여서 복용하면 상당한 효과를 본다. 하루 10~15그램쯤을 물로 달여 복용하면 되는데 장기 복용하면 완치도 가능하다.

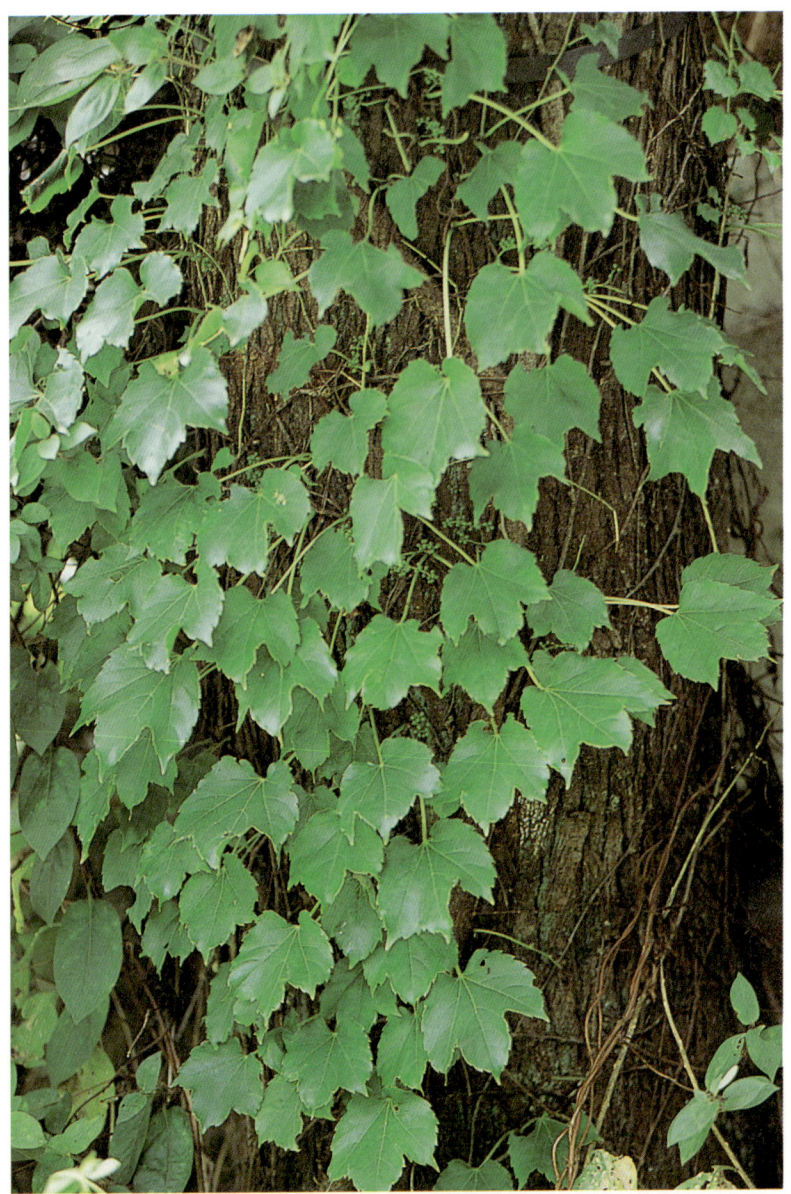

담쟁이덩굴은 당뇨병과 암에 탁월한 효능을 가지고 있다

관절염이나 근육통에도 효과가 좋고 어혈을 없애며 뱃속의 덩어리를 삭히는 효능도 있다. 껍질을 벗겨 낸 줄기를 35도 이상의 증류주에 담가 3개월쯤 두었다가 가볍게 취할 만큼만 날마다 마시면 통증이 줄어들고 10~20일쯤 복용하면 웬만한 관절염이나 근육통은 거뜬하게 낫는다.

담쟁이덩굴은 맛이 달고 떫으며 성질은 따뜻하고 활혈(活血), 거풍(祛風), 지통(止痛) 등의 작용을 한다. 뱃속에 있는 덩어리를 없애며, 부인의 적·백대하를 치료하고, 밥맛을 좋게 한다. 편두통, 류머티즘 관절염, 반신불수 등에도 좋다. 산에서 넘어져 뼈가 부러지거나 발목을 삐어서 통증이 심할 때에는 담쟁이덩굴 줄기를 짓찧어 붙이면 곧 아픔이 멎는다. 아울러 담쟁이덩굴로 담근 술을 마시면 골절로 인한 어혈이 없어지고 골절이 빨리 치유된다.

암 치료에도 담쟁이덩굴을 사용한다. 피부에 생기는 육종이나 양성 종양에는 담쟁이덩굴을 잘게 썰어 그늘에서 말려 가루 내어 하루 10~15그램을 복용한다. 갖가지 암이나 옹종에도 상당한 효과가 있고, 양기 부족에도 좋다.

충남 부여에 사는 한 민간 의사는 담쟁이덩굴의 겉껍질을 벗겨 내고 말려서 가루로 만든 다음 하수오 가루, 삼지구엽초 가루, 뱀도랏 씨, 새삼 씨 등을 섞어서 정력제를 만드는데 그 효과가 매우 뛰어나다고 했다. 부인들의 요통이나 냉증으로 뱃속에 덩어리가 있을 때, 생리통, 생리 불순 등에도 담쟁이덩굴로 담근 술이 큰 효과가 있다고 했다. 담쟁이덩굴은 진통 작용이 강하고 효과가 빨리 나타나는 특징이 있다.

담쟁이덩굴은 반드시 나무를 감고 올라간 것을 채취하여 약으로 써야 한다. 바위를 타고 올라간 것은 독이 있다. 소나무나 참나무를 감고 올라간 것이 약효가 가장 좋다. 줄기가 젓가락처럼 가는 것보다는 수십 년 묵어서 팔뚝처럼 굵은 것이 약성이 강하다.

통풍과 관절염에 좋은 노간주나무 열매 기름

노간주나무는 척박한 바위투성이 산에서 잘 자라는 나무다. 월출산에서는 어디를 가나 장대처럼 꼿꼿하게 자란 노간주나무를 볼 수 있다. 측백나무과에 딸린 큰키나무로 두송목(杜松木) 또는 노송나무라고도 부른다.

잎은 가시처럼 날카로워 살에 찔리면 아프고, 암수딴그루로 5월에 꽃이 피어 이듬해 10월에 지름 7~8밀리미터쯤 되는 열매가 검붉게 익는다. 이 열매를 두송실이라고 하는데 서양에서는 드라이진이라는 양주를 만드는 원료로 쓴다. 북미 인디언들은 노송나무나 측백나무 잎을 암이나 부인병, 출혈, 근육통 등에 널리 이용했다.

나무줄기가 몹시 질기고 탄력이 있어 소의 코뚜레 재료로 널리 쓰였고, 대나무가 자라지 않는 지역에서는 잔가지를 다듬고 껍질을 깎아 내어 장대로 만들어 사용하기도 했다.

노간주나무는 열매를 약으로 쓴다. 가을에 열매를 따서 달여서 먹기도 하지만 햇볕에 말려서 기름을 짜서 쓰는 것이 훨씬 더 좋다.

노간주 열매 기름인 두송유(杜松油)는 통풍, 류머티즘 관절염, 근육통, 견비통, 신경통에 특효약이라 할 만하다. 두송유를 창호지에 먹여 아픈 부위

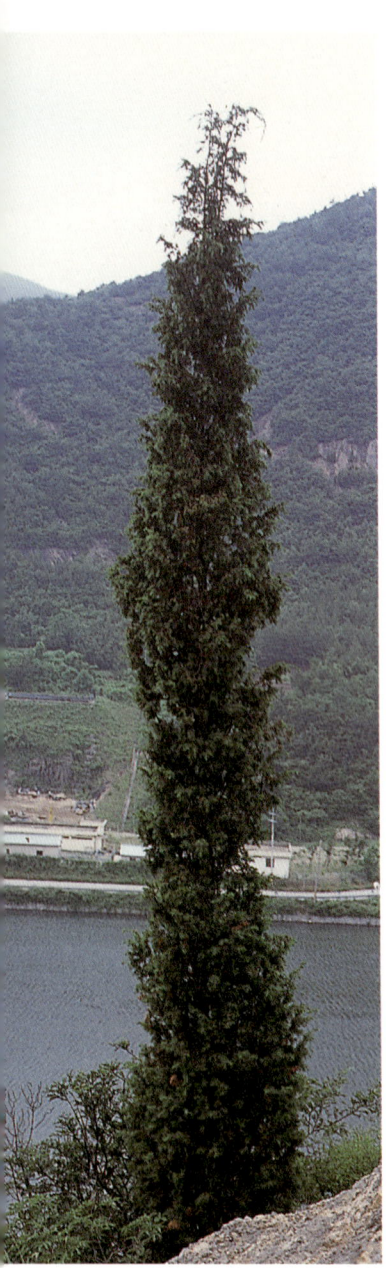

월출산 곳곳에서 장대처럼 꼿꼿하게 자라는 노간주나무

에 붙이면 신기하다 싶을 정도로 빨리 통증이 멎고 차츰 치유된다. 두송유를 아픈 부위에 바르고 나서 그 위에 창호지를 붙이고 드라이어로 뜨거운 바람을 쐬어 주면 치료 효과가 더욱 빠르다.

중풍으로 인한 마비에는 마비된 부위에 두송유를 듬뿍 바르고 나서 마사지를 하면 효과가 있다. 온몸이 나른하고 피곤할 때 두송유를 온몸에 바르고 마사지를 하면 몸이 개운해진다.

노송나무 열매로 술을 담그면 두송주가 된다. 이 두송주는 코가 막히는 증상, 소변 불통, 변비를 치료하고 혈액 순환을 좋게 하는 작용을 한다. 35도 이상 되는 찹쌀로 만든 증류주를 열매 양의 서너 배쯤 붓고 밀봉하여 6개월쯤 두었다가 열매는 건져 버리고 술만 따로 따라 두었다가 소주잔으로 한 잔씩 아침저녁으로 마신다.

노간주나무 열매에는 0.52퍼센트의 정유 성분이 들어 있고, 당분이 40퍼센트, 송진이 0.9퍼센트, 이 밖에 기름, 색소, 사과산, 개미산, 초산 등이 들어 있다. 정유 성분은 위장 점막을 자극하여 위 운동을 강화시키고 소화액을 빨리 나오게 한다. 또 가래를 삭히고 염증을 치료하는 효과도 있다. 정유는 콩팥을 자극하여 이뇨 작용을 하므로 몸이 붓거나 소변이 잘 안 나오는 증세에 쓸 수 있다. 하지만 너무 오래 쓰거나 많이 쓰면 부작용이 나타날 수도 있다. 신장염

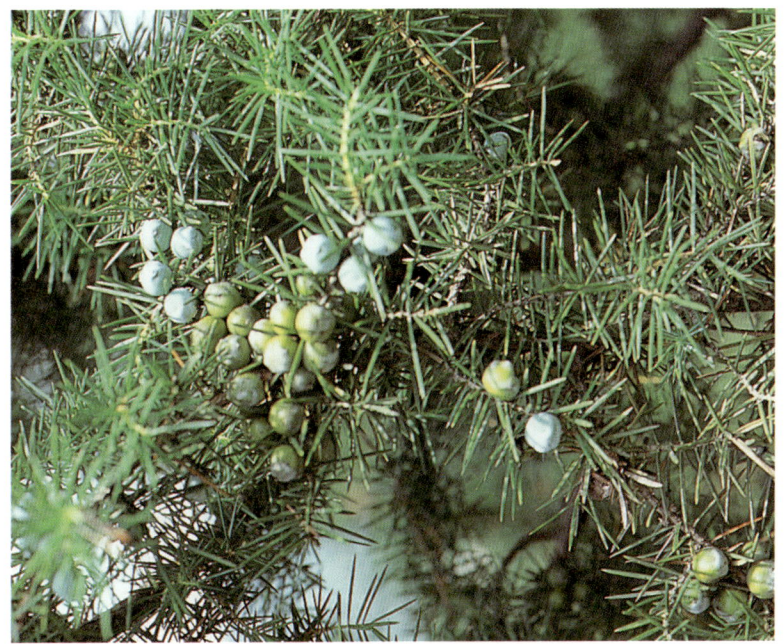
노간주나무 열매는 달이는 것보다 햇볕에 말려서 기름을 짜서 쓰는 것이 훨씬 좋다

이나 심장성 신염 등에는 쓰지 않는 것이 좋겠다.

같은 양의 노간주 열매와 설탕을 항아리에 담고 잘 봉하여 땅속에 1년 동안 묻어 두면 향기가 뛰어난 술이 된다. 이 술을 양껏 마시면 신경통, 관절염, 중풍으로 인한 사지마비 등을 치료할 수 있다. 노간주나무 열매의 독성은 없애고 약성만 남게 하는 가장 좋은 방법이다.

노간주나무에서는 기름이 많이 나오지 않는다. 열매 다섯 되에서 한 홉쯤을 얻을 수 있을 뿐이다. 열매를 따기도 쉽지 않다. 그러나 난치 관절염이나 통풍으로 고생하는 사람은 이 기름을 한번 약으로 써보면 그 효과를 확인할 수 있다.

노간주나무는 몹시 더디게 자라는 나무다. 척박한 바위 틈에 자란 것은 굵기가 10센티미터밖에 되지 않지만 나이는 300~400살이나 된 것도 있다. 메마른 바위 틈에서 줄기가 비틀린 채 자라고 있는 노간주나무는 어혈이나 근육이 뭉치고 늘어진 것을 푸는 데 좋은 약이 된다. 깊은 산속에서 무술 수련이나 정신 수련을 하는 사람들은 수백 년 묵은 노간주나무를 귀한 약으로 쓴다. 수백 년 묵은 노간주나무 줄기를 잘게 쪼개어 물에 넣고 끓여 그 물에 목욕을 하거나 마찰을 하면, 어혈이 풀리고 굳어진 근육이 풀리며 몸 안에 있는 온갖 독소들이 밖으로 빠져나온다.

관절염에 좋은 만능 약초, 쇠무릎지기

쇠무릎지기는 비름과에 딸린 한해살이풀로 우슬(牛膝), 쇠물팍, 접골초, 고장근(苦杖根) 등의 여러 이름이 있다. 키는 1미터쯤 자라고 줄기는 네모졌다. 퉁퉁한 마디의 생김새가 마치 소의 무릎과 같다 하여 쇠무릎지기라는 이름이 붙었다. 기후가 따뜻한 남쪽 지방에 자라는 것이 뿌리도 크고 약효도 높다. 특히 제주도에서 나는 것이 품질이 좋다.

쇠무릎지기는 수렴, 이뇨, 진통, 항염증 효과가 있어서 임질, 산후 복통, 요통, 관절염, 생리 불순, 각기, 수종, 암, 음위 등을 치료하는 데 널리 쓰인다. 옛 의학책에 의하면 쇠무릎지기는 맛이 쓰고 시며 성질은 평하고 독이 없으며, 내장이 허약한 것과 남자의 양기 부족, 노인의 빈뇨증을 다스린다고 했다. 또한 음을 보하여 정력을 세게 하고 내장을 튼튼하게 하여 골수를

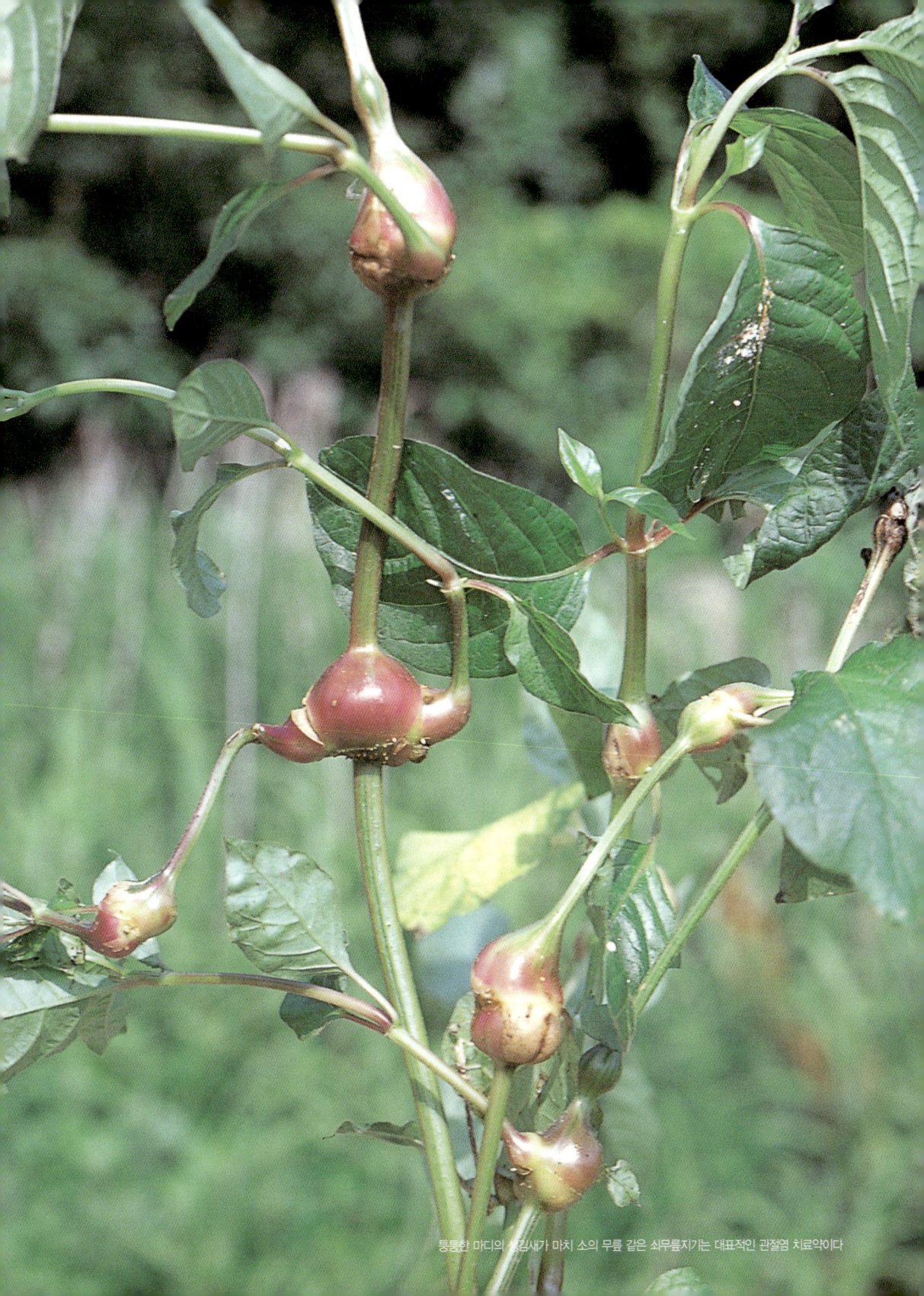

통통한 마디의 생김새가 마치 소의 무릎 같은 쇠무릎지기는 대표적인 관절염 치료약이다

채우며 머리칼이 희어지지 않게 한다고 했다.

쇠무릎지기 뿌리에는 곤충 변태 호르몬인 에크디스테론과 이노코스테론이 들어 있다. 이 두 물질은 곤충의 유충이 번데기가 되는 데 필요한 호르몬이다.

쇠무릎지기는 임신 중절 효과가 뚜렷하여 임신 중절약으로도 쓰인다. 쇠무릎지기 뿌리를 7~8센티미터 길이로 잘라 증기로 찐 다음 한 끝을 실로 묶어 자궁 안에 넣으면 자궁이 수축하여 임신 중절이 된다. 이 밖에 산후에 자궁이 수축되지 않을 때, 자궁 출혈 등에도 달여서 먹거나 달인 물로 씻으면 효험이 있다.

요로 결석이나 복수가 찼을 때, 중풍, 어혈이 뭉쳐 있을 때에도 쇠무릎지기를 달여서 먹으면 효과가 있다. 요로 결석에는 하루 30그램을 물로 달여서 수시로 복용하고 소변이 잘 안 나올 때에도 30~40그램을 물로 달여서 먹는다.

쇠무릎지기는 대표적인 관절염 치료약이다. 관절염을 치료하는 처방에는 대개 쇠무릎지기가 들어간다. 흔히 마디 모양이 소의 무릎을 닮아서 무릎이 아픈 질병에 효과가 있다고 한다. 류머티즘 관절염과 골관절염, 풍습성 관절염에 모두 효과가 있는데 꾸준히 오래 복용하면 효험을 본다. 쇠무릎지기 뿌리를 50킬로그램 이상 채취하여 잘 씻은 다음 큰 가마솥에 넣고 푹 삶는다. 물이 끓기 시작하면 불을 약하게 하여 24시간쯤 달인 다음 약재를 건져 낸다. 그리고 남은 약물을 다시 24시간쯤 졸여 물엿처럼 되면 이것을 식혀서 냉장고에 보관해 두고 밥 먹기 전에 두세 숟가락씩 먹는다.

쇠무릎지기는 뛰어난 약효를 지니고 있으면서도 너무 흔한 탓에 제대로 대접을 받지 못하고 있는 약초 중 하나다. 주변에 있는 흔한 약초에 조금만 관심을 가지면 거의 돈을 들이지 않고도 갖가지 질병을 스스로 고칠 수 있다.

쇠무릎지기로 질병을 치료하는 방법

① **당뇨병으로 인한 기력 쇠약**

쇠무릎지기 200그램을 가루 내어 생지황즙 다섯 되에 담가서 낮에는 햇볕을 쬐고 밤에는 그냥 둔다. 물기가 다 말라서 없어지면 꿀로 팥알만하게 알약을 만들어 하루 30알씩 하루 한 번 빈속에 따뜻한 술과 함께 먹는다. 오래 먹으면 뼈와 근육이 튼튼해지고 얼굴빛이 좋아진다.

② **허리와 무릎이 아플 때**

쇠무릎지기 잎 600그램을 잘게 썰어 쌀 세 홉과 함께 청국장으로 죽을 쑤어 빈속에 먹는다.

③ **생리 불순, 월경이 없을 때, 산후에 기혈이 고르지 않을 때**

쇠무릎지기를 술에 담가 하룻밤 두었다가 볶아서 말린 것과 옻을 연기가 나지 않을 때까지 볶은 것 각 40그램을 가루 내어 생지황즙 한 되와 섞어서 은은한 불로 알약을 만들기에 좋을 만큼 졸인다. 이것을 오동나무 씨만하게 알약으로 만들어 한 번에 30개씩 하루 세 번 빈속에 미음과 함께 먹는다.

④ **산후에 태반이 나오지 않을 때**

쇠무릎지기 320그램, 아욱 씨 한 홉을 물 16리터에 넣고 달여서 여러 번에 나누어 마신다.

약초 관찰 코스

영암 시외버스 터미널에서 천황사행 버스를 타면 된다. 06:40부터 09:10, 10:10, 15:20, 16:30 차가 있다. 요금은 630원이며 시간은 10분 정도 소요된다. 천황사 입구에서 출발해 사자저수지를 지나면 칠치폭포 골짜기와 구절폭포 골짜기에서 약초를 관찰할 수 있다.

문의 : 영암 시외버스 터미널(061-473-3355~7)
영암군청 문화관광과(061-470-2224)

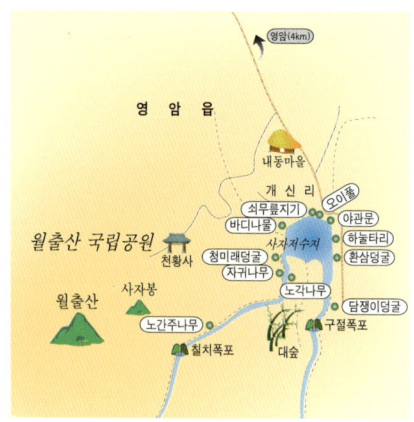

남쪽 땅끝 기암괴석의 울타리
해남 달마산

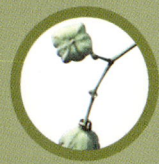

| 함초 | 조릿대 | 참가시나무 | 참회나무 |

달마산(해발 481미터)

위치 : 전라남도 해남군 송지면, 북평면

우리나라 서남쪽인 두륜산(해발 703미터) 남쪽에 위치한 산으로, 온갖 형상의 바위가 온 산을 수놓은 듯한 모습에서 대찬 기운을 느낄 수 있다. 산 정상은 기암괴석이 들쭉날쭉 장식하고 있어 거대한 수석을 세워 놓은 듯 수려하기 그지없다. 주능선에서 발 아래로 펼쳐지는 남해 바다의 풍광을 바라볼 수 있어 가슴이 확 트이는 느낌을 받을 수 있으며, 남도의 금강산답게 공룡의 등줄기처럼 울퉁불퉁한 암봉으로 형성돼 있어 아기자기한 산행의 재미를 만끽할 수 있다.

우리나라 제일 남쪽 땅 끝에 기암괴석이 기치창검처럼 둘러서서 울타리를 친 듯한 산이 있으니 바로 해남의 달마산이다. 선종의 시조 달마대사가 거할 만한 산이라 하여 달마산이라 부르는 이 산은 높이는 481미터에 지나지 않지만, 끝이 뾰족뾰족한 기암괴석들이 10리가 넘도록 뻗어 있어 다른 어느 산에서도 볼 수 없는 특이한 풍경을 이룬다. 게다가 바위 틈에서 황금빛 물이 솟는 금샘, 수정으로 이루어진 바위 동굴, 용이 살았다는 전설이 있는 용굴과 용샘 등 볼거리가 많고 온 산이 아열대성 난대림으로 뒤덮여 있어 이국적이고 환상적인 분위기를 자아낸다.
　　달마산은 남녘 끝 외진 곳에 멀리 떨어져 있는 까닭에 약초꾼들의 발길

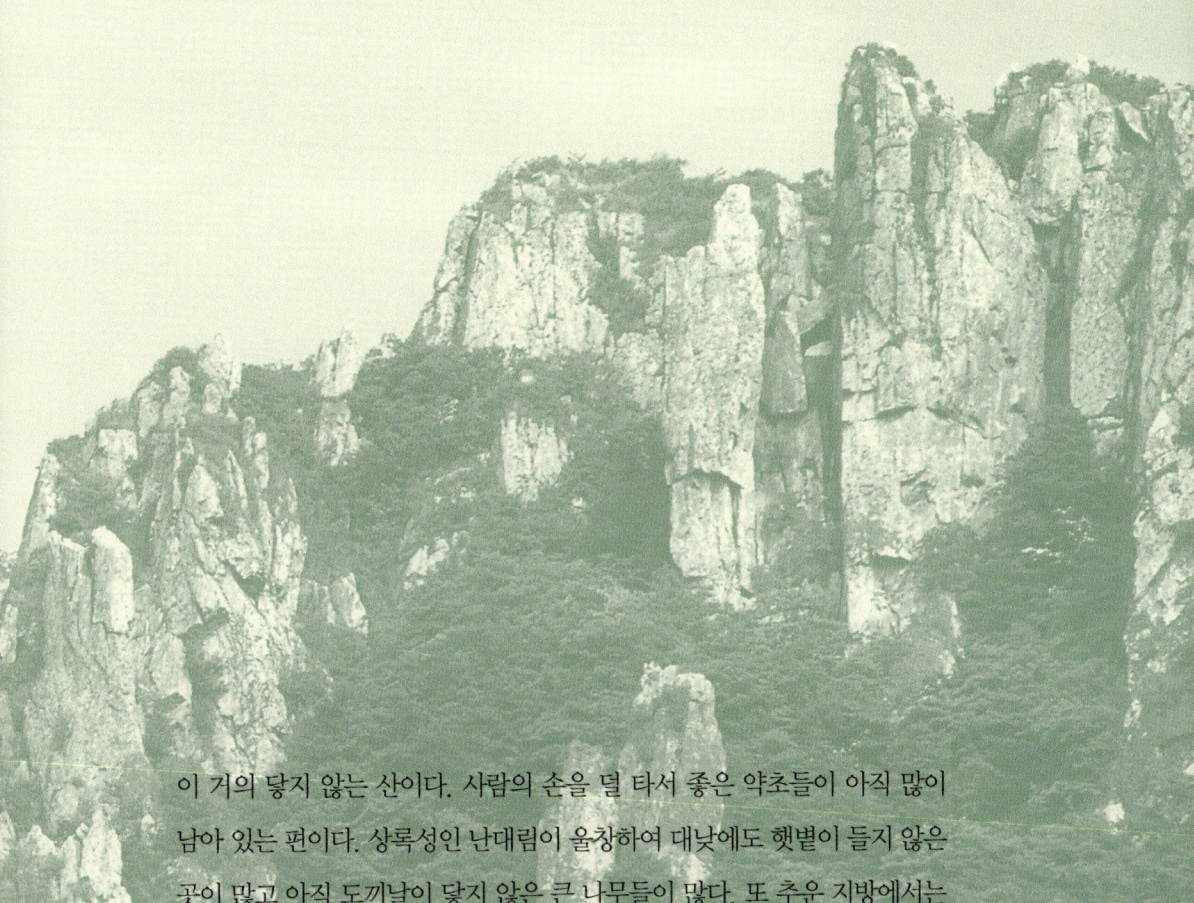

이 거의 닿지 않는 산이다. 사람의 손을 덜 타서 좋은 약초들이 아직 많이 남아 있는 편이다. 상록성인 난대림이 울창하여 대낮에도 햇볕이 들지 않은 곳이 많고 아직 도끼날이 닿지 않은 큰 나무들이 많다. 또 추운 지방에서는 구경할 수 없는 약초도 많다.

   해남으로 가는 길은 몹시 멀다. 요즈음 찻길이 좋아지긴 했지만 그래도 서울에서 가려면 보통 예닐곱 시간이 걸린다. 아침 7시에 출발하여 중간에 있는 휴게소에서 준비해 온 도시락으로 아침을 먹고 점심은 해남에 가서 먹기로 했다. 오후 1시 반이 넘어서야 해남에 도착했다.

소금을 먹고 사는 풀, 함초

해남군청 앞에 있는 부광정 식당 주인 박동인 회원이 회원들한테 함초 음식을 대접했다. 점심 시간이 한참 지난 때여서 모두 배가 고팠으므로 제법 푸짐하게 나온 음식을 남김없이 먹어치웠다. 함초김치, 함초냉면, 함초전, 함초비빔밥, 함초김밥, 함초쌈, 함초죽, 함초국수, 함초냉채, 함초무침, 함초해파리, 함초더덕말이, 함초물김치, 함초부침, 함초샐러리, 함초음료 등 함초를 이용한 요리 종류도 다양하고 맛도 일품이었다. 특히 함초쌈과 함초냉면, 함초비빔밥 등은 신선한 갯내음이 그대로 묻어 나오는 듯 향이 일품이었고 입 안에서 아삭아삭 씹히는 느낌도 좋았다. 함초즙으로 만든 음료 또한 청량음료가 도저히 흉내낼 수 없는 상큼한 맛이 느껴졌다. 함초 음

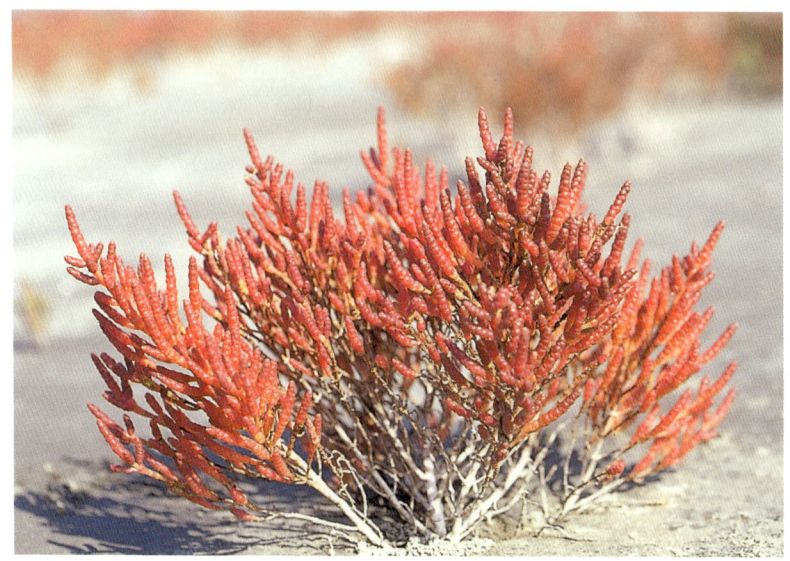

다이어트 식품이나 미용 식품으로 함초를 따를 만한 것이 없다

식을 시식한 30여 명의 회원들은 하나같이 입맛을 다시며 함초를 우리나라를 대표할 수 있는 세계적인 음식으로 개발할 수 있었으면 좋겠다고 한마디씩 했다.

부광정 식당 박동인 사장은 인근 지역의 각 기관장들이나 식도락가들한테 함초 음식을 대접하여 대단한 호평을 받았다면서 함초는 맛있는 식품인 동시에 인삼이나 녹용보다 훨씬 나은 약효가 있다고 자랑했다. 함초 음식을 먹고 살결이 어린아이 피부처럼 고와졌을 뿐 아니라 수십 년 된 고질적인 변비가 없어졌고 만성 편도선염도 말끔하게 나았다는 것이다. 특히 함초를 복용하면 변비가 없어지고 숙변이 빠져나오며 살결이 고와져서 여성들의 다이어트 식품이나 미용 식품으로 따를 만한 것이 없다고 자랑했다.

점심을 먹고 난 뒤 함초를 관찰하러 바닷가로 나갔다. 박동인 사장이 함초가 많은 곳으로 안내했다. 처음에는 짠 바닷물이 닿는 갯벌로 가서 함초의 생태를 관찰하고 다음에는 황산면에 있는 염전으로 갔다. 묵은 염전 바닥에 일부러 심어 놓기라도 한 듯 빽빽하게 함초가 연한 싹을 내밀고 있었다. 어떻게 짜디짠 소금으로 절어 있는 염전 바닥에서 자라는 풀이 있는지 모두들 신기해했다. 회원들은 모두 신이 나서 함초를 뜯어 먹기도 하고 채취하여 자루에 담기도 했다. 염전 주변에는 함초 말고도 나문재나 갯솔나물, 해홍나물, 칠면초, 갯질경이, 갯부추 등 약이나 식품 재료로 이용 가능성이 있는 식물들이 많이 있었다.

함초를 우리말로는 '퉁퉁마디'라고 부른다. 퉁퉁하고 마디가 있는 풀이라는 뜻이다. 중국의 《신농초본경》에서는 맛이 몹시 짜다고 하여 함초(鹹草), 염초(鹽草)라고 하였고, 또 몹시 희귀하고 신령스러운 풀로 여겨 신초

(神草)라고도 적혀 있다. 일본에서는 1891년에 홋카이도 아케시마 만에서 처음 발견됐으며 그 아름다움과 희소성으로 인해 1921년에 천연기념물로 지정되었다. 함초는 봄부터 여름까지는 줄기와 가지가 진한 녹색이다가 가을이 되면 진한 빨간색으로 단풍이 든다. 가을철 서해안의 갯벌이 온통 빨간 물감을 쏟아 부은 듯 함초와 나문재로 덮여 있는 풍경은 가을 산에서는 볼 수 없는 장려하고도 이국적인 아름다움이다.

함초는 육지에 자라는 식물이면서도 바닷물 속에 있는 모든 미네랄 성분을 농축, 함유하고 있는 풀이다. 다시 말해 육지에서 바다로 빼앗겼던 영양을 다시 되돌려 주는 풀이라고 할 수 있다. 함초는 소금기가 많은 흙일수록 잘 자라지만 바닷물에 잠기면 금방 죽는다. 흙 속에 스며든 바닷물을 한껏 빨아들인 다음 광합성 작용으로 물기는 증발시키고 바닷물 속에 들어 있는 갖가지 미네랄 성분은 고스란히 남게 하는 생리를 지니고 있는 것이다.

함초는 맛이 몹시 짜다. 짜되 여느 소금처럼 쓴맛이 나면서 짠 것이 아니라 단맛이 나면서 짜다. 짠 것을 먹으면 대개 목이 마르지만 함초에 들어 있는 소금은 많이 먹어도 갈증이 나지 않는다. 함초를 생즙을 내면 그 맛이 간장처럼 짠데 이것은 그대로 한 잔 마셔도 목이 마르지 않는다. 함초에 들어 있는 소금은 지상에 있는 다른 어떤 소금보다도 생명체에 유익한 소금이라 할 수 있겠다.

함초는 숙변을 제거하고 변비를 없애는 효력이 매우 탁월하다. 함초 속에 들어 있는 갖가지 미량 원소와 효소가 숙변을 없애고 몸속의 지방질을 분해하여 몸 밖으로 내보내는 작용을 하는 것이다. 함초에 농축되어 있는 효소는 우리의 작은창자 벽에 붙어 있는 끈적끈적한 노폐물인 숙변을 분해

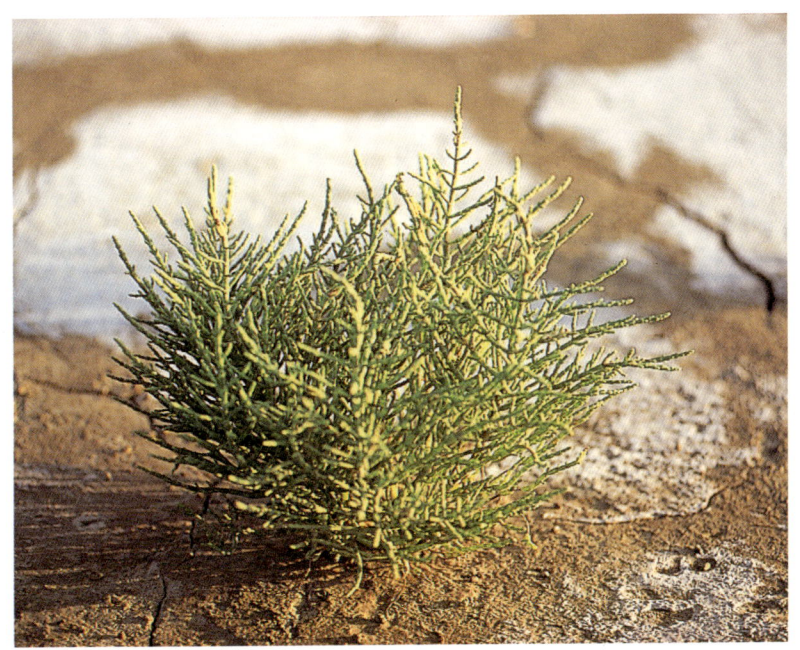

함초는 단맛이 나면서 짠맛을 갖고 있다

하여 몸 밖으로 내보내는 작용을 한다. 함초는 숙변을 분해하여 없앨 뿐 아니라 몸속에 있는 중성 지방질을 분해하여 몸 밖으로 내보내기 때문에 비만증 치료에도 효과가 매우 크다. 함초의 섬유질은 장의 연동 운동을 도와 주고 소금기와 미네랄은 인체에 꼭 필요한 영양소가 된다. 함초는 인체에 부족하기 쉬운 미량 원소를 보충해 주면서 숙변과 변비, 비만증을 한꺼번에 해결해 주는 이상적인 다이어트 식품이다.

함초는 숙변과 비만을 없앨 뿐만 아니라 온갖 난치병을 퇴치하는 데에도 뛰어난 효력을 가지고 있다. 일본 오하라산장 난치병연구소의 이토 소장은 함초가 갖가지 암, 축농증, 관절염, 고혈압, 저혈압, 요통, 비만증, 치질, 당뇨병, 갑상선염, 천식, 기관지염 등에 두루 뛰어난 효과가 있다고 했다. 함초를 복용하면 대개 밥맛이 좋아지고 몸이 가벼워지며 눈이 밝아진다. 마른 사람은 살이 약간 찌고 살찐 사람은 살이 빠진다. 3~4개월 정도 먹으면 자신도 모르는 사이에 아랫배가 홀쭉해진 것을 느낄 수 있게 된다. 얼굴빛이 좋아지고 피로감이 줄어드는 것도 공통적인 현상이다.

미용 식품으로도 함초를 따를 만한 것이 없다. 함초를 먹으면 누구든지 살결이 고와지고 기미, 주근깨 같은 것이 없어지거나 줄어든다. 함초는 먹는 화장품이라고 할 만하다. 화장품을 쓰는 대신 함초를 먹으면 살결을 곱게 하는 데 훨씬 뛰어난 효과를 볼 수 있을 것이다. 함초를 먹으면 뱃속이 깨끗해지고 혈액이 맑아져서 살결이 고와지는 것이다.

함초는 우리나라에서 천덕꾸러기 대접을 받고 있지만 다른 나라에서는 몹시 귀하게 여기는 식물이다. 앞서 말했듯이 일본에서는 천연기념물로 지정되었고 프랑스에서는 귀한 요리 재료로 쓰인다. 프랑스에서는 어린 줄기로 샐러드를 만들어 먹는데 웬만한 사람은 구경하기도 힘들다고 한다. 우리나라 서해안은 갯벌이 넓고 유기질이 풍부하여 함초가 자라기에 적격이다. 넓은 갯벌에서 함초를 재배하면 고려인삼을 능가하는 세계적인 보물이 될 수 있을 것이다.

함초는 우리나라 서해안의 갯벌이나 염전 바닥에 무리 지어 자라는 명아주과에 딸린 한해살이풀이다. 바닷가에 사는 사람들이 더러 나물로 무쳐 먹거나 물김치로 만들어 먹던 이 식물이 요즘 숙변을 없애고 비만증을 치료하며 면역 기능을 높여 주는 데 뛰어난 약효가 있다는 것이 밝혀져 관심을 모으고 있다.

함초의 효능

① 숙변을 없애고 변비를 고치며 비만증을 치료한다. 사람의 장벽에는 융털이라고 하는 작은 돌기가 빽빽하게 붙어 있다. 이 융털에 음식물 찌꺼기가 끼면 대장에서 영양분을 잘 흡수하지 못하게 될 뿐만 아니라, 음식물들이 장벽에 달라붙어 썩는다. 이것을 숙변이라고 하는데 함초는 이 숙변을 분해하여 몸 밖으로 내보내는 작용을 한다. 함초는 숙변을 분해하여 몸무게를 줄이고 변비를 치료한다.

② 고혈압과 저혈압을 치료한다. 함초는 혈액 순환을 좋게 하고 피를 깨끗하게 하며 혈관을 튼튼하게 하여 고혈압과 저혈압을 동시에 치료한다. 함초는 심장을 튼튼하게 하고 혈액 속의 콜레스테롤과 중성 지방질을 제거하여 고혈압과 저혈압을 동시에 낫게 한다. 함초는 증혈 작용도 뛰어나 빈혈증 치료에도 효력이 크다.

③ 축농증, 신장염, 관절염 등 온갖 염증을 치료한다. 함초는 병원성 미생물을 죽이는 작용이 매우 세다. 어떤 항생제로도 효과가 없던 악성 늑막염 환자가 함초를 복용하고 나은 사례가 있고 베체트씨병으로 목숨을 포기한 사람이 회복된 사례도 있다.

④ 피부를 아름답게 한다. 함초는 먹는 화장품이라고 할 수 있을 만큼 피부 미용에 효과가 탁월하다. 숙변이 없어지면 피부가 깨끗해지게 마련이다. 기미, 주근깨, 여드름, 생리 불순 등이 대개 낫는다.

⑤ 함초는 위장과 대장의 기능을 활발하게 하여 소화가 잘 되게 하고 변비, 탈장, 치질을 낫게 한다.

⑥ 기관지 천식과 기관지염을 치료한다.

⑦ 당뇨병의 혈당치를 낮춘다. 함초를 복용하면 혈당치가 차츰 정상으로 회복된다. 함초 생즙을 복용하여 당뇨병을 근치한 사례가 적지 않다. 함초의 섬유질이 장에서 당질 섭취를 억제하고 췌장의 기능을 되살려 당뇨병을 근본적으로 치유한다.

⑧ 함초는 암세포의 성장을 억제하고 특히 자궁 근종에 효과가 높다.

⑨ 근육통, 관절염, 출혈에 효험이 크다.

⑩ 함초는 갑상선 기능 저하증이나 항진증에 모두 효과가 좋다.

⑪ 성 기능이 좋아진다. 발기 부전, 조루, 성욕 감퇴, 여성의 불감증, 만성 피로 등이 없어진다.

⑫ 정신을 집중하고 머리를 맑게 한다.

이튿날 아침 미황사를 거쳐 달마산을 올랐다. 미황사는 내력이 깊고 숱한 전설이 서린 해묵은 고찰이다. 미황사는 오지에 숨어 있는 절 치고는 꽤 큰 절이지만 고색창연한 대웅전과 응진전만이 쇠퇴한 몰골로 남아 있을 뿐이다. 하지만 옛날에는 미황사가 대흥사의 큰집이라고 했을 만큼 규모가 크고 사세가 웅장했다고 한다.

미황사 뒤로 달마산을 오르는 산길이 여러 갈래 있다. 어느 길로 가든지 쉬엄쉬엄 한 시간 남짓하면 능선 꼭대기까지 오를 수 있다. 동백나무, 육박나무, 가시나무, 참식나무, 생달나무, 가마귀쪽나무 따위의 상록수들이 밀림을 이룬 산길을 걸어 오르면 웅크린 사자 모양을 한 사자바위, 외로운 남자가 멀리 바다를 바라보는 듯한 모양을 한 홀아비바위, 문바위, 뚱뚱한 사람은 빠져나가기 힘든 개구멍바위 등 갖가지 형상의 기암괴석들이 현란하게 펼쳐진다. 마치 금강산 만물상의 한 부분을 옮겨 놓은 듯하다. 길옆에는 인동덩굴, 오갈피나무, 야관문, 자귀나무, 잔대, 머위, 청미래덩굴, 천남성 같은 약용 식물들이 무성하고 고개를 들면 땅끝마을, 진도, 완도, 보길도 같은 멀고 가까운 섬과 들쑥날쑥한 해안선의 모습이 한눈에 들어온다.

흔하면서도 가장 좋은 약초, 조릿대

달마산에서 제일 흔히 볼 수 있는 약초는 조릿대다. 조릿대는 어느 산에나 널려 있는 편이지만 남쪽 지방에서 자란 것이 아무래도 약효가 높다. 조릿대는 우리나라에서 가장 흔한 식물이지만 이 식물이 혈압을 낮추고 열을 내리며 위궤양, 당뇨병, 천식, 만성 간염 등에 뛰어난 치료 효과를 지녔다는 것을 아는 사람은 많지 않다.

어린아이들이 조릿대 차를 즐겨 마시면 체질이 매우 튼튼해져서 어른이 되어도 일절 잔병치레를 하지 않게 되고 여름철 무더위에 지쳤을 때 조릿대 차를 마시면 금방 더위와 갈증이 풀린다. 조릿대는 심장의 열을 내리고 마음을 편안하게 하는 작용을 한다. 조릿대 차는 스트레스를 없애는 데 가장 좋다.

남편이 하도 속을 썩여 홧병으로 고생하는 한 아주머니가 있었다. 가슴속에서 불덩어리 같은 것이 치솟아 오르는 것 같아서 찬물을 한 바가지씩 하루 열댓 번씩 마시며 지냈었는데, 조릿대 차를 마신 뒤로 홧병이 낫고 마음이 편안해졌다고 한다. 또 한 아주머니는 갑자기 큰 충격을 받아 정신이 이상해져서 고래고래 소리를 지르고 난폭하게 날뛰었었다. 그래서 급히 조릿대 한 다발을 진하게 달여서 한 대접 마시게 하였더니 얼마 지나지 않아 흥분이 가라앉고 편안하게 잠이 들었다.

조릿대는 당뇨병 치료에도 효험이 뛰어나다. 특히 초기나 중기 당뇨병에 잘 듣는다. 초기 환자는 조릿대 잎만 달여 먹어도 대부분 완치가 가능하다. 아마 우리나라 당뇨병 환자의

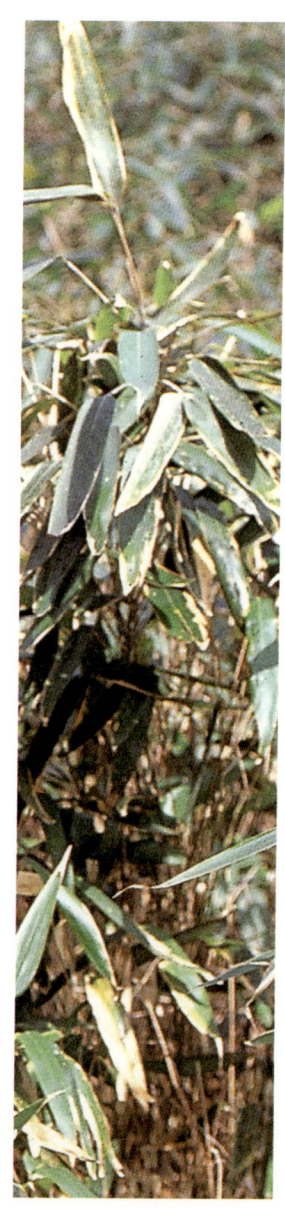

스트레스를 없애는 데에는 조릿대 차가 가장 좋다

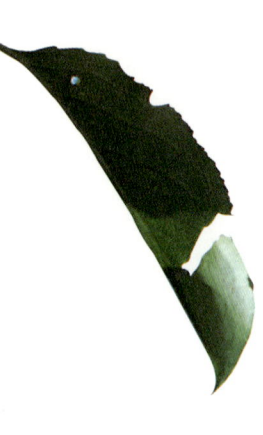

절반쯤은 조릿대 차만 열심히 먹어도 고칠 수 있을 것이다.

조릿대는 항암 작용도 뛰어나다. 조릿대 잎을 차처럼 달여서 먹고 효험을 보았다는 위암이나 간암 환자도 적지 않다. 조릿대 뿌리는 최고의 암 치료약이다. 가을이나 겨울철에 뿌리를 캐서 그늘에서 말려 진하게 달인 물에다, 토종 가지 씨앗을 살짝 볶아서 가루 낸 것을 한 숟가락씩 타서 하루 세 번 먹는다. 반드시 조릿대 뿌리와 토종 가지 씨앗을 사용해야 한다. 시누대나 왕대 뿌리는 효과가 없고 개량종 가지나 외국에서 수입한 가지도 효과가 없다. 씨앗 가게에서 파는 가지 씨앗은 농약으로 처리한 것이므로 먹으면 목숨을 잃을 수도 있다.

이 방법은 어떤 종류의 암이건 신기하게 잘 듣는다. 그러나 대부분의 사람들은 이 방법이 너무 쉽고 간단하므로 우습게 여기고 받아들이지 않는다. 약재를 몹시 구하기 어렵고 돈이 많이 드는 방법이라야 효과가 있을 것이라고 생각하는 것이다. 한의원을 운영하는 어느 민족 종교의 교주가 이 방법으로 암 환자를 꽤 많이 고쳤다. 그는 암 환자들한테 이 처방을 그냥 일러주었더니 잘 믿지 않아서, 조릿대 뿌리 달인 물과 가지 씨앗으로 약을 만들어 비싼 값에 팔았다. 그랬더니 많은 암 환자들이 앞다투어 몰려들더라는 것이다.

6~7월에 조릿대 새순을 따서 만성 간염이나 만성 신부전증 환자를 여럿 고친 일이 있다. 조릿대 새순이나 조릿대 죽순은 간에 쌓인 독을 풀고 간열과 심장의 열을 없애며 간세포를 살리는 효과가 있다. 조릿대 새순이나 죽순을 무침이나 국 같은 음식으로 만들어 먹으면 만병을 예방하고 치료할 수 있다. 중국에서는 조릿대 죽순 요리를 가장 귀하고 값진 음식으로 여긴다.

조릿대는 너무 흔해서 약초로 별로 대접을 못 받고 있다. 그러나 가장 흔한 것이 가장 귀한 약이 되는 법이다. 진리는 먼 곳에 있는 것이 아니라 늘 가까운 곳에 있게 마련이다.

일본에서는 우리나라의 조릿대를 헐값에 수입하여 면역 강화제, 암 치료제, 당뇨병 치료제, 간염 치료제 같은 것을 만들어 비싼 값에 시판하고 있다. 그것을 우리나라에서 수입하여 더 비싼 값에 팔고 있는데 일본에서 만든 조릿대 제품을 수입하여 판매하고 있는 사람이 나한테 찾아온 적이 있다. 그는 말했다.

"이거 참 신기한 약입니다. 간암 말기 환자 한 사람이 5년째 조릿대 추출액을 먹고 있는데 완전히 낫지는 않았지만 암세포가 더 자라지 못하고 있다고 해요. 이런 것을 우리나라에서도 만들면 얼마나 좋겠습니까?"

이 말을 들은 나는 그저 답답할 뿐이었다.

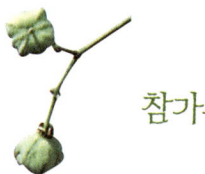

참가시나무와 참회나무

등산로 옆에 참가시나무가 드문드문 자랐다. 언뜻 보기에는 참나무 같지만 껍질이 거무튀튀하고 잎이 두꺼워 그늘이 짙다. 햇볕이 쨍쨍한 날에도 참가시나무 그늘은 늘 어둡다. 두껍고 매끄러운 잎이 햇빛을 받아 유난히 반짝거린다. 참가시나무는 겨울철에도 잎이 떨어지지 않는 참나무의 한 종류다. 도토리나 상수리가 달리는 나무를 모도참나무라고 부르며, 참나무에는 신갈나무, 떡갈나무, 상수리나무, 떡신갈나무, 물참나무, 졸참나무 등 종류가 매우 많다. 참나무 중에서 겨울철에도 잎이 떨어지지 않는 것을 가시나무라고 부른다. 가시나무는 목재로도 훌륭하여 이순신 장군이 만든 거북선도 가시나무로 만들었다는 얘기가 있다.

가시나무 중에는 참가시나무, 붉가시나무, 졸가시나무, 개가시나무 등이 있는데 이중에서 참가시나무의 잎과 잔가지는 담낭, 신장, 방광, 요로 등 몸 안에 있는 갖가지 결석을 녹이는 효력이 있다. 결석에는 콜레스테롤 결석, 칼슘 결석, 혼합 결석 등이 있는데 어떤 종류의 결석이든지 참가시나무를 차로 달여 마시면 녹아 없어진다. 결석이 녹아 나올 뿐만 아니라 소변도 잘 나오고 비만증이 없어지며 정력이 세어진다고 한다. 참가시나무 잎에 다른 이름을 붙여 담석과 신장 결석 치료제로 만들어 판매하는 사람이 있다. 일본에서는 참가시나무가 남성 양기 부족, 조루, 음위증 등을 치료하는 정력제로도 인기가 높다.

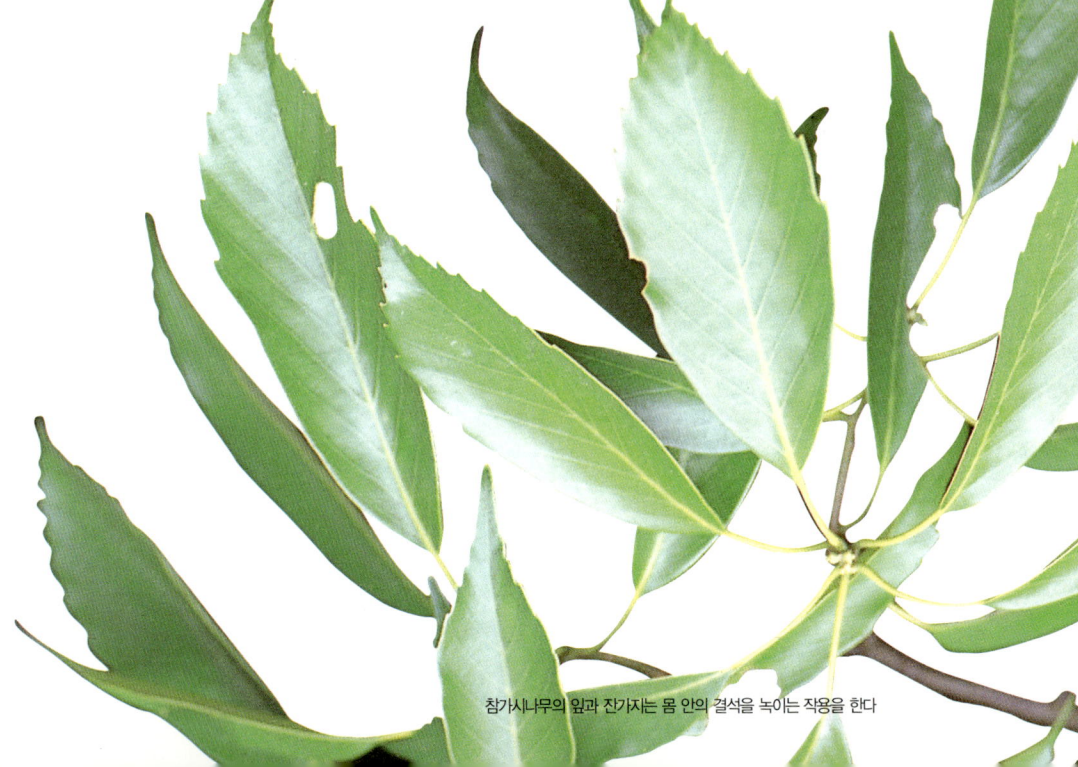

참가시나무의 잎과 잔가지는 몸 안의 결석을 녹이는 작용을 한다

가시나무 열매는 도토리와 생김새가 거의 같으며 도토리와 마찬가지로 묵을 만드는 데 쓴다. 묵이 도토리보다 더 많이 나오고 맛도 더 좋다. 그리스나 이탈리아, 스페인, 일본 같은 나라에는 가시나무가 매우 많다. 작년에 남유럽을 여행하는 동안 가장 흔히 볼 수 있었던 나무가 가시나무와 올리브나무였다. 우리나라는 가을철만 되면 도토리를 줍는 사람들이 온 산을 가득 메우지만 그쪽 나라에서는 가시나무 도토리가 땅에 떨어져 땅바닥을 융단처럼 덮었는데도 아무도 줍는 사람이 없었다.

금샘이 있는 정상 능선에서 참회나무 군락을 만났다. 화살나무를 닮았지만 잎이 더 크고 나무도 더 크게 자란다. 잎과 줄기에서 보리쌀 냄새가 난다. 참회나무는 아직 민간에 별로 알려지지 않았지만 간염이나 간경화 같은 간 질환, 암, 당뇨병 등 여러 가지 난치병에 치료 효과가 큰 나무이다.

충남 서산에 사는 어느 민간 의사가 참회나무를 주 재료로 하여 암 치료약을 만들어 많은 암 환자들을 고친 일이 있고, 어떤 민간 의사는 간염이나 간경화증으로 복수가 차서 고생하는 사람을 참회나무로 치료하여 큰 효과를 얻기도 했다. 참회나무는 각종 암 치료에 효험이 크며, 간경화로 인해 복수가 찼을 때 복수를 없애 주는 효과도 크다. 앞으로 연구해 볼 만한 가치가 큰 나무라고 할 수 있겠다.

이제 암이나 당뇨병은 우리나라에서 제일 흔한 질병이 되어 버렸다. 하지만 현대 의학이 눈부시게 발전했음에도 불구하고 아직 암이나 당뇨병에 대해서는 속수무책이다. 암에 걸린 사람의 대부분이 목숨을 잃는다. 과연 암과 당뇨병을 완치할 수 있는 방법이 없는 것일까. 결코 그렇지 않다. 자연의 섭리는 흔한 병은 흔한 약초로 고칠 수 있게 되어 있다. 암과 당뇨병이

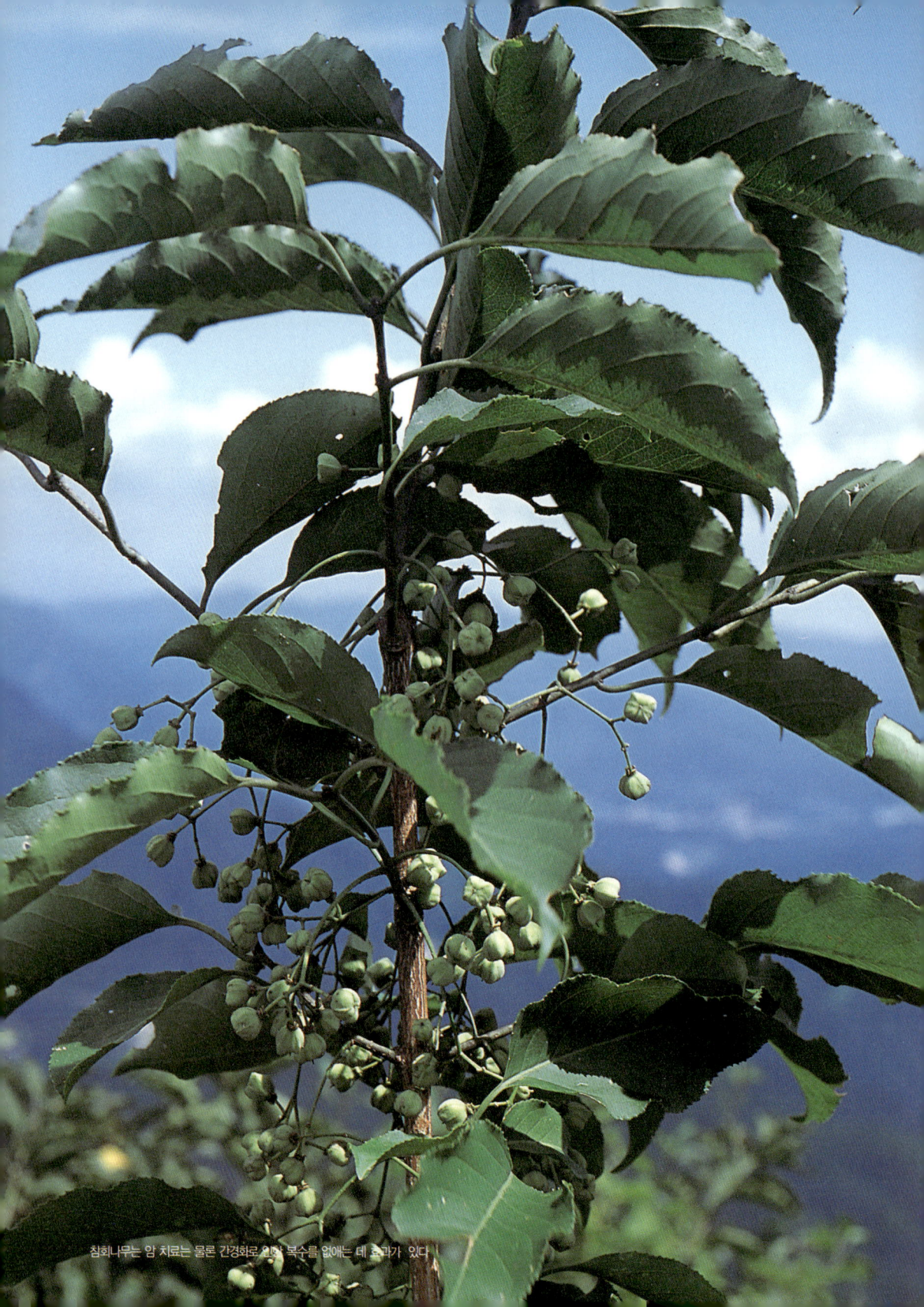

참회나무는 암 치료는 물론 간경화로 인한 복수를 없애는 데 효과가 있다.

가장 흔한 병이라면 그 병을 고칠 수 있는 약도 가장 흔하게 널려 있다. 온갖 질병을 고칠 수 있는 약초는 사방에 널려 있지만 다만 사람의 지혜가 짧아 그것을 알지 못할 뿐이다. 우리는 아직 산야에 널려 있는 풀과 나무에 어떤 치료 성분이 있는지 거의 아무것도 알지 못하고 있다.

약초 관찰 코스

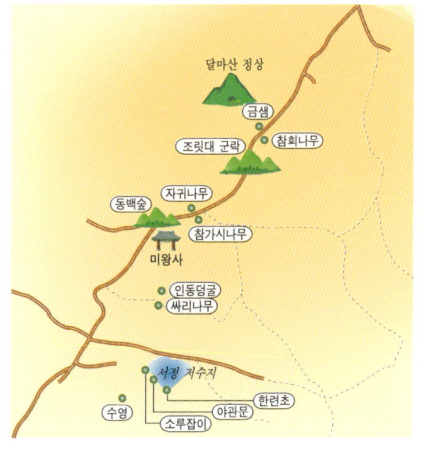

해남 시외버스 터미널에서 서정리행 버스를 타면 된다. 06:00부터 08:20, 10:50, 11:50, 14:05, 16:50에 버스가 운행한다. 요금은 2,100원이며, 시간은 30~40분 정도 소요된다. 서정리에서 미황사 입구를 통해 금샘을 지나는 경로로 달마산을 오르며 약초를 관찰할 수 있다.

해남 시외버스 터미널에서 증의도행 버스를 타면 용암리를 거쳐간다. 06:30분 버스를 시작으로 오전 중에는 07:50, 09:00, 10:40, 12:50 버스가 있다. 오후에는 15:30, 17:10, 18:10, 19:30 버스가 운행한다. 요금은 2,000원 내외이며 30~40분이 소요된다. 용암리에서 하차하여 황산 염전 주변과 갯벌에서 약초를 관찰할 수 있다.

문의 : 해남 군내버스(061-533-8825)
　　　해남군청 문화관광과(061-242-6501)

천년의 시공을 간직한

지리산

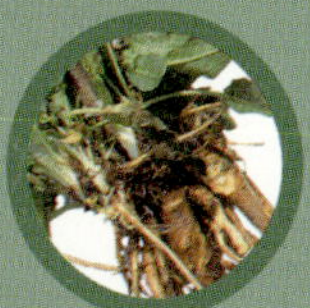

| 고로쇠나무 | 구룡초 | 소루장이 |

지리산(해발 1,915미터)

위치 : 전라북도 남원시, 전라남도 구례군, 경상남도 하동군, 경상남도 산청군, 경상남도 함양군

지리산은 날카롭고 빼어남은 부족하나 웅장하고 두리뭉실한 기운이 돋보인다. 경남 산청군에 소재한 천왕봉(해발 1,915미터)을 주봉으로 반야봉(해발 1,732미터), 노고단(해발 1,507미터)이 대표적이며, 천왕봉에서 노고단을 잇는 100리 능선에는 1,500미터가 넘는 고봉이 열 개, 1,000미터가 넘는 봉우리가 20여 개나 있을 정도로 높고 크다. 평평한 고원 지대도 많이 발달해 야생화나 철쭉 등이 장관을 이루기도 한다. 산세가 험하지 않으면서 봉우리가 80개에 달하다 보니 봉우리 사이로 계곡이 발달했다.

대동강 얼음이 풀리고 땅속에서 겨울잠을 자던 벌레들이 따스한 봄 기운에 몸을 움틀거리기 시작한다는 경칩(驚蟄) 무렵이면 나무들도 물이 올라 파릇파릇한 잎들을 틔울 준비를 한다. 곧 뿌리에서 물을 한껏 빨아 올려 가지 끝으로 올려 보내기 시작하는 것이다. 이 무렵에는 나무 전체가 땅속의 수분과 영양분들을 밀어 올리는 펌프가 되는데 이때 줄기에 상처를 내면 수액이 밖으로 흘러나오게 된다.

거의 모든 나무가 수액을 지니고 있지만 그 수액이 고혈압, 당뇨병 같은 난치병은 말할 것도 없고 위장병, 허약 체질, 신경통, 피부병 등에 좋은 효과가 있는 나무가 있다. 곧 경칩(3월 6일) 무렵에 수액을 채취하는 고로쇠나무와 곡우(4월 20일) 무렵에 수액을 채취하는 거제수나무가 신기한 수액을 품고 있는 나무들이다.

김동리의 소설 〈역마〉의 무대로 널리 알려진 화개장터에서 냇물따라 거슬러 오르기를 30리. 도중 쌍계사까지의 10리 길은 나라 안에서 손꼽히는 벚꽃 터널로도 이름이 나 있다. 처녀 총각이 함박눈같이 쏟아지는 벚꽃 잎을 맞으며 걷다가 백년가약을 맺는 일이 많아 혼례길이라는 이름이 붙었다.

그러나 아직 철이 일러서인지 앙상한 나목들만 차창을 지나칠 뿐이다.

쌍계사를 지나 10리쯤 더 올라간 곳이 신흥 마을. 천년 전에 고운 최치원 선생이 짚고 다니던 지팡이에서 싹이 나서 자랐다는 거대한 느티나무가 길손을 반긴다. 최치원 선생이 신선들이 살 곳이라 하여 삼신동이라 이름지은 곳. 냇가 바위에 새겨진 희미한 글자들만이 천년의 시공을 뛰어넘어 고운 선생의 유운(遺韻)을 전하고 있다.

일찍이 서산대사가 하늘이 일부러 산문(山門)을 험하게 하여 그 신령함을 숨긴 곳이라 했건마는 지금은 자동차 몇 대가 나란히 달릴 수 있는 큰 길이 되어 속인들이 예사롭게 드나든다. 다만 화개천의 무심한 냇물만이 예나 다름없이 바위를 뚫어 제 이름을 새기면서 흘러내리고 있을 뿐이다.

의신 마을은 잔설로 모자를 쓴 봉우리들 아래 벽소령으로 오르는 길옆에 있다. 양지바르고 비스듬히 경사진 넓은 산기슭에 자리잡은 마을이다. 아래쪽에 있는 목통, 단천 마을과 함께 우리나라에서 고로쇠 수액이 가장 많이 나오는 곳이다. 어느 민박집에 방을 정하고 함께 모여서 밤늦게까지 고로쇠 수액을 실컷 마셨다.

신비로운 생명수 고로쇠 수액

고로쇠 수액은 맛이 약간 달고 시원하며 약한 향기가 있다. 빛깔은 거의 없으나 물보다는 약한 탁하다. 수액에는 당분, 철, 마그네슘, 망간, 비타민 A, B, C 등 갖가지 무기물이 많고 산도 7쯤 되는 알칼리성 음료다.

고로쇠나무는 단풍나무과에 딸린 넓은잎 큰키나무다. 잎 모양은 단풍나무와 비슷하지만 잎이 다섯 갈래로 얕게 갈라지며 가을에 단풍이 노랗게 든다. 키 20미터, 직경 2미터까지 자라며 우리나라 곳곳의 산속 물기 많은 땅에 잘 자란다.

수액은 직경이 30센티미터가 넘는 나무 밑동에 Y자 모양으로 칼로 홈을 내고 조릿대 잎을 끼워 그 끝으로 떨어지는 물을 막걸리 통에 받는다. 요즘은 나무들을 플라스틱 관으로 모두 연결하여 한곳에 모으기도 한다. 낙숫물 지듯 방울방울 떨어지며 한 나무에서 두 되에서 다섯 되쯤 받을 수 있다. 경칩 전후 일주일 동안에 수액이 제일 많이 나온다고 했으나 요즘에는 2월 말부터 3월 중순까지 채취한다.

수액은 날이 흐리거나 눈 또는 비가 오거나 바람이 많으면 나오지 않는다. 수액 채취에 이상적인 날씨는 밤에는 섭씨 영하 2~3도로 떨어지고 낮에는 영상 5~8도쯤 되는 청명하고 바람이 없는 날이다. 낮 기온이 섭씨 12도 이상으로 올라가거나 영하로 떨어지면 수액이 나오지 않는다.

수액이 밖으로 흘러나오는 이유는 줄기 안의 압력 변화 때문이다. 밤에 기온이 내려가면 나무의 몸통이 수축되어 뿌리로 물을 빨아들여 줄기 안을 가득 채운다. 그렇게 되면 낮에 기온이 올라갔을 때 나무 몸통 안의 물과 공

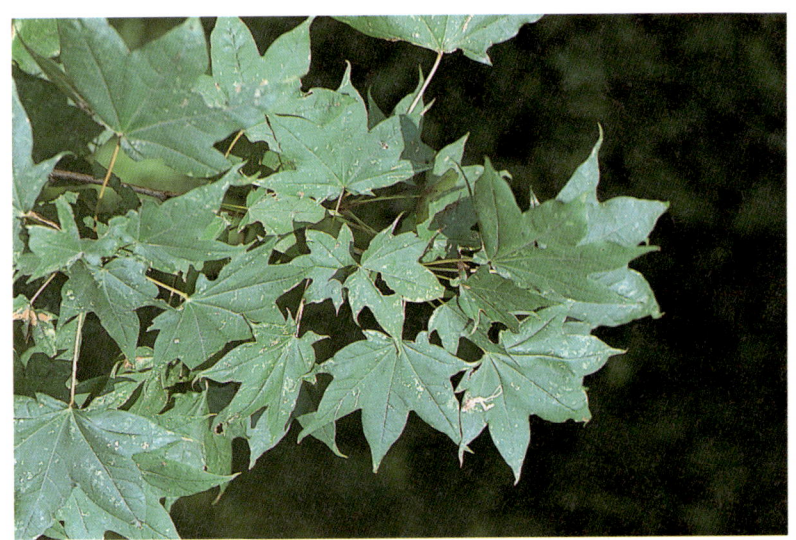

고로쇠 수액이 밖으로 흘러나오는 이유는 줄기 안의 압력 변화 때문이다

기가 풍선처럼 팽창하게 되는데, 이때 나무껍질에 상처를 내면 수액이 밀려 나오게 되는 것이다.

고로쇠 수액은 아무리 많이 마셔도 배탈이 나지 않으며 많이 마실수록 맛이 당기는 것이 특징이다. 많이 마시는 사람은 하루 저녁에 한 말을 마시며 제대로 효과를 보려면 하루 한 말씩 일주일 동안을 마셔야 한다고 한다.

수액은 굵고 오래 묵은 나무에서 채취한 것일수록 약효가 좋은데 오래 묵은 나무에서 얻은 것은 수액의 빛깔이 짙고 향기가 더 진하다. 고로쇠나무 수액은 위장병, 신경통, 허약 체질, 당뇨병, 치질, 수술 후유증, 피부병, 비뇨기과 질병, 임산부의 여러 잔병 등에 좋은 효험이 있는 것으로 알려져 있으나 아직 과학적으로 입증된 것은 없다. 나는 신경통이나 위장병으로 고생하던 사람이 고로쇠나무 수액을 몇 말 마시고 깨끗하게 낫는 것을 여러 번 보았다. 특히 신경통이나 관절염 같은 뼈 질환에 효험이 좋다고 하여 고로쇠나무를 한자로 골이수(骨利樹), 곧 뼈를 이롭게 하는 나무라고 부르기도 한다.

관절염과 구안와사 고치는 구룡초

다음날, 우리나라에서 가장 사람 살기 좋은 곳이라는 악양에서 약초를 관찰하고 채취했다. 악양면 매계리는 이중환이 《택리지》에서 우리 겨레의

고로쇠나무에 얽혀 있는 전설

풍수지리학의 시조인 도선국사가 백운산에서 수도할 때의 일이다. 오랫동안 정진한 끝에 마침내 득도하여 일어나려고 했으나 오랫동안 앉아서 지낸 탓에 무릎이 펴지지 않아 일어설 수가 없었다. 마침 앞에 있던 나뭇가지를 잡고 일어서려고 애를 쓰다가 그만 나뭇가지가 뚝 부러졌다. 부러진 나무에서는 수액이 줄줄 흘러나왔고 도선국사는 그것을 정신없이 받아 마셨다. 그랬더니 거짓말같이 무릎이 펴졌다. 그 뒤로 고로쇠 수액의 약효가 널리 알려졌다고 한다.

고로쇠 수액에 대한 또 다른 전설이 있다. 천 몇 백 년 전에 신라와 백제가 지리산에서 전쟁을 벌이던 중 한 병사가 화살이 박힌 나무에서 수액이 줄줄 흘러내리기에 손으로 받아서 마셨다. 맛이 달고 시원했다. 그 병사는 다쳐서 신음하는 병사들에게 그것을 먹였고, 그 결과 갈증이 멎고 다친 병사들은 빨리 회복하게 되었다. 그 뒤로 활이나 칼에 다친 상처를 치료하는 약으로 썼다고 한다.

전설적인 이상향인 청학동이라고 여겼던 곳이다. 지리산 자락의 한 봉우리인 형제봉, 신선봉, 옥녀봉 같은 봉우리들이 제법 넓은 분지를 부드럽게 감싸고 있어서 분위기가 아늑하고 정답다. 누구라도 이곳에서 한 번 살아봤으면 하는 느낌이 드는 곳이다. 보리밭이 짙푸른 빛을 띠기 시작하고 매화가 꽃망울을 터뜨리며 양지 쪽에서는 냉이, 쑥 꽃다지, 달래 같은 봄나물들이 연한 싹을 내밀고 있었다.

 냇물을 거슬러 올라가면서 약초를 찾아보았다. 구룡초는 물가에 자라는 미나리과에 딸린 여러해살이풀이다. 개구리자리 또는 놋동우라고 하며 그 즙액이 살갗에 닿기만 해도 물집이 생길 정도로 독성이 강하다. 그러나 이

고로쇠나무 수액으로 질병을 치료하는 방법

① 신경통
 고로쇠 수액에 마늘과 명태를 넣고 푹 끓여서 먹는다. 또는 오미자덩굴을 잘게 썰어서 고로쇠나무 수액에 넣고 달여서 먹는다.

② 위장병
 마가목, 구룡목, 오갈피나무, 엄나무, 황철나무를 각각 같은 양으로 잘게 썰어 고로쇠나무 수액에 넣고 달여서 먹는다.

③ 관절염, 각기, 신경통
 쇠무릎지기, 골담초, 으름덩굴, 하늘수박뿌리를 잘게 썰어서 고로쇠 수액에 넣고 달여서 먹는다.

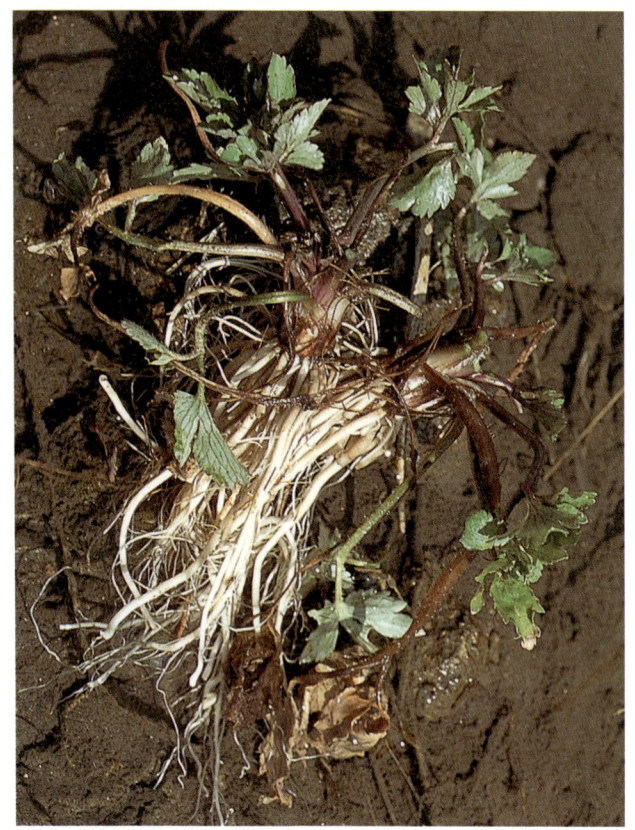

구룡초는 안면 신경 마비에 명약이다

독성을 잘 이용하면 류머티즘 관절염, 안면 신경 마비 등에 좋은 치료약이 될 수 있다.

구룡초로 안면 신경 마비를 치료하는 민간 의사들이 예전에는 꽤 여럿 있었으나 지금은 거의 없어졌고 자세한 치료법도 전하지 않는다.

경남 사천에 계시던 김 씨 할아버지, 그리고 경북 달성군 현풍면에 계시던 제갈 씨 할아버지 등이 모두 구룡초로 안면 신경 마비를 치료했는데 그 치료 효과가 대단했다. 30년 동안 안면 신경이 마비되어 얼굴이 일그러지고 한쪽 눈을 감을 수도 크게 뜰 수도 없으며 음식조차 제대로 먹지 못하는 사람도 구룡초를 먹으면 일주일에서 스무 날 안에 틀림없이 나았다.

구룡초 뿌리와 잎을 짓찧어 작은 병뚜껑이나 작은 조개껍질, 도토리깍지 같은 데 넣어 마비된 쪽의 반대쪽 얼굴 뺨 한가운데 붙이고 떨어지지 않도록 반창고로 고정시킨다. 조금 지나면 붙인 부위가 열이 나고 욱신욱신 쑤시고 아프다. 열두 시간이 지난 뒤에 떼어 내면 붙인 자리에 물집이 생긴다. 물집을 바늘로 찔러 터뜨린 다음 하루에 6~15번 물집이 생긴 부위에 침을 바른다. 그러면 진물이 계속 흘러나오는데 7~10일이 지나면 진물이 더 이상 흘러나오지 않는다. 진물이 마르기 시작하면서 마비가 차츰 풀리기 시작하여 상처가 아물면서 완전히 회복된다. 뺨에 남은 흉터는 3~4개월 지나면 아무 흔적도 남지 않는다.

마비된 쪽의 반대편 뺨에 붙이는 것이 효과가 가장 좋지만 몇 달 동안 흉터가 남기 때문에 흉터를 보이지 않게 하려면 마비된 쪽의 반대쪽 손목이나 허벅지 한가운데 또는 어깨의 견정혈(肩井穴)에 붙이는 방법도 있다. 이 방법은 뺨에 붙이는 것보다 치료율이 약간 낮아서 80퍼센트쯤밖에 되지 않는다.

구룡초는 관절염에도 치료 효과가 크다. 구룡초를 아무 철에나 뿌리, 잎, 줄기를 채취하여 깨끗하게 씻은 다음 날것으로 즙이 나올 때까지 부드럽게 짓찧는다. 그것을 무릎뼈 왼쪽 아래 오목한 곳과 오른쪽 아래 오목한 곳, 무릎뼈 안쪽 모서리 위와 바깥쪽 모서리 위 이렇게 네 군데에 4그램쯤(두께 2~3밀리미터, 폭 2~3센티미터쯤) 되게 붙이고 테이프로 고정시킨다. 24시간 뒤에 떼어 내면 하루이틀 뒤에 물집이 생기는데, 물집이 생긴 부위를 소독하고 침이나 바늘로 약하게 찔러 물을 빼낸 다음 솜을 대고 반창고를 붙인다.

이렇게 한 번 붙이고 낫기까지 12~14일이 걸린다. 한 번 해서 효과가 신통치 않으면 한 번 더 하고 그래도 효과가 없으면 한 번 더 하도록 한다. 한 번만 해도 대부분 증상이 없어진다. 이 방법은 만성 관절염 치료에 아주 좋은 방법이라고 할 수 있다. 부작용도 없고 나은 뒤에는 재발하지 않는다. 세 번까지 하면 거의 완치가 가능하다.

또 다른 방법으로는 5월 중순부터 9월 말까지 구룡초 전초를 짓찧어서 그것을 반으로 쪼갠 도토리 깍지 속에 넣는다. 그리고 류머티즘 관절염 환자한테는 독비혈(犢鼻穴)이나 중봉혈(中封穴)에, 신경근염 환자는 중봉혈과 곤륜혈(崑崙穴)에 날마다 20~22시간씩 붙여 둔다. 붙이는 동안과 떼어 내고 나서도 2~3일 동안은 통증이 심하고 열이 나고 저리다. 구룡초를 붙였다가 뗀 자리에는 밤톨만한 물집이 생긴다. 물집을 침으로 찔러 터뜨려 물이 밖으로 자연스럽게 흘러나오게 한다. 좌골신경통, 요통, 다리가 당기고 아픈 것 등의 여러 증상이 없어진다. 15~30일 동안 계속한다.

종기, 부스럼의 명약 소루장이

양지바른 물가에서 소루장이가 연하고 부드러운 잎을 한 뼘씩 내밀었다. 몇 뿌리를 캐어 보니 큰 것은 뿌리 길이가 1미터나 된다. 돌 틈에 있어 한 뿌리를 캐는 데 30분이나 걸렸다.

어렸을 적에 소루장이 어린 잎으로 국을 끓여 먹던 기억이 난다. 미끈미끈하고 별로 맛이 없어 잘 안 먹으려 했던 것 같다. 소루장이는 잎이나 줄기를 짓찧으면 미끈미끈하고 끈적끈적한 진이 나온다. 늪이나 도랑가에 무리 지어 무성하게 자라서 초여름철 꽃대가 올라오면 높이가 사람 키를 넘는다.

소루장이는 물기가 있는 땅이면 아무 데서나 흔히 자라는 여러해살이풀이다. 생김새가 수영을 닮았으나 그것보다 더 크고 신맛이 나지 않는다. 노랗고 굵은 뿌리가 달려 있다. 한의원이나 한약방에서 가장 널리 쓰이는 설

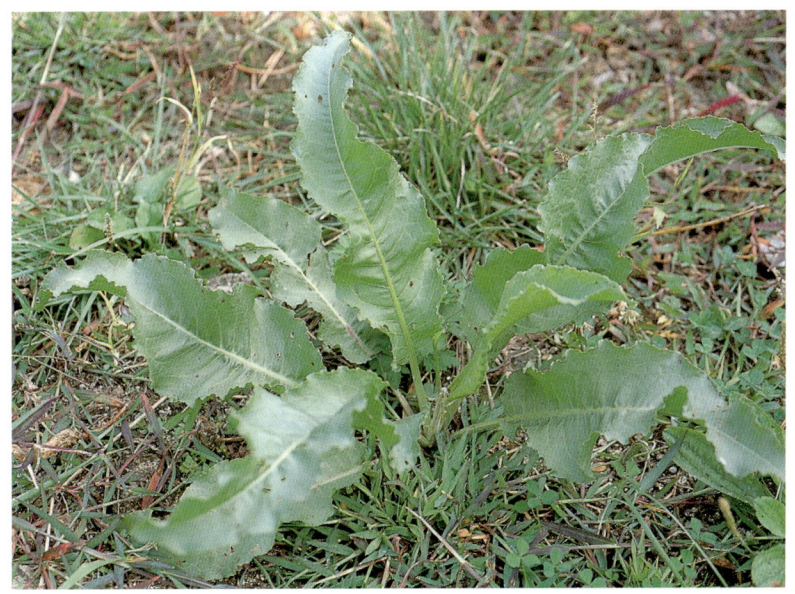

소루장이는 물기가 있는 땅이면 아무 데서나 자랄 수 있는 여러해살이 풀이다

사약인 대황을 닮아서 한자로는 토대황 또는 조선대황이라고 쓴다. 비슷한 식물로는 참소루장이, 금소루장이, 들대황, 대황 등이 있다.

소루장이는 맛이 맵고 쓰며 성질은 차고 약간 독성이 있다. 뿌리에 초산이 들어 있으므로 한꺼번에 많은 양을 복용하면 안 된다. 열을 내리고 대소변을 잘 나오게 하며 뱃속에 있는 기생충을 죽이고 출혈을 멎게 하며 갖가지 균을 죽이는 작용을 한다.

소루장이는 나물로도 먹는다. 데쳐서 참기름으로 무쳐 먹어도 괜찮고 국을 끓여 먹으면 미역국 같은 맛이 난다. 국을 끓여 먹으면 고질적이고 심한 변비를 치료할 수 있다. 소루장이에는 대황처럼 강한 사하 작용이 있는 것이 아니라 완만하고 지속적인 완하 작용이 있으므로 아무런 부작용 없이 변비를 나을 수 있다. 오래 먹으면 장이 깨끗해지고 피가 맑아지며 살결이 고와진다.

염증을 없애고 갖가지 균을 죽이는 작용이 탁월하여 위염이나, 위궤양, 위암 등 모든 염증이나 암 치료에 쓸 수 있다. 골수성 백혈병이나 임파성 백혈병에도 상당한 치료 효과가 있다. 잎과 뿌리를 그늘에서 말려 달여 먹거나 국을 끓여서 먹으면 된다. 민간에서 위암, 간암, 폐암, 뇌종양 등 온갖 암 치료약으로 더러 쓰는데, 병원에서 4개월밖에 살 수 없다는 판정을 받은 위암 말기 환자가 소루장이 뿌리를 캐서 달여 먹고 완치되는 것을 보았다. 소루장이에 상당히 강력한 항암 작용이 있는 것으로 생각된다.

소루장이에는 열을 내리고 땀을 잘 나게 하는 작용도 있어서 감기, 폐결핵, 기침, 기관지염에도 효과가 있고 신장염이나 소변이 잘 나오지 않을 때에도 효험이 있다.

잇몸 염증으로 잇몸이 곪아 피와 고름이 날 때에는 소루장이 잎을 진하게 달인 물로 입가심을 하거나 양치질을 한다. 뿌리를 곱게 가

소루장이 뿌리는 온갖 염증을 없애는 데 탁월한 효력을 갖고 있다

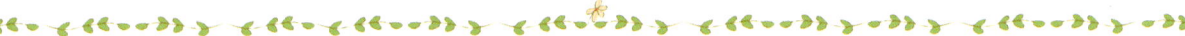

소루장이로 질병을 치료하는 방법

① 피부 가려움증

소루장이 뿌리를 봄과 가을에 캐서 말렸다가 쓴다. 100그램을 잘게 썰어서 75퍼센트 알코올 500밀리리터에 3~5일 담가 두었다가 여덟 겹의 천으로 거른다. 여기에 박하유 10밀리리터, 유황 15그램을 섞어서 하루 한 번 가려운 부분에 바른다. 5~25일 사이에 90퍼센트 이상 치유된다.

② 습진, 원인을 알 수 없는 극심한 가려움증

소루장이 20그램과 알로에 6그램을 잘게 썰어 75퍼센트 알코올 60밀리리터에 넣어 2~3일 동안 1차로 우리고, 두 번째 우린 액과 합하여 합친 양이 80밀리리터가 되게 한다. 그리고 박하유 5그램을 95퍼센트 알코올 20밀리리터에 녹인 다음 부드럽게 가루 낸 유황 3그램을 넣고 녹인다. 이것을 앞의 추출액과 섞어서 전부 100밀리리터가 되게 한다. 이렇게 만든 것을 가려운 부위에 바른다.

가려움증이 극심한 환자들한데 특히 효과가 좋다. 피부가 찢겨져 나가 딱지가 생겼거나 가려워서 잠을 잘 수 없는 환자들도 5일쯤 지나면 가려움증이 멎기 시작하여 30일 안에 대부분 완치되며 긁은 자리도 없어진다.

③ 무좀, 습진, 화농성 피부염

봄이나 가을에 소루장이 뿌리를 채취하여 물에 씻은 다음 잘게 썰어서 햇빛이나 열로 말려 가루로 만든다. 그리고 이것을 바셀린이나 들기름 20퍼센트와 섞어서 연고를 만든 후 하루에 한 번씩 아픈 부위에 바르도록 한다.

연고를 바르면 4~6일부터 통증과 가려움증이 없어지고 고름과 분비물이 빨리 나오고 딱지가 물러진다. 습진은 한 달, 무좀은 20일, 피부 화농성 질병은 10일이면 대개 다 낫는다. 발병한 지 오래된 환자는 나았다가 재발하는 수도 있는데 그럴 때는 다시 약을 바르면 낫는다. 거의 100퍼센트 효험이 있다.

④ 치조농루

소루장이 뿌리를 말린 가루와 잎을 가루 내어 말린 것을 각각 같은 양으로 섞어서 하루에 한두 번, 한 번에 두세 번 동안 양치질을 한다. 치료 기간 동안에 다른 치약은 쓰지 않는다. 3~4일 지나면 이 뿌리 부분의 통증이 없어지기 시작하고 피고름이 멎기 시작하며 입 냄새가 사라진다. 20일 이상 양치질을 계속하면 잇몸 부은 것, 충혈이 없어지고 볼이 부은 것도 내리며 흔들리던 이빨이 단단하게 고정된다. 당뇨병으로 인한 합병증이 있거나 치근암이 아니라면 거의 100퍼센트 치유된다. 1~2년 지나서 재발했을 때에는 같은 방법으로 다시 치료하면 낫는다. 이 약은 치료 방법이 간단하고 재료가 흔하게 널려 있으며 치료 효과도 높아서 여러 잇몸 질환에 널리 활용할 수 있다.

⑤ 딸기코

삼칠근 1킬로그램을 잘게 썰어서 물로 우려낸 다음 걸러서 그 액을 졸여 걸쭉한 액체로 만든다. 그리고 이것을 75퍼센트 알코올로 추출한다. 그런 다음 소루장이 100그램과 귤껍질 20그램을 잘게 썰어서 실온에서 4~5일 동안 우려낸다. 삼칠근 우려낸 것과 소루장이 진피 달인 것을 한데 합치고 거기에 유황 30그램을 잘 섞은 다음 이것을 코 부분에 하루에 한 번씩 바른다. 1~2개월 동안 바른다. 30~60일 사이에 90퍼센트 이상이 치유되거나 호전된다.

⑥ 치질로 인해 항문에서 피와 고름이 흐르며 멎지 않을 때

돼지고기 200그램, 소루장이 뿌리 40그램에 물을 붓고 고기가 부드러워질 때까지 곤 후, 돼지고기와 소루장이 뿌리를 꺼내고 국물을 마신다. 또는 소루장이 뿌리 40~60그램만을 물로 달여서 설탕을 약간 넣어 아침저녁으로 빈속에 먹는다.

루 내어 물에 타서 입가심을 하거나 양치질을 해도 된다.

소루장이는 도시 주변이나 길옆, 더러운 물이 흐르는 수채 주변 같은 곳에도 흔히 자라는 식물이다. 약으로 쓰려면 오염되지 않은 깨끗한 흙에서 자란 것을 채취해야 한다. 중금속에 오염된 것을 먹으면 오히려 몸에 치명적인 해가 될 수도 있다. 아무도 거들떠보지 않는 이 풀이 앞으로 인류의 난치병을 치료할 수 있는 명약으로 각광을 받게 되는지도 모른다.

약초 관찰 코스

하동 시외버스 터미널에서 쌍계사행 버스를 탈 수 있다. 08:00부터 21:00까지 40분에서 한 시간 간격으로 버스가 운행된다. 쌍계사 근처의 의신 마을 주변에서 약초를 관찰할 수 있다. 세석 평전으로 가는 길목에 있는 대성리의 대성골에서 약초를 관찰한다.

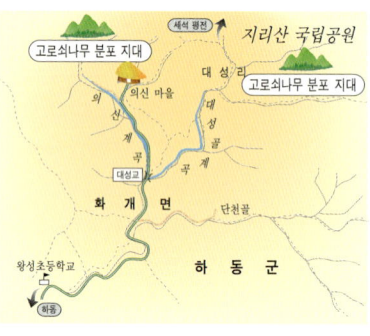

하동 시외버스 터미널에서 악양행 버스를 타면 된다. 07:30부터 21:00까지 한 시간에서 한 시간 반 간격으로 버스가 운행된다. 요금은 900원이며 20분 정도가 소요된다. 악양행 외에 하계나 구례, 쌍계사, 의신행 버스도 악양에서 정차한다. 악양 매계리 주변 계곡에서 약초를 관찰할 수 있다.

문의 : 하동 시외버스 터미널(055-883-2662~3)
　　　하동군청 관광진흥계(055-880-2544~5)

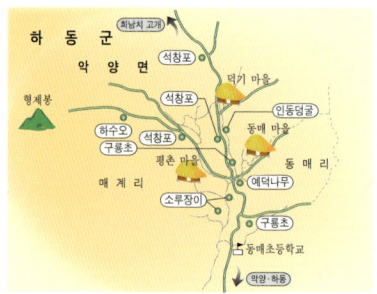

다 도 해 쪽 빛 바 다 가 내 려 다 보 이 는

거제 노자산

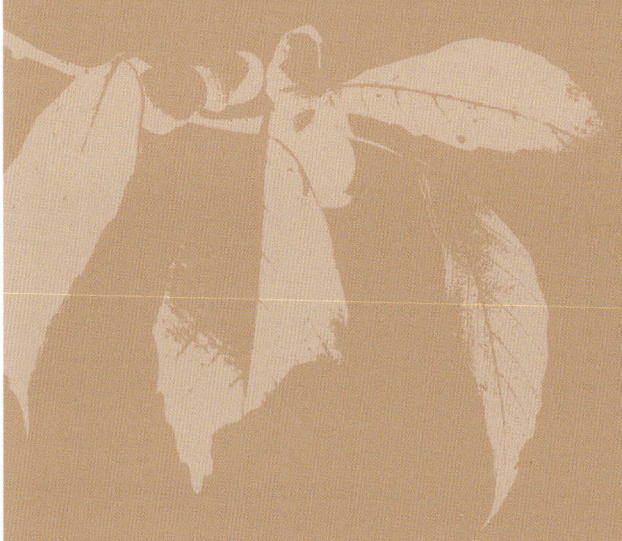

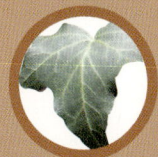

| 노각나무 | 예덕나무 | 마삭줄 | 가시나무 |

노자산(해발 559미터)

위치: 거제시 동부면 구천리

노자산은 거제도의 동남쪽에 위치하며, 가을 단풍이 절경인 이곳에는 여러 종류의 희귀 동식물이 서식하고 있다. 특히 세계적으로 희귀조인 팔색조가 서식하고 있어 신비의 산으로 일컬어진다. 학동 몽돌밭에서 바라보이는 정상의 기암괴석도 일품이지만 정상에서 내려다보이는 춤추는 듯 솟아 있는 다도해의 비경은 보는 이의 가슴을 울렁이게 한다. 불로초와 절경이 어우러져 늙지 않고 오래 사는 신선이 된 산이라 하여 노자산(老子山)이라는 이름이 생겼다고 한다.

노자산은 한려수도에 흩어진 많은 섬들을 조망하기에 가장 좋은 산이다. 꼭대기에 오르면 사방 어디를 둘러보아도 쪽빛 바다에 섬들이 둥실둥실 떠오른다. 세상에 섬처럼 완전하게 아름답고 시적이며 낭만적인 것이 또 어디에 있으랴. 이곳에 오르면 누구나 시인이 되고 예술가가 된다. 노자산에 오르면 낭만적인 황홀감과 아름다움의 극치를 맛볼 수 있다.

 저물녘에 바위 꼭대기에 앉아 한산도, 비진도, 선유도, 미륵도, 사량도 등 이름을 아는 섬들을 손꼽아 헤아려 보거나, 가본 적도 없고 이름도 알 수 없는 남해의 뭇 섬들을 내려다보고 있으면 하늘에 주먹만한 별들이 솟아날 때까지 내려가고 싶은 생각이 들지 않는다. 노자(老子)가 와서 살았더라면 시인이 되어 버렸을 곳이 바로 노자산이다. 영혼이 맑은 이들이여, 노자산에

와서 마음으로 동경해 마지않던 뭇 섬들을 보라!

　남녘의 겨울은 북녘의 봄과 같다. 얼지 않은 땅에는 보리와 푸성귀들이 자라고 동백나무며 사철나무며 돈나무, 후박나무 같은 것들이 사철 푸른 잎을 달고 있어서 도무지 겨울 같지가 않다. 엄동설한 1년 중 가장 추운 계절이지만 이곳은 남녘 햇살이 봄볕처럼 따사롭다.

　노자산에는 노각나무, 예덕나무, 마삭줄, 가시나무, 사철나무, 보리장나무, 꾸지뽕나무 같은 추운 지방에서는 볼 수 없는 약나무들이 많다. 산 아래쪽에는 털머위나 인동, 광나무, 감탕나무, 생달나무, 참식나무 같은 상록성 식물들이 울창하다. 노자산을 천천히 걸어 오르면서 약초를 관찰했다.

온갖 간 질환 치료하는 노각나무

노자산에는 특히 노각나무가 많다. 노각나무는 차나무과에 딸린 중간키 나무로 세속을 초월한 도인의 품위가 있는 나무다. 잎은 시원스럽게 널찍하고 여름철에는 좋은 향기가 나는 큼직한 흰 꽃이 핀다. 배롱나무나 모과나무를 닮은 껍질이 아름다워서 요즈음 정원수로도 인기가 많으며, 나뭇결이 아름답고 빛깔이 고와서 가구나 그릇을 만드는 사람들이 가장 귀하게 여긴다. 그러나 이 아름다운 나무에 신비로운 약성이 감추어져 있는 것을 아는 사람은 몇이나 될까.

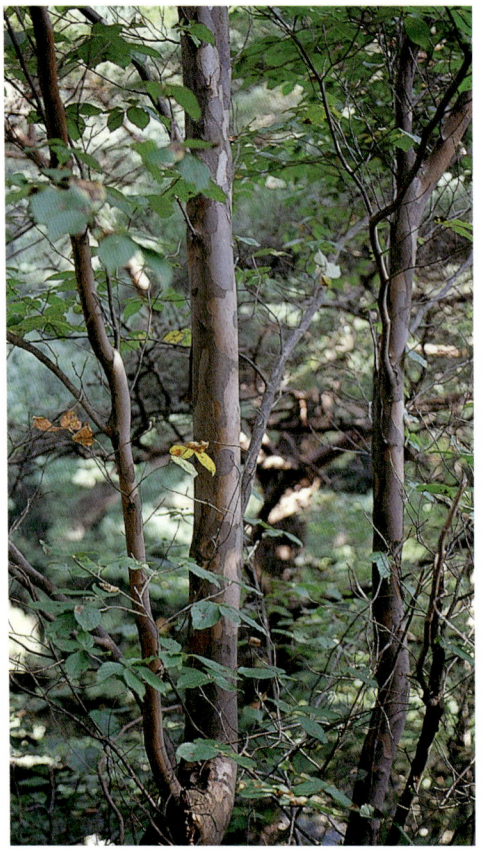

노각나무는 각종 간 질환과 관절염에 약효가 있다

어떤 본초학 책에도 적혀 있지 않지만 노각나무는 간염이나 간경화증, 지방간 같은 각종 간 질환과 손발 마비, 관절염 등에 뛰어난 치료 효과가 있는 약나무다. 어혈을 풀어 주는 효과도 탁월하고 알코올 중독, 농약 중독, 중금속 중독을 풀어 주는 작용도 뛰어나다. 산에서 넘어져 발을 삐었거나 다쳤을 때 노각나무 껍질을 짓찧어 붙인 다음 노각나무 껍질이나 잔가지를 달여서 먹으면 오래 지나지 않아 통증이 없어지고 부은 것이 내린다.

내가 어렸을 적에 경북 금릉군 수도산에 약초를 캐는 할아버지가 계셨는데, 그분은 노각나무를 위주로 인동덩굴, 오갈피, 만삼, 옻나무, 마가목 같은 몇 가지 약초를 보태어 달여서 황달이나 간경화증, 위장병, 신경통 등 어지간한 병들은 말끔히 고치곤 하셨다. 그분은 늘 노각나무 달인 물을 병에 담아 갖고 다니면서 음료수처럼 마시곤 하셨는데, 그것을 마시면 뼈가 튼튼해져서 높은 곳에서 떨어져도 뼈를 다치지 않고 술을 마셔도 취하지 않으며 상한 음식을 먹어도 탈이 나지 않는다고 하셨다. 노각나무의 효력 때문이었는지 그분은 과연 100살이 넘도록 건강하게 사시다가 돌아가셨다.

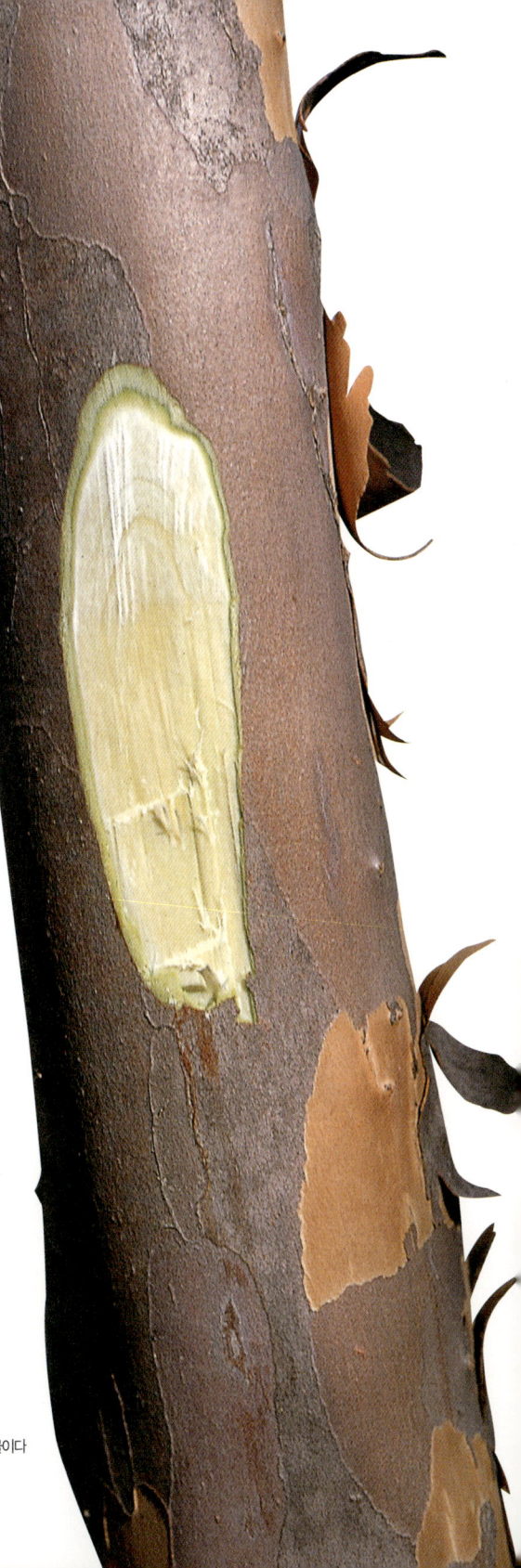

노각나무는 우리나라에서만 유일하게 자라는 귀한 식물이다

오랜 시간이 지난 뒤 나는 노각나무를 달여서 먹어 보았다. 달짝지근한 맛이 있어 먹기가 괜찮았다. 노각나무는 고로쇠나무나 박달나무, 거제수나무처럼 수액을 받아 마실 수 있다. 이른 봄철 잎 트기 전에 나뭇가지를 꺾거나 나무에 상처를 내면 달콤한 맛이 나는 수액이 줄줄 흘러내린다. 오래전에 지리산 한신 계곡에서 사진을 찍으려고 크게 자란 노각나무에 올라갔다가 실수로 작은 가지 하나를 꺾었는데, 수액이 마치 폭포처럼 흘러내리는 바람에 나뭇가지에 입을 대고 정신없이 받아 먹었던 기억이 난다. 수액을 그릇에 받아 마시면 여러 간 질환과 위장병, 신경통, 관절염 등에 좋은 효험이 있다. 노각나무는 고로쇠나무나 거제수나무보다 수액이 훨씬 많이 나오고 맛도 좋다. 그런데도 이 나무의 수액을 받아 마시는 풍습이 없는 것은 이상한 일이다.

노각나무는 우리나라 특산 식물이다. 특산 식물이란 우리나라 말고는 세계 어떤 나라에서도 자라지 않는 식물이란 뜻이다. 잘만 활용하면 관상용으로도 세계적인 나무가 될 수 있을 것이다.

위암, 위궤양에 명약 예덕나무

노자산에서 또 하나 눈여겨볼 만한 나무는 예덕나무다. 예덕나무는 대극과에 딸린 중간키나무로 따뜻한 남쪽 지방의 바닷가에 더러 자란다. 잎은 오동잎처럼 넓고 6~7월에 담황색 꽃이 이삭 모양으로 피며 가을에는 진한 갈색 열매가 익는다. 추위에 약해 중부 지방에서는 겨울을 나지 못한다.

예덕나무는 한때 일본에서 암 특효약으로 알려졌던 나무다. 예덕나무에 대한 다음과 같은 이야기가 있다. 수십 년 전에 일본에 오스카라는 명의가 살았는데 그는 배를 만져서 질병을 진단하는 이른바 복진법(腹診法)과 장중경의 상한론(傷寒論) 처방을 활용하여 수많은 암 환자를 고친 것으로 명성이 높았다. 그런데 오스카 선생의 집 주변에 한 돌팔이 노인이 있었다. 그 노인은 의학 공부를 한 적이 없었으면서도 오히려 오스카 씨보다 더 많은 암 환자를 고쳤다. 오스카 선생은 틀림없이 그 노인에게 특별한 비방이 있을 것이라고 생각하고 찾아가서 정중하게 인사를 드린 뒤 암을 고칠 수 있는 처방을 가르쳐 달라고 하였다. 노인은 뜻밖에도

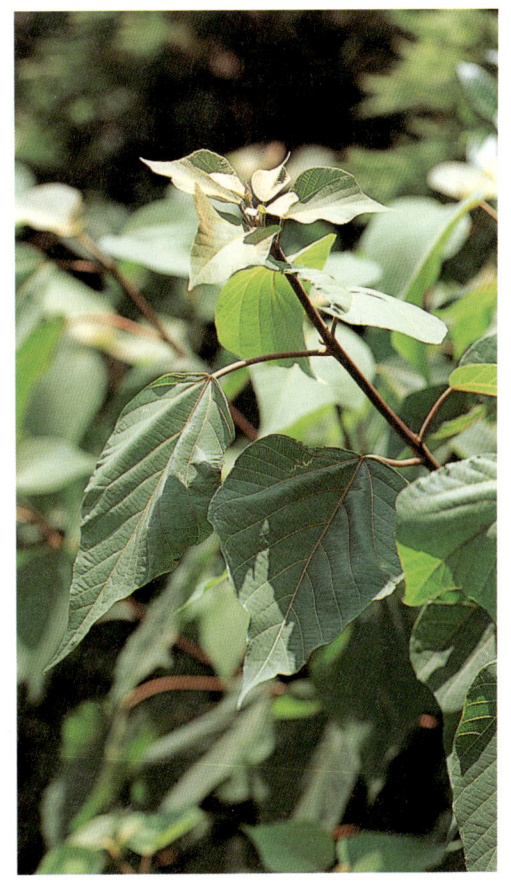

예덕나무는 일본에서 암 특효약으로 유명하다

선선히 약을 가르쳐 주면서 이것을 널리 알려 많은 사람들을 구하든지 아니면 혼자서 알고 환자들을 고치든지 마음대로 하라고 하였다. 노인이 수많은 암 환자를 치료한 약은 다름 아닌 예덕나무였다.

예덕나무는 특히 위암이나 위궤양, 십이지장궤양에 효과가 좋은 것으로 알려져 있다. 위를 튼튼하게 하고 소화를 잘 되게 하며 담즙을 잘 나오게 할

뿐만 아니라, 고름을 빼내고 염증을 삭히는 작용이 몹시 강하다. 또 신장이나 방광의 결석을 녹이고 통증을 없애는 작용도 한다. 갖가지 암, 치질, 종기, 유선염, 방광이나 요로 결석 등에 치료약으로 쓸 수 있다. 일본이나 중국에서는 예덕나무 잎이나 줄기 껍질을 가루 내어 알약이나 정제로 만들어 약국에서 암 치료제로 판매하고 있다.

예덕나무를 한자로는 야오동(野梧桐) 또는 야동(野桐)이라고 쓰고 일본에서는 적아백(赤芽柏) 또는 채성엽(採盛葉)으로 부른다. 야오동은 나무 모양이 오동나무를 닮았다는 뜻이고, 적아백은 봄철에 돋아나는 새순이 붉은 빛깔이 난다고 하여 붙인 이름이며, 채성엽은 잎이 크고 넓어서 밥이나 떡을 싸기에 좋다고 하여 붙인 이름이다. 뜨거운 밥을 예덕나무 잎으로 싸면 예덕나무의 향기가 밥에 배어서 아취가 있다. 일본에서는 이 잎으로 밥이나 떡을 싸는 풍습이 있다.

예덕나무의 순을 나물로 먹을 수도 있다. 이른 봄철 빨갛게 올라오는 순을 따서 소금물로 데친 다음 물로 헹구어 떫은 맛을 없애고 잘게 썰어 참기름과 간장으로 무쳐서 먹으면 그런 대로 맛이 괜찮다. 약으로 쓸 때는 잎, 줄기, 껍질을 모두 사용한다. 위암이나 위궤양 등에는 15~30그램을 물 2리터에 넣고 약한 불로 물이 3분의 1이 될 때까지 달여서 하루 세 번에 나누어 복용한다. 그리고 치질이나 종기, 유선염 등에는 잎이나 잔가지 1킬로그램을 물 6~8리터에 넣고 5분의 1이 될 때까지 달여서 뜨겁지 않을 정도로 식힌 다음 그것으로 아픈 부위를 씻거나 찜질을 한다. 하루 3~5번 하면 효과가 좋다. 뜸을 뜬 뒤에 상처가 잘 낫지 않으면 예덕나무 생잎을 태워 가루로 만들어 아픈 부위에 뿌리면 잘 낫는다.

마삭줄은 고혈압과 관절염에 명약

　마삭줄은 남쪽 지방 어디에서나 자라는 덩굴 식물이다. 담쟁이덩굴처럼 돌이나 나무를 감고 올라가서 더러는 나무를 졸라 말라죽게 하는 까닭에 사람들이 몹시 귀찮게 여기는 식물이다. 이 귀찮은 식물에 소중한 약성이 감추어져 있다.

　마삭줄은 협죽도과에 딸린 상록성 덩굴 식물이다. 꽃은 5~6월에 하얗게 피고 가을에 10센티미터에서 20센티미터쯤 되는 나무젓가락만큼 긴 꼬투리 열매가 두 개씩 서로 마주보며 달린다. 줄기를 자르면 흰 유즙이 나온다. 한자로는 낙석등(絡石藤) 또는 백화등(白花藤), 운영(云英), 내동(耐冬)이라고 쓰고, 민간에서 비단덩굴이나 담쟁이덩굴 등으로 부른다. 식물 분류학에서는 마삭줄, 민마삭줄, 백화등, 털마삭줄의 네 종류로 나누거나 마삭나무, 마삭줄, 긴잎마삭나무, 털마삭나무, 당마삭나무, 백화등의 여섯 종류로 나누기도 하는데 전문가가 아닌 다음에야 구별하기도 쉽지 않고 또 어느 것이나 약효는 같다.

　마삭줄은 관절염, 신경통, 어혈, 각기, 무릎이 시큰시큰 쑤시고 아픈 데, 고혈압 등에 뛰어난 치료 효과가 있다. 팔다리가 마비되면서 아프거나 근육경련, 멍들거나 삐었을 때 오갈피, 우슬, 위령선 등과 함께 술을 담가 마시면 신효하다고 할 만큼 빠른 효과가 있다. 잎과 줄기 모두를 약으로 쓰며 달여서 먹는 것보다는 술에 담가 먹는 것이 효과가 더 낫다. 잎과 줄기를 깨끗하게 씻은 다음 잘게 썰어 날것으로 섭씨 35도 이상의 증류주에 담가 6개월 이상 숙성시켰다가, 하루 두세 번 약간 취할 만큼씩만 마신다. 다른 약초보다

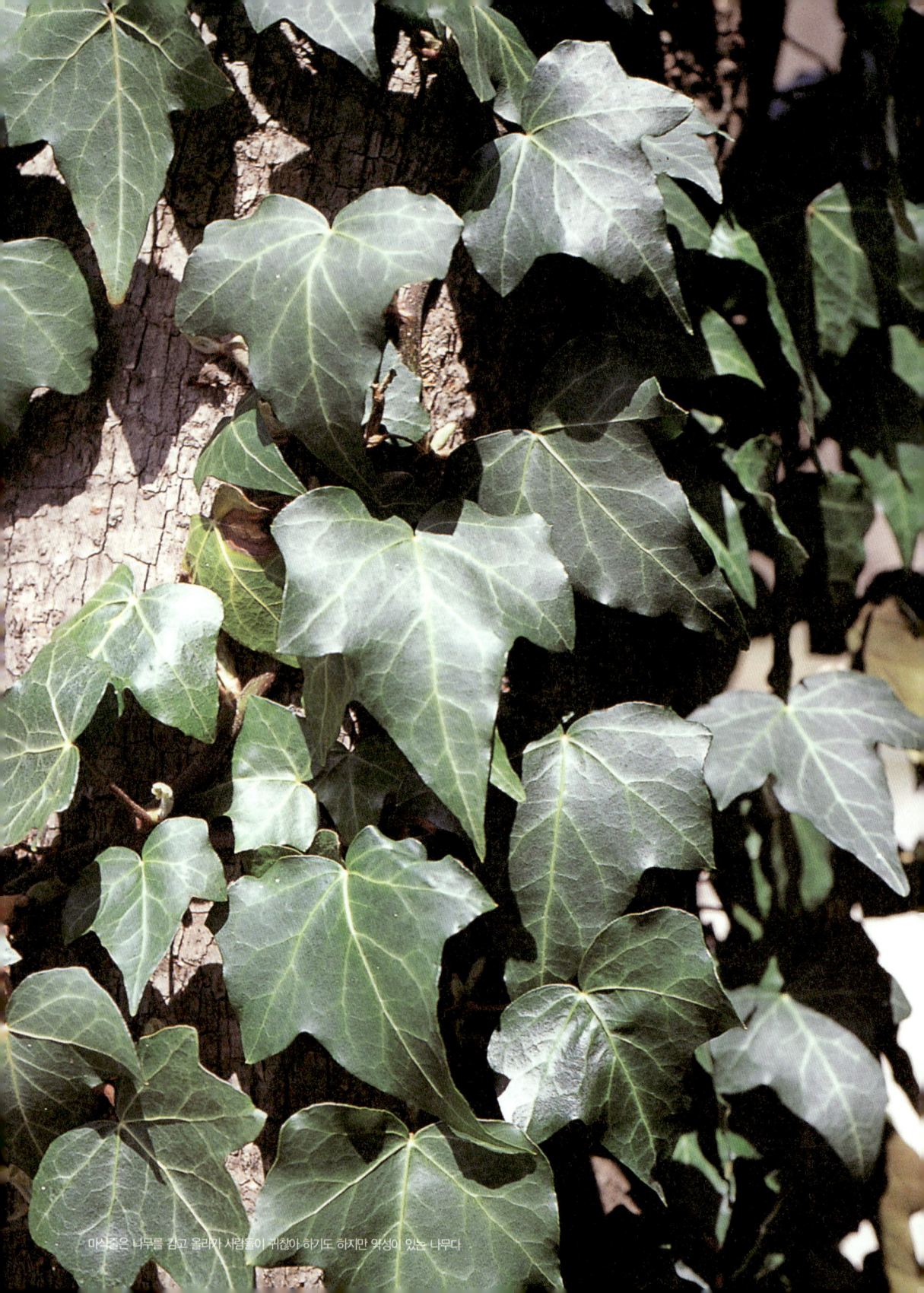

마삭줄은 나무를 감고 올라가 사람들이 귀찮아 하기도 하지만 약성이 있는 나무다

효과가 빨리 나타나는 것이 특징이다. 마삭줄을 잘게 썰어 그늘에서 말려 두었다가 하루 20~30그램을 물로 달여서 먹어도 좋다. 경상남도, 전라남도, 제주도 지방에서는 마삭줄을 관절염이나 무릎 아픈 데 특효약으로 여긴다.

충무의 미륵도에 사는 이국희 선생은 오랫동안 민간 의약을 연구하신 분인데 미륵도에 염소를 방목하면서 겨울철 염소가 먹을 풀이 별로 없을 때 마삭줄을 걷어서 주었더니 염소가 통통하게 살이 찌고 매우 건강해졌다고 했다. 또 그렇게 키운 염소를 잡아서 먹었더니 값비싼 보약을 먹은 것보다

마삭줄로 질병을 치료하는 방법

① 이질
마삭줄 80그램에 물 400밀리리터를 붓고 150밀리리터가 될 때까지 달여서 하루 두 번에 나누어 먹는다. 치유율은 95퍼센트 이상이며 부작용은 전혀 없다.

② 방광염
마삭줄 500그램을 물로 씻은 다음 물을 4리터 붓고 0.5리터가 될 때까지 천천히 달인다. 0.5리터를 하루 세 번에 나누어 3일 동안 먹는다. 페니실린 같은 항생제보다 훨씬 효과가 빠르다.

③ 급만성 신장염
마삭줄 2킬로그램을 3~5밀리리터로 썰어 잘 씻은 다음 물을 여덟 배 붓고 두 시간 동안 우려 거른다. 그 찌꺼기에 다시 물을 여섯 배 붓고 한 시간 동안 우려서 거른다. 이 두 가지 우린 액을 합쳐서 전체 양이 10리터가 되게 졸인 다음 100도에서 30분 동안 끓여서 멸균 처리한다. 이것을 한 번에 20밀리리터씩 하루 세 번 먹는다. 80퍼센트 이상이 효과를 본다.

④ 신경통
마삭줄 전초 10킬로그램을 삶아서 물 10리터에 넣고 여러 시간 동안 달인 다음 찌꺼기는 버리고 물만 계속 달여서 그 양이 100그램이 되게 한다. 이것을 한 번에 30그램씩 하루 세 번 밥 먹기 전에 먹는다. 아니면 줄기와 잎을 하루 15~20그램씩 달여 두세 번에 나누어 식후에 먹는다. 마삭줄은 여러 가지 신경통에 통증을 멎게 하는 효력이 있으며 염증을 가라앉히는 작용도 한다.

훨씬 더 몸이 좋아졌다고도 했다. 뿐만 아니라 이 염소는 여성의 불임증에 효과가 있다고 한다.

마삭줄은 혈관을 확장하고 혈압을 낮추며 염증을 없애고 경락을 통하게 하며 나쁜 피를 없애는 작용을 해, 중풍을 예방하고 치료한다. 낫이나 칼에 다쳤을 때 마삭줄 줄기를 가루 내어 뿌리면 곧 피가 멎고 곪지 않고 잘 나으며, 뱀한테 물렸을 때 마삭줄을 생즙을 내어 바르고 마시면 독이 빨리 풀린다. 또 인후가 막혀 숨을 잘 쉴 수 없을 때 마삭줄 줄기를 진하게 달여 마시면 좋은 효과가 있다.

중국의 본초학자 이시진은 《본초강목》에서 "마삭줄은 기미가 화평하고 근골과 관절이 아픈 것, 풍열(風熱)과 옹종(擁腫)을 다스리고 노화를 막는 효력이 있지만 의사들이 잘 사용하지 않는 까닭은 너무 흔하여 업신여기기 때문"이라고 하였다. 늘 강조하지만 언제 어디에서든지 가장 흔한 것이 가장 좋은 약이 되는 법이다.

가시나무 열매를 먹고 수백 살을 산 이야기

가시나무는 가시가 달린 나무가 아니라 상록성 참나무를 가리킨다. 참나무에는 물참나무, 신갈나무, 졸참나무, 상수리나무, 갈참나무, 떡신갈나무, 굴참나무 등 가짓수가 꽤 많은데 많은 참나무 중에서 참가시나무, 붉가시나무, 종가시나무, 돌가시나무, 정가시나무 등 겨울철에도 잎이 떨어지지 않는 참나무들을 통틀어 가시나무라고 한다. 가시나무는 추위에 약해 중부 지방에서는 자랄 수 없고 남해안이나 제주도, 완도, 울릉도 같은 따뜻한 섬 지방에 자란다.

가시나무는 대개 잎이 보통 참나무보다 작고 두꺼우며 잎의 표면이 반짝반짝 윤이 나고 진한 녹색을 띤다. 긴 타원꼴인 잎은 톱니가 있고 따로나기로 붙으며 겉면은 반지르하게 윤이 난다. 암수한그루로 봄에 황갈색 꽃이 피어 가을에 도토리를 닮은 열매가 달린다. 열매를 '가시'라고 부르며 묵을 만들거나 가루 내어 수제비를 만들어 먹을 수도 있다.

가시나무의 잎과 열매, 어린 줄기는 설사를 그치게 하고 출혈을 멎게 하

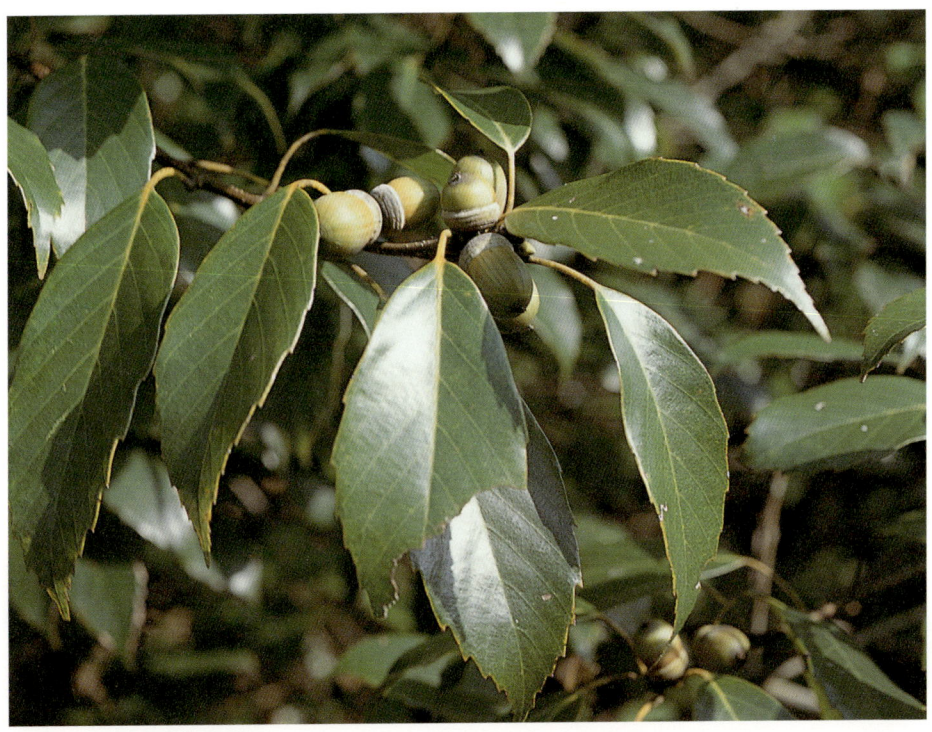

가시나무는 강장·강정 작용이 뛰어나다

며 염증을 없애고 신장과 방광의 기능을 튼튼하게 한다. 또한 담낭 결석이나 신장 결석 등 갖가지 결석을 녹여 없애는 작용이 있다. 특히 참가시나무는 일본에서 담석, 신장 결석, 요로 결석 등 갖가지 결석에 특효약으로 알려져 있으며 유럽과 중국에서는 참가시나무 잎으로 결석 용해제를 만든다. 참가시나무의 잎을 달여서 차처럼 마시면 몸 안에 있는 돌이 녹아서 없어지거나 소변으로 빠져나온다. 잎과 잔가지를 봄이나 여름철에 채취하여 깨끗하게 씻어 잘게 썬 다음 쪄서 그늘에서 말려 약으로 쓴다. 하루 50~70그램을 600~1,000밀리리터의 물에 넣고 물이 3분의 1이 될 때까지 달여서 하루 세 번 밥 먹고 나서 마신다. 가시나무에는 콜레스테롤 수치를 낮추고 소변을 잘 나오게 하며, 가래를 삭히고, 기침과 염증을 없애며 신장 기능을 튼튼하게 하여 정력을 강화시키는 등의 효능도 있다.

일본 히로시마 대학에서는 본디 시코쿠 지방에서 민간 요법으로 써오던 것을 10년 동안 연구하여 참가시나무가 몸속에 생긴 돌을 녹여 없앨 뿐만 아니라, 돌이 생기지 않도록 억제하는 효력이 있다는 것을 밝혀 냈다. 가시나무는 강장·강정 작용이 높은 것으로도 이름이 나 있다. 일본에서는 이 나무를 으뜸가는 정력제 가운데 하나로 여긴다. 정력 감퇴, 음위, 성 기능 저하, 여성들의 불감증 등에 두루두루 효험이 있다. 잎과 잔가지를 쪄서 그늘에서 말린 후 달여서 차처럼 수시로 마시면 자신도 모르는 사이에 정력이 세어진다.

가시나무 열매는 영양이 풍부하다. 탄수화물, 지방, 단백질이 골고루 들어 있고 갖가지 미량 원소도 많이 들어 있다. 위와 장을 튼튼하게 하고 몸에 힘이 나게 하며 뼈를 단단하게 하고 오래 먹으면 몸이 가벼워져서 오래 살 수 있게 된다. 겉껍질을 벗기지 않은 채로 꿀 속에 3년쯤 담가 두면 떫은맛이 없어지고 맛이 좋다. 이것을 하루 10~20개씩만 먹어도 배고프지 않고 힘이 난다고 한다. 가시나무 열매 대신 도토리를 써도 좋다.

스페인이나 그리스, 이탈리아 등의 지중해 연안 나라들을 여행하면서 가장 흔하게 본 나무가 가시나무였다. 늦은 가을이나 겨울철이면 가시나무 열매가 떨어져 땅바닥에 수북하게 쌓인다. 그러나 이것을 주워서 먹는 사람은 없고 다만 가끔 돼지 먹이로 쓸 뿐이다. 가시나무 열매로 키운 돼지는 병치레 없이 잘 자랄 뿐만 아니라 고기 맛이 유난히 좋아서 인기가 높다고 한다.

약초 관찰 코스

고현리 시외버스 터미널에서 학동행 시내버스가 운행된다. 시간은 05:55, 07:55, 09:45, 10:15, 13:15, 16:15, 18:15이고, 요금은 700원이며 한 시간 정도 소요된다.

이 버스는 거제 자연휴양림을 거쳐서 학동으로 간다. 세일교통과 삼화여객 버스가 하루씩 교대로 운행된다. 자연휴양림 방면으로 노자산에 오른다. 이 코스에서 약초를 관찰할 수가 있다.

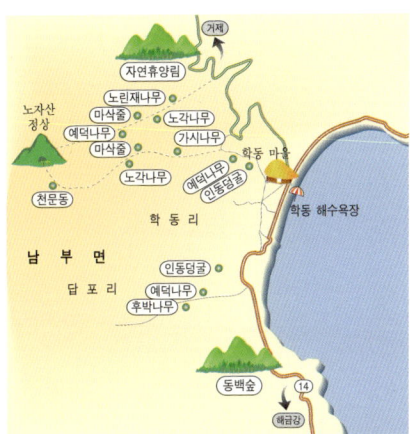

문의 : 세일교통(055-635-5100~2)
　　　삼화여객(055-632-2192)
　　　거제시청 문화관광과(055-632-0101)

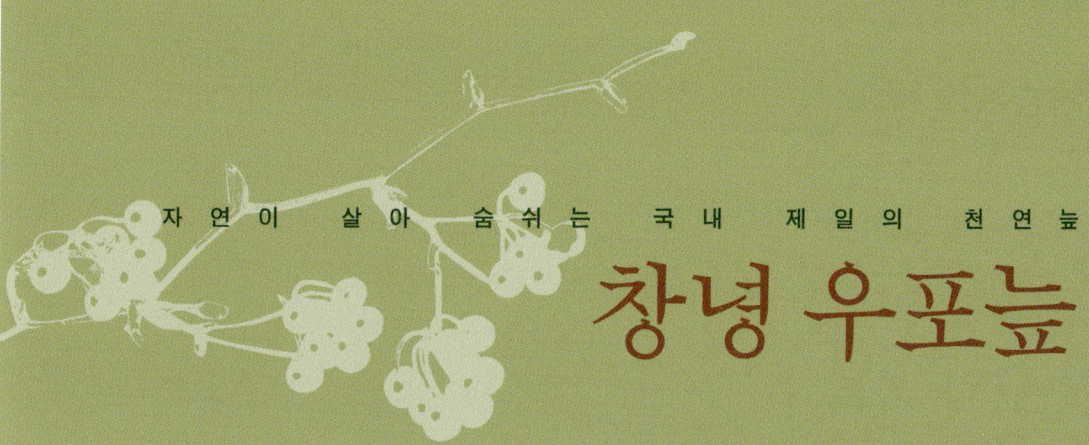

자연이 살아 숨쉬는 국내 제일의 천연늪
창녕 우포늪

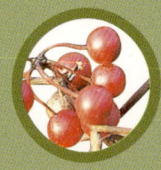

| 청미래덩굴 | 달맞이꽃 | 계뇨등 | 자운영 | 냉이 |

우포늪

위치 : 창녕군 대합면 주매리, 이방면 만리, 유어면 대대리, 세잔리

국내 최대의 자연늪이다. 창녕군 대합면 주매리와 이방면 만리, 유어면 대대리, 세잔리에 걸쳐 있는 70만 평, 끝이 보이지 않을 정도로 광활한 늪지에는 수많은 물풀들이 머리를 내밀고 있다. 우포늪은 1997년에 생태계 보전 지역 중 생태계 특별 보호 구역으로 지정되었고, 1998년 람사협약 보존 습지로 지정되었다.

본디 이름이 소벌인 우포늪은 나라 안에서 제일 큰 천연 늪이다. 둘레가 20리쯤 되고 넓이는 70만 평쯤으로 대략 서울의 여의도만한 크기다. 근처에는 우포늪뿐만 아니라 나무벌, 쪽지벌, 사지벌 같은 천연 늪들이 흩어져 있어 살아 있는 자연 생태 박물관을 이루고 있다. 우포늪은 갖가지 수생 식물과 수서 식물의 보고일 뿐만 아니라 온갖 곤충들의 낙원이며 수많은 철새들의 낙원이기도 하다.

물안개가 뽀얗게 피어오르는 겨울 우포늪은 쓸쓸하다. 마른 억새와 갈대들이 바람에 서걱이고 생이가래와 개구리밥이 누렇게 말라죽은 채로 덮여 있는 수면에는 새 떼들이 먹이를 찾아 이리저리 날아다닌다. 그 주변을 걸어서 돌면서 약초를 관찰했다. 매서운 추위에도 아랑곳하지 않고 푸른 풀들이 융단처럼 땅을 덮고 있다. 냉이, 자운영, 애기수영, 소루장이, 토끼풀, 별꽃, 쇠별꽃……. 엄동에도 파랗게 살아 있는 풀들이 신기하기만 하다. 길옆에는 계뇨등, 청미래덩굴, 노박덩굴이 늦게까지 열매를 달고 있고, 마른 풀섶 한켠에는 까마중이 먹처럼 까만 열매를 달고 시들어 있다. 도꼬마리 열매, 도깨비바늘, 도둑놈의 갈고리, 짚신나물 같은 것들의 씨앗이 걸음을 옮길 때마다 옷에 달라붙는다.

수은 중독의 명약 청미래덩굴

청미래덩굴 열매가 빨갛게 익었다. 빛깔이 몹시 탐스러워 몇 개 따서 먹어 본다. 새콤떫떠름하면서도 약간 단맛이 나긴 하지만 씨앗이 많고 퍼석퍼석하여 먹을 것이 별로 없다. 청미래덩굴은 우리 산야에 흔히 자라는 백합과에 딸린 덩굴성 떨기나무다. 두껍고 유난히 번쩍거리는 잎이 인상적이고 가을에 빨갛게 익는 열매가 아름다워 요즘 꽃꽂이 재료로 인기를 얻고 있다.

잎은 넓은 달걀꼴로 두껍고 진한 녹색이며 윤이 반짝반짝 난다. 시골 사람들은 부드러운 잎을 살짝 데쳐서 참기름에 무쳐 먹기도 한다. 줄기는 철사처럼 매우 억세며 가시와 덩굴손이 있고 1~3미터쯤 덩굴로 뻗는다. 메마르고 돌 많은 야산에 무더기를 이루며 자란다. 꽃은 노란색을 띤 녹색으로 늦

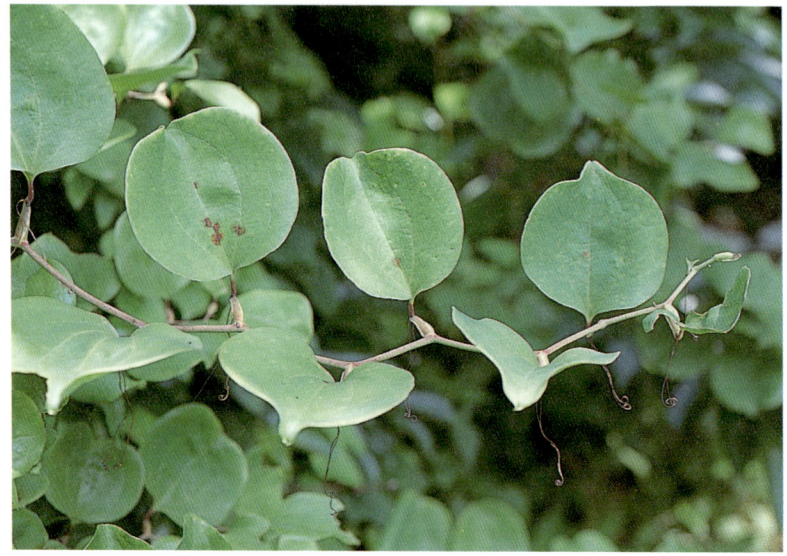

청미래덩굴 잎은 살짝 데쳐서 참기름에 무쳐 먹기도 한다

은 봄철에 조그맣게 핀다. 가을에 굵은 콩알만한 둥근 열매가 빨갛게 익는다. 뿌리는 상당히 굵고 크며 목질이어서 딱딱하다. 겉은 갈색이고 속은 담홍색이며 혹처럼 뭉친 덩이뿌리가 연달아 달리며 맛은 쓰고 떫다. 수십 년이나 수백 년쯤 묵은 것도 더러 발견되는데 이런 것은 뿌리 길이가 10~15미터쯤 되고 무게도 수십 킬로그램이나 나간다. 바위 틈 사이 땅속 깊이 뿌리를 내리므로 여간해서는 캐기도 어렵다. 이 굵고 딱딱한 뿌리를 가을철이나 이른 봄철에 캐어 잔뿌리를 다듬어 버리고 잘게 썰어서 그늘에서 말려 약으로 쓴다.

우리나라 어느 지방에나 흔히 자라는 편인데 깊은 산속 같은 데보다는 야산에 많으며 특히 전라남북도와 경상남북도의 바닷가 메마른 야산 같은 곳에 많다.

청미래덩굴 뿌리는 성병 치료에 효과가 뛰어나다. 《본초강목》에는 "요즘 여자를 좋아하는 사람이 많아 매독 같은 성병이 많이 유행하고 있다. 약을 써서 고쳐도 자꾸 재발하여 오래 고생을 하게 되는데 이럴 때 청미래덩굴 뿌리를 쓰면 효과가 좋다"라고 적혀 있다. 초기 매독이나 임질에는 청미래덩굴만을 달여 먹는 것으로 큰 효험을 볼 수 있다. 매독으로 의심이 갈 정도이거나 매독균이 잠복되어 있는 상태이거나 겉으로 심하게 드러나지 않을 때에는 청미래덩굴 뿌리 30~60그램에 물 1.8리터를 붓고 물이 반으로 줄어들 때까지 약한 불로 달여서 2개월쯤 복용하면 대개 좋은 효과를 본다. 어린이나 청소년의 선천성 매독에는 청미래덩굴 뿌리 30그램에 금은화, 생지황, 백선피, 감초 각 10그램씩을 넣고 달여서 하루 세 번에 나누어 마신다. 매독으로 인한 여러 증상이 없어질 뿐만 아니라 혈청 검사에서도 매독균이 나타나지 않게 된다.

　청미래덩굴은 매독뿐 아니라 임질, 태독, 악창, 수은 중독 등에도 두루 효과가 있다고 한다. 수은 중독을 풀려면 청미래덩굴 뿌리 15~30그램에 물 1.8리터를 붓고 물이 반으로 줄어들 때까지 달여서 하루 세 번에 나누어 마시면 된다. 웬만한 수은 중독인 경우 3~5일쯤 복용하면 풀린다. 수은 중독을 푸는 데는 가히 신약이라 할 수 있는 것이 청미래덩굴이다. 요즘은 거의 모든 사람이 수은에 오염되어 있으므로 누구나 늘 조금씩 차로 마시면 수은 중독을 풀 수 있을 뿐만 아니라 예방할 수 있을 것이다.

　청미래덩굴은 항암 작용이 강하다. 민간에서 위암, 식도암, 간암, 직장암, 자궁암 등의 갖가지 암에 까마중, 부처손, 꾸지뽕나무 등과 함께 달여서 먹고 좋은

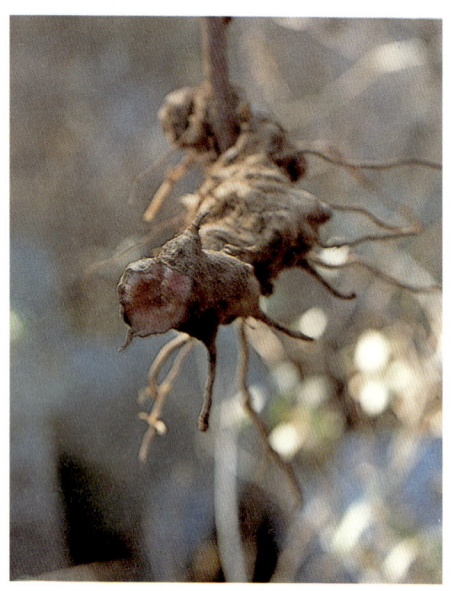

청미래덩굴 뿌리는 성병 치료에 효과가 뛰어나다

효과를 본 실례가 적지 않다. 《항암본초》에도 청미래덩굴을 달인 물이 암세포를 억제하는 힘이 있다고 하였고 중국이나 북한에서는 암 치료에 청미래덩굴 뿌리를 흔히 쓰고 있다. 중국에서는 우리나라 청미래덩굴과 비슷한 발계라는 식물의 뿌리로 알약을 만들어 식도암을 비롯하여 갖가지 암 환자를 치료하고 있다. 동물 실험 결과 청미래덩굴이 암에 걸린 흰생쥐의 종양을 억제한 효과는 30~50퍼센트, 생명 연장율은 50퍼센트 이상이었다고 한다.

이 밖에 뿌리를 잘게 썰어 말린 것 15~30그램을 약한 불로 달여서 밥 먹기 전에 마시고 땀을 흠뻑 내면, 대개 감기나 몸살, 신경통 등이 거뜬하게 낫는다. 땀을 잘 나게 하고 소변을 잘 보게 하며 혈액을 깨끗하게 하고 백 가지 독을 푸는 등의 다양한 약성을 지니고 있다.

청미래덩굴의 어린 잎을 그늘에서 말려 두었다가 차를 끓여 복용하면 몸 안에 있는 온갖 독이 없어질 뿐만 아니라 수은 중독을 비롯한 갖가지 중금속 중독을 예방하고 치료한다. 커피 같은 것보다 맛도 좋고 건강에도 매우 유익하다. 일본에는 청미래덩굴 잎으로 떡을 싸서 먹는 풍속도 있다.

매독이나 종기, 악창, 만성 피부염, 수은 중독으로 인한 피부염, 풍습성 관절염, 신장염, 방광염, 소화가 잘 되지 않고 설사가 날 때, 하루 10~30그램을 달여 먹는다. 또는 잘게 썰어 말린 청미래덩굴 뿌리 15~30그램에 물 1.8리터쯤을 붓고 그 물이 반으로 줄어들 때까지 약한 불로 달여서 그 물을 하루에 세 번 밥 먹기 30분 전에 마시고 뜨거운 방에서 홑이불을 덮고 땀을 흠뻑 낸다. 그러면 몸 안에 있는 온갖 독이 땀구멍을 통해 몸 밖으로 빠져나와 병이 차츰 낫게 된다.

청미래덩굴이 간염이나 간경화증, 지방간 등의 간 질환을 치료하는 데 특효가 있다고 말하는 사람도 있다. 온갖 간 질환에 청미래덩굴 뿌리 30그램, 백화사설초 30그램, 호깨나무 30그램을 물 1.8리터에 넣고 약한 불로 오래 달여서 하루 세 번에 나누어 복용하면 좋은 효과를 볼 수 있다.

청미래덩굴 열매도 약으로 쓴다. 까맣게 태워서 참기름에 개어 어린아이의 태독이나 종기, 피부병 등에 바르면 신기할 만큼 잘 낫는다. 또 잎은 그늘에 말려 두었다가 담배처럼 말아서 피우면 니코틴 독이 풀리고 금단 증상

청미래덩굴로 질병을 치료하는 방법

① 식도암, 위암, 직장암, 비인암, 자궁암

신선한 청미래덩굴 뿌리(신선한 것을 구하기 어려우면 말린 것 150그램을 쓴다) 500~600그램에 물 4~5리터를 붓고 물이 반으로 줄어들 때까지 약한 불로 세 시간 이상 달인다. 그리고 그 찌꺼기를 건져 내고 돼지비계 30~60그램을 넣은 다음 다시 물이 반으로 줄어들 때까지 달여서 하루 3~7번에 나누어 마신다. 돼지비계를 넣는 것은 청미래덩굴 뿌리에 들어 있는 사포닌 성분과 그 밖의 여러 성분을 중화하여 위장에 자극을 주지 않기 위해서다. 돼지비계를 넣지 않고 그냥 먹으면 구토가 나거나 욕지기가 일어날 수 있다. 또 청미래덩굴 뿌리는 맛이 떫으므로 열이 많은 사람이나 방사선 치료를 받은 환자는 복용하지 않는 것이 좋다.

② 급성 백혈병

청미래덩굴 뿌리 60그램, 황기 30그램, 만삼·숙지황·산두근 각 15그램, 당귀·용안육·백작약·아교 각 12그램, 백화사설초 30그램에 물 3.6리터를 붓고 물이 반으로 줄어들 때까지 은은한 불로 달여서 하루 세 번에 나누어 마신다.

③ 식도암

신선한 청미래덩굴 500그램에 물 1,500그램을 넣고 물이 500그램쯤이 될 때까지 약한 불로 달인 다음 찌꺼기를 건져 낸다. 이 물에 돼지비계 100그램을 넣고 끓여서 하루 세 번에 나누어 마신다.

④ 위암, 식도암, 직장암, 비인암, 자궁암 등 갖가지 암

청미래덩굴 뿌리 30그램, 까마중 50그램, 겨우살이 30그램, 꾸지뽕나무 30그램, 부처손 30그램, 느릅나무 뿌리 껍질 30그램에 물 3.6리터를 붓고 약한 불로 물이 반으로 줄어들 때까지 달여서 수시로 물 대신 마신다. 또는 청미래덩굴 뿌리 60~90그램에 물 1.8리터를 붓고 물이 반으로 줄어들 때까지 달여서 하루 세 번에 나누어 마신다.

도 나타나지 않는다. 대개 한두 달쯤 청미래덩굴로 담배를 만들어 피우면 담배를 완전히 끊을 수 있다.

청미래덩굴은 주위에서 흔히 볼 수 있는 식물이지만 진정한 가치를 아직 모르고 있는 보물과도 같은 나무다. 요즈음 거의 모든 질병이 수은 중독과 깊은 연관이 있는 만큼 그 수은 중독을 풀어 주는 청미래덩굴이야말로 어쩌면 공해로 병든 이 세상을 구할 수 있는 신령한 약초인지도 모른다.

달맞이꽃 씨앗 기름은 훌륭한 다이어트 식품

달맞이꽃의 말라죽은 대궁이 길가에 늘어서 있다. 몇 개 꺾어 뒤집어서 흔들자 갈색의 자잘한 씨앗이 깨처럼 쏟아진다. 한아름 꺾어 모아서 깻단 털듯이 털면 제법 많은 양을 모을 수 있겠다. 이 씨앗에는 기름이 20~40퍼센트쯤 들어 있는데 달맞이꽃 씨앗에서 짠 기름이 비만증, 고콜레스테롤증, 고혈압, 암 등에 좋은 약이 된다.

달맞이꽃은 본디부터 우리 땅에 살던 식물이 아니라 일제에서 해방될 무렵 북미에서 들어온 귀화 식물이다. 철로 옆이나 길가, 묵은 밭, 자갈이 많은 개울가 같은 곳에서 흔히 자란다. 달맞이라도 하려는 듯 해거름 무렵에 달빛처럼 노란 꽃을 피우기 때문에 달맞이꽃이라는 이름이 붙었다. 대부분의 꽃들이 아침에 피기 시작하는 것과는 반대로 저녁에 피기 시작하여 밤새 생생하게 피어 있다가 아침에 햇볕을 받으면 시들시들해져서 땅에 떨어진다.

달맞이꽃 뿌리는 근육과 뼈를 튼튼하게 하고 풍습을 치료하는 효능이 있다. 신경통이나 류머티즘 관절염, 뼈가 약해지거나 부러졌을 때 달맞이꽃 뿌리를 캐서 그늘에 말린 후 하루 15~30그램을 물로 달여서 먹는다. 오래 복용하면 몸이 따뜻해지고 기운이 나며 신경통, 근육통 등이 사라진다.

달맞이꽃 씨앗 기름에는 인체에서 스스로 만들어 낼 수 없는 지방산인 리놀산과 리놀렌산, 아라키돈산 같은 필수 지방산이 풍부하게 들어 있다. 특히 감마리놀렌산이 많이 들어 있는데 이는 자연계에서는 모유와 달맞이

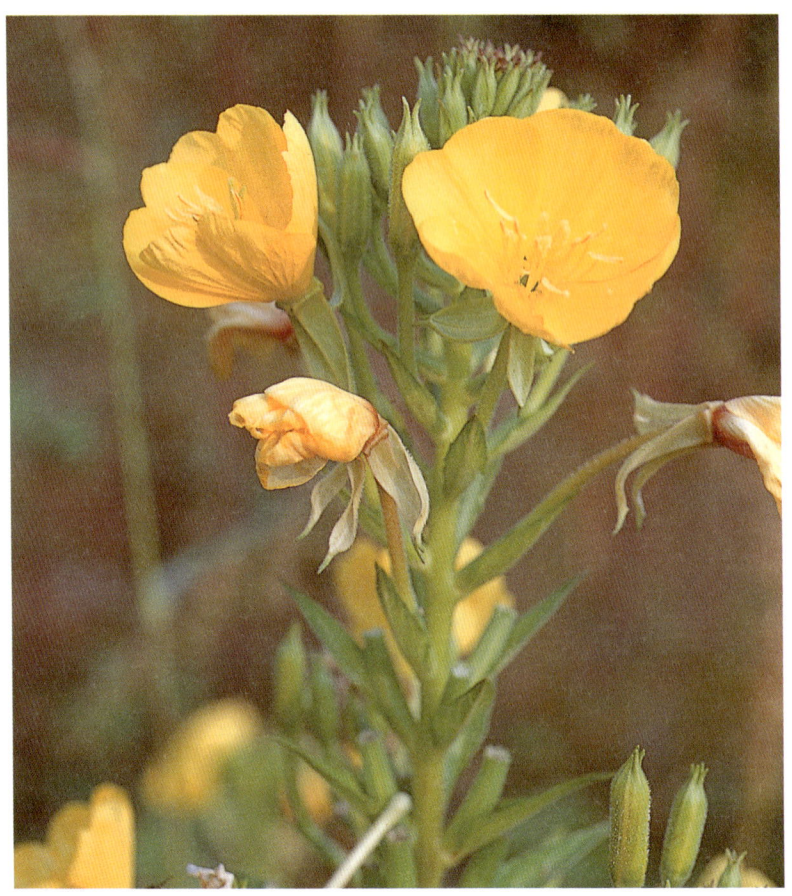

달맞이꽃은 대부분의 꽃들과는 반대로 저녁에 피고 아침에 시든다

꽃 씨앗 기름에만 들어 있다고 한다.

　감마리놀렌산이 많이 들어 있는 달맞이꽃 씨앗 기름은 혈액을 맑게 하여 콜레스테롤 수치를 낮추고 혈압을 떨어뜨리며 특히 비만증 치료에 효과가 좋은 것으로 알려져 있다. 비만증은 영양을 많이 섭취하면서도 소비는 적게 하기 때문에 잉여 영양분이 중성 지방질의 형태로 몸속에 축적되는 증상이다. 사람의 뒷머리와 등골의 움푹 팬 부분에 브라운파트라는 기관이 있는데 이 브라운파트는 체중과 체온 등을 조절하는 일을 한다. 이 브라운파트가 제 기능을 잃게 되면 체중을 조절할 수가 없게 되어 살이 찌는 것이다. 감마리놀렌산은 브라운파트의 기능을 정상적으로 회복시켜 주고, 신진대사 활동이 빨리 이루어지게 하여 잉여 영양분이 빨리 소비되게 도와 주며, 지방질이 피하 지방에 축적되지 않고 소변으로 나가도록 하는 작용을 한다. 이 밖에 달맞이꽃 씨앗 기름은 여드름이나 습진, 무좀 같은 피부 질환에도 효험이 있고 몸의 면역력을 길러 주며 암세포 성장을 억제하는 효과도 있는 것으로 알려졌다.

　달맞이꽃에는 두 종류가 있다. 큰달맞이꽃은 달맞이꽃 유의 교잡종으로 개항 이후에 유럽에서 화초로 들여와 꽃밭에서 재배하던 것이 야생으로 널리 퍼졌다. 해방 전후에는 냇가의 자갈밭이나 길가, 빈터 등에서 흔히 볼 수 있었으나 요즘에는 뒤늦게 들어온 달맞이꽃과의 경쟁에서 밀려 서울을 비롯한 도심지에서는 거의 볼 수가 없고 강원도 일부와 지리산, 제주도 같은 외진 곳에서 드물게 자라고 있다. 큰달맞이꽃은 달맞이꽃보다 키도 크고 꽃도 훨씬 큰 것이 특징이다. 큼직한 꽃이 여름철 저녁 보름달이 뜰 무렵에 마치 풍선에 바람을 불어넣는 듯한 폭폭 소리를 내며 피어나는 것을 볼 수 있어 신비로운 느낌을 준다.

나력과 온갖 피부병 고치는 계뇨등

잎이 떨어진 계뇨등 줄기에 매달린 열매가 앙증맞다. 그러나 이 예쁜 열매를 따서 코에 대었다 가는 그 지독한 냄새에 진저리를 칠 것이다. 계뇨등은 잎과 줄기에서 닭오줌 냄새가 난다고 하여 붙은 이름이다. 중국에서는 계시등이라고 하는데 이는 닭똥 냄새가 나는 덩굴이라는 뜻이다. 남부 지방의 마을 주변 울타리나 담장 같은 것에 붙어서 잘 자라지만 역한 냄새가 나는 까닭에 사람들이 별로 좋아하지 않는다. 그러나 이 닭똥 냄새가 나는 잎과 줄기, 뿌리, 열매가 사람을 살리는 귀한 약이 된다.

계뇨등에는 갖가지 독을 풀고 염증을 삭이며 혈액 순환과 소화를 잘 되게 하며 부은 것을 내리고 습기를 없애는 효능이 있다. 각종 피부병, 상처, 골수염, 설사, 부종, 식욕 부진, 타박상, 류머티즘 관절염, 간염, 맹장염, 임파선염 등에 치료약으로 쓸 수 있으며, 진통 작용이 뛰어나 중국에서는 주사약으로 만들어 통증을 멎게 하는 약으로 쓴다고 한다.

나력이라고도 하는 임파선염은 도랑을 건너다가 목이 떨어져 죽는 병이라고 알려져 있을 만큼 치료가 어려운 병이다. 목, 귀뒤, 겨드랑이 등에 생긴 작은 멍울이 차츰 커지면서 구슬을 꿴 것처럼 연달아 생기고 결국 곪아 터져서 멀건 고름이나 비지 같은 것이 나오는 병인데, 옛날에는 이 나력으로 고생하거나 죽는 사람들이 많았다. 지금도 우리나라에 수십만 명의 나력 환자들이 있지만 현대 의학으로는 아직 완치할 수 있는 약이 없다. 민간 의학이나 한의학에도 몇 가지 치료법이 있으나 그다지 신통하지 않다. 이러한 임파절결핵이나 임파절염에는 계뇨등 뿌리가 특효약이다. 계뇨등 뿌리에 술과 물을 반씩 붓고 달여서 수시로 10~20일쯤 마시면 멍울이 터져서 고름이 나오는 것은 곧 아물어 붙고, 아직 터지지 않은 멍울은 저절로 삭아서 없어진다.

풍습으로 인한 관절통에는 그늘에서 말린 계뇨등 뿌리나 줄기 50그램을 물 반 술 반을 넣고 달여서 마시면 된다. 2~3개월 꾸준히 복용하면 좋은 효험을 볼 수 있을 것이다.

계뇨등은 농약 중독을 푸는 효과도 있다. 살충제나 살균제 같은 유기인제 농약에 중독되었을 때에는 즉시 계뇨등 줄기나 뿌리 100그램과 녹두 40그램을 물로 달여서 복용한다. 설사와 구토를 심하게 하고 난 뒤에 차츰 기운을 되찾을 수 있게 된다.

계뇨등은 통증을 멎게 하는 효과가 있으므로 위경련이나 위암으로 인한 통증에도 사용할 수 있다. 중국에서는 계뇨등 줄기와 잎 추출물을 정제하여 통증이 있는 부위에 주사하는데 주사

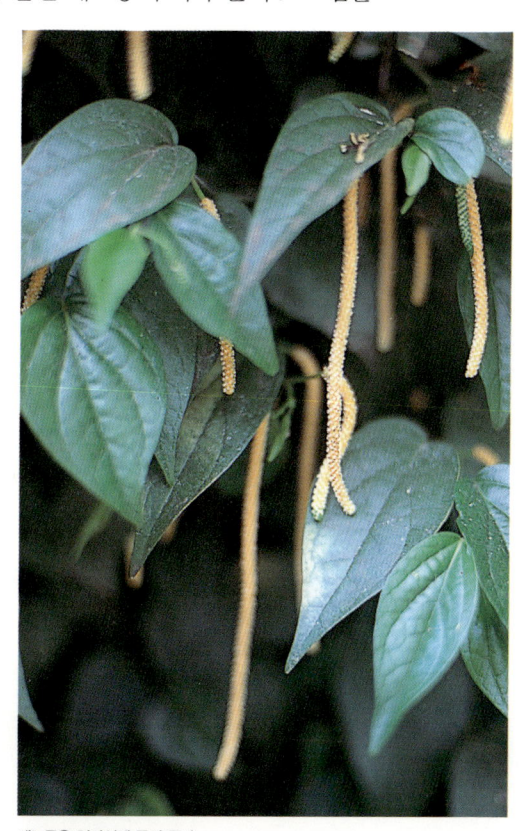

계뇨등은 임파선에 특히 좋다

를 맞고 나면 소변이나 침, 심지어는 온몸에서까지 계뇨등 냄새가 난다고 한다. 위경련으로 통증이 심할 때에는 계뇨등 줄기를 찹쌀로 만든 증류주에 10~15일 동안 담가 두었다가 하루 세 번 한 번에 5~10밀리리터씩 먹으면 통증이 줄어든다.

    신경성 피부염이나 피부 가려움증에는 계뇨등 잎을 즙을 내어 하루 두세 번 한 번에 5~10번씩 피부에 문질러 준다. 빠르면 10일에서 늦어도 2~3개월이면 습진, 피부염, 피부 가려움증 등이 없어진다.

인후염에 좋은 자운영

    매년 봄철이면 자운영이 늪 주변의 넓은 풀밭을 온통 홍자색 꽃융단으로 뒤덮는다. 자운영은 중국에서 들어온 콩과에 딸린 두해살이풀이다. 뿌리에 뿌리혹박테리아가 공생하여 공기 중에 있는 질소를 고정하는 까닭에 녹비

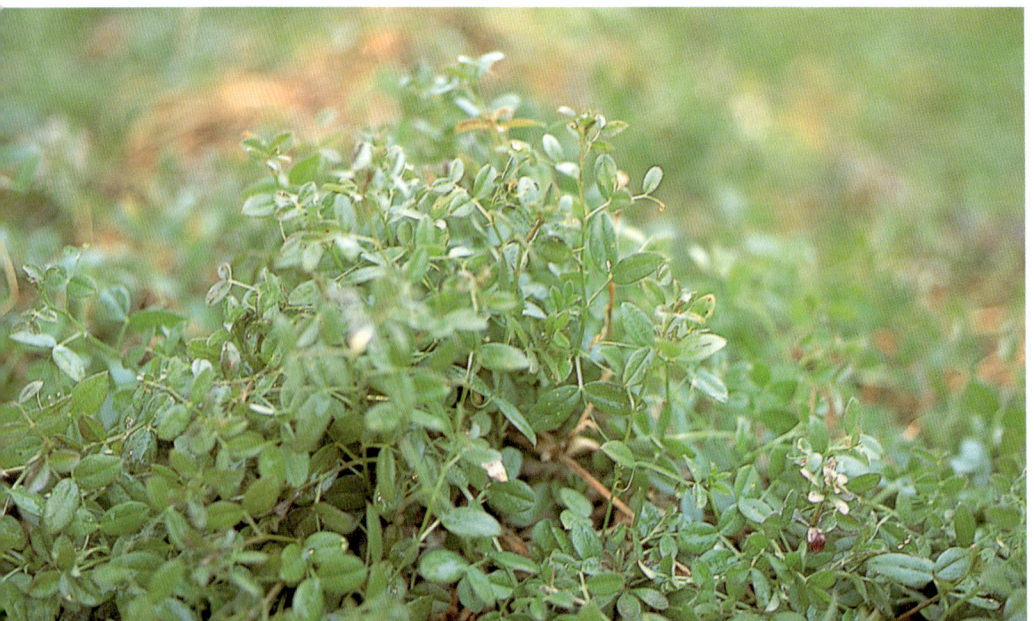

자운영은 인후염에 잘 듣는 약초이자 맛있는 나물이기도 하다

작물로 들여와 재배하던 것이 우리나라 각지에 널리 퍼졌다. 가을에 씨앗을 뿌리면 싹이 터서 땅바닥에 달라붙는다. 그리고 겨울을 난 이듬해 봄에 왕성하게 자라면 이를 갈아엎고 모내기를 했다. 모내기 전에 넓은 논에 일제히 핀 홍자색 꽃은 일대 장관을 연출한다. 지금은 거의 재배하지 않으나 논두렁이나 길가, 늪지 주변, 호수 주변 같은 곳에 자생 상태로 널리 퍼져 있다.

줄기는 10~30센티미터로 가지를 많이 치며 땅 위를 기거나 비스듬히 선다. 잎은 어긋나며 잎자루는 2~5센티미터이고 9~11개로 이어지는 홀수의 깃꼴겹잎인데, 작은 잎은 타원꼴로 길이 1센티미터쯤이다. 4~5월에 긴 꽃대가 나와서 5~10개의 나비꼴 꽃이 두상으로 모여서 핀다. 추위에 약해 남부 지방에서만 자란다.

자운영은 훌륭한 약초기도 하지만 맛있는 나물이 될 수도 있다. 날것으로나 살짝 데친 다음 참기름에 무쳐 먹으면 맛도 괜찮고 겨울철에 부족하기 쉬운 갖가지 비타민과 미네랄을 많이 섭취할 수 있다.

자운영을 한자로는 홍화채(紅花菜)라고 쓴다. 잎을 씹어 보면 단맛과 약간 비릿한 맛, 매운맛, 떫은맛이 섞여 있다. 성질은 평하다. 열을 내리고 독을 풀며 염증을 삭히고 출혈을 멎게 하는 작용이 있다. 기침을 멎게 하고 가래를 삭히며 눈을 밝게 하고 소변을 잘 나오게 하며, 신경통과 눈이 빨갛게 충혈된 눈을 낫게 한다.

대상포진이나, 종기, 악창, 갖가지 피부염, 외상으로 인한 출혈 등에는 짓찧어서 즙을 내어 바르면 효험이 있고, 치질로 인한 출혈이나 잇몸에서 피가 날 때에는 생즙을 내거나 생것 30~50그램을 물로 달여서 한 번에 50밀리리터씩 하루 3~5번 마시면 출혈이 멎는다.

인후염에는 자운영과 은행 열매를 그늘에서 잘 말려서 각각 같은 양으로 곱게 가루 내어 거기에 용뇌를 약간 넣은 다음 이 가루를 종이 대롱 같은 것으로 목 안에 불어넣는다. 인후염이 심하지 않다면 아마 3~5번이면 효과를 볼 수 있을 것이다. 치질에도 쓸 수 있는데 수치질에는 자운영을 즙을 내어 바르고 암치질에는 하루 40그램씩 물로 달여서 하루 세 번에 나누어 마신다. 기침이나 가래에는 자운영을 생즙을 내어 마시거나 그늘에서 말린 것 40그램쯤을 흑설탕을 약간 넣고 달여서 마신다.

초여름철에 꼬투리 모양의 열매가 달리며, 그 속에서 납작한 콩팥 모양을 한 반짝반짝 윤이 나는 연갈색의 씨앗이 익는다. 이 씨앗을 자운영자(紫雲英子)라고 하는데, 결명자와 마찬가지로 눈을 밝게 하고 소변을 잘 나오게 하는 약으로 쓴다. 자운영 씨앗에는 혈액 순환을 잘 되게 하고 간의 열을 내리며 충혈된 눈을 맑게 하는 효능이 있다. 하루 5~10그램을 물로 달여서 먹거나 가루 내어 복용한다.

간을 튼튼하게 하는 냉이

넓은 풀밭 군데군데에 냉이가 일부러 심기라도 한 듯 바닥에 깔렸다. 몇 개 뿌리를 캐어 먹어 보니 향긋한 단맛이 입 안에 가득하다. 우리 겨레와 가장 친근한 풀의 하나인 냉이 역시 본디부터 이 땅에 자라던 식물이 아니라 다른 나라에서 들어온 식물이다. 나생이, 나승구, 나잉개, 계심채, 정장채라고도 하며 한자로는 제채(薺菜)라고 쓴다. 냉이는 온 세계에 널리 자라는 두

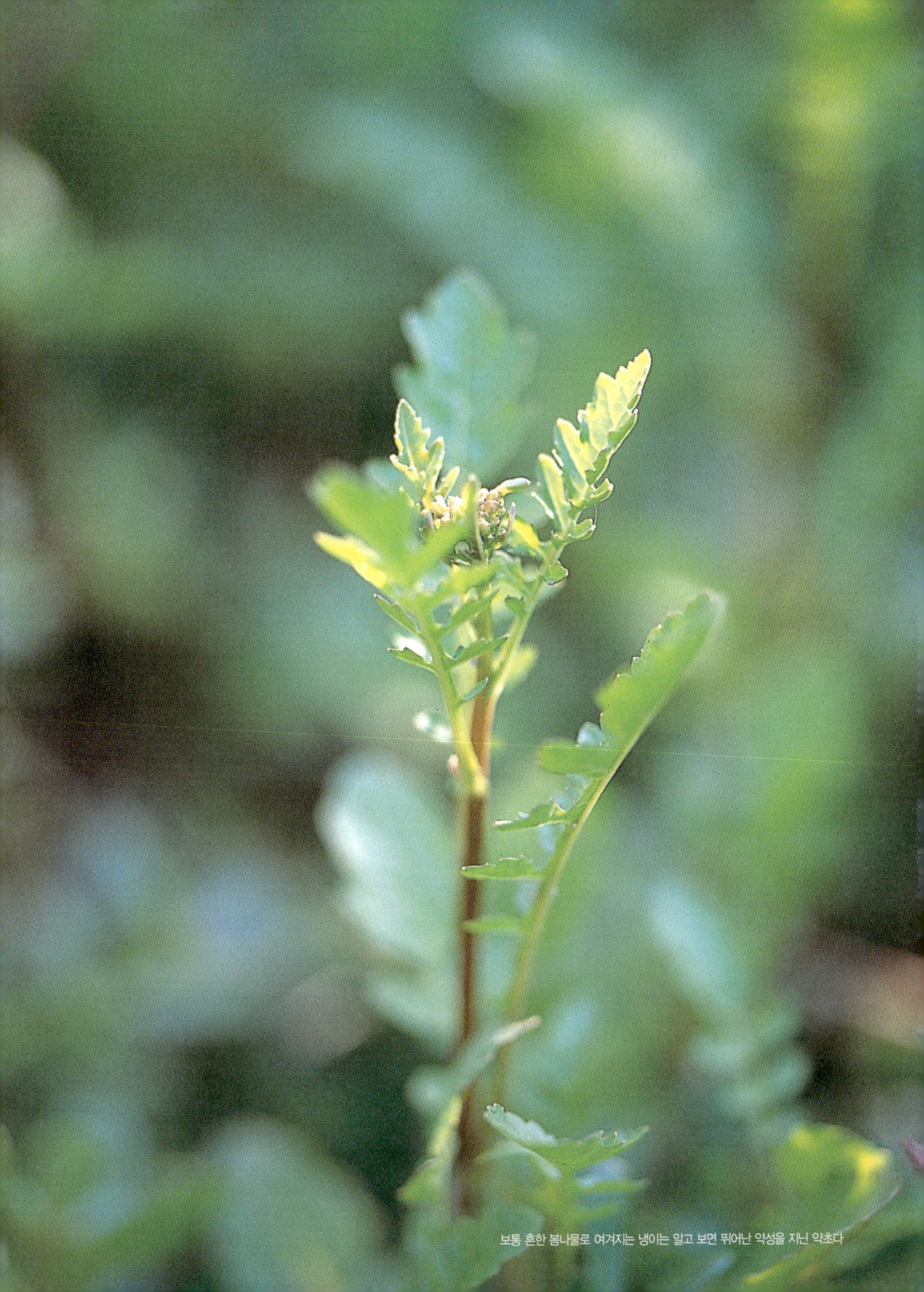

보통 흔한 봄나물로 여겨지는 냉이는 알고 보면 뛰어난 약성을 지닌 약초다

해살이풀, 본디는 유럽에서 자라던 것이 농경 활동에 따라 중국을 거쳐 우리나라에 들어온 것으로 추측된다.

냉이는 흔한 봄나물로만 여기고 약초로는 별것 아니라고 무시하기 쉽지만 냉이만큼 뛰어난 약성을 지닌 식물도 흔치 않다. 이른 봄철 몸이 나른하고 기운이 없으며 밥맛이 없을 때 냉이를 잘게 썰어서 죽에 넣어 끓여 먹으면 곧 기력을 되찾을 수 있다. 냉이에는 단백질, 비타민, 회분, 섬유질, 탄수화물, 칼슘, 인 등의 영양 성분이 골고루 들어 있는데 특히 단백질과 칼슘이 많이 들어 있다.

냉이를 한의학에서는 이질이나 설사, 출혈을 멎게 하는 약으로 많이 쓴다. 자궁 출혈이나 토혈, 폐결핵으로 인한 각혈, 치질로 인한 출혈 등에는 냉이 80~100그램을 물로 달여서 마시거나 약성이 남게 검게 태워서 먹으면 효험이 있다.

냉이는 눈을 밝게 하는 데 매우 좋다. 줄기와 뿌리를 달여서 차 마시듯이 오래 먹으면 눈이 밝아지고 눈병에 잘 걸리지도 않는다. 익상취편(翼狀翠片)이라고 하여 눈꼬리 부분에 군살이 생기는 데에는 냉이를 곱게 가루 내어 눈에 넣어 주면 좋다. 눈이 까칠하고 통증이 약간 생기지만 며칠 지나면 통증이 없어지고 군살이 삭아 없어진다. 눈이 빨갛게 충혈되고 아프며 꺼칠꺼칠한 느낌이 들 때에는 냉이를 짓찧은 다음 곱게 걸러서 눈에 한 방울씩 넣으면 효과를 볼 수 있다.

소변에 피가 섞여 나오거나 우윳빛으로 나올 때에는 냉이 600그램을 물로 달여서 하루 서너 번에 나누어 2~3개월 복용한다. 대개 일주일쯤 지나면 소변 빛깔이 맑아지기 시작하여 한두 달이면 치유가 가능하다.

약초 관찰 코스

창녕 시외버스 터미널에서 적교행 버스를 타고 회룡 마을에서 하차한다.
07:00부터 19:30까지 40분 간격으로 운행한다. 요금은 700원이고, 10분 정도 소요된다. 회룡 마을에서 둔터, 토평, 노동, 가마골, 소목의 경로로 우포늪을 한 바퀴 돌면서 약초를 관찰할 수 있다. 적교 외에 소목으로 가도 좋다.
소목행 버스는 창녕읍에서 이방행 버스를 타면 된다. 아침 6시부터 오후 7시 30분까지 한 시간 간격으로 운행되며 소목까지는 30분이 소요된다. 소목에서 시작되는 코스인 경우 소목, 가마골, 노동, 토평, 둔터로 가면서 약초를 관찰할 수 있다.

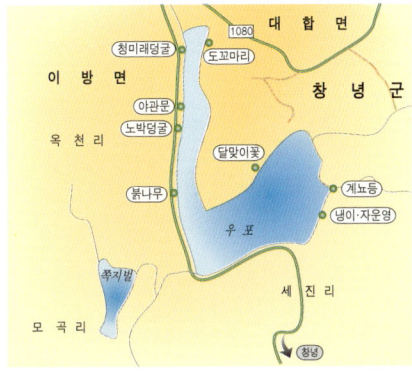

문의 : 창녕 시외버스 터미널(055-533-4000)
　　　연신버스(055-533-4221)
　　　창녕군청 문화관광과(055-530-2241)

반 달 모 양 푸 른 호 수 의 그 윽 함
오천 운제산

| 하수오 | 위령선 | 해방풍 |

운제산

위치 : 경상북도 포항시 남구 오천읍 항사리

운제산은 높이가 얼마 되지 않고 산세도 고만고만하지만 조망의 즐거움이 어느 유명산 못지 않게 특별한 곳이다. 산자락을 휘돌아 굽이치는 산중호수, 물길이 드나드는 호수 가장자리에 천년 빛으로 우뚝 선 고찰과 암자, 시집갈 날을 받아 둔 처녀의 가슴처럼 설레며 출렁이는 동해 바다 등이 한 폭의 수묵화처럼 그윽하고 고즈넉하다.

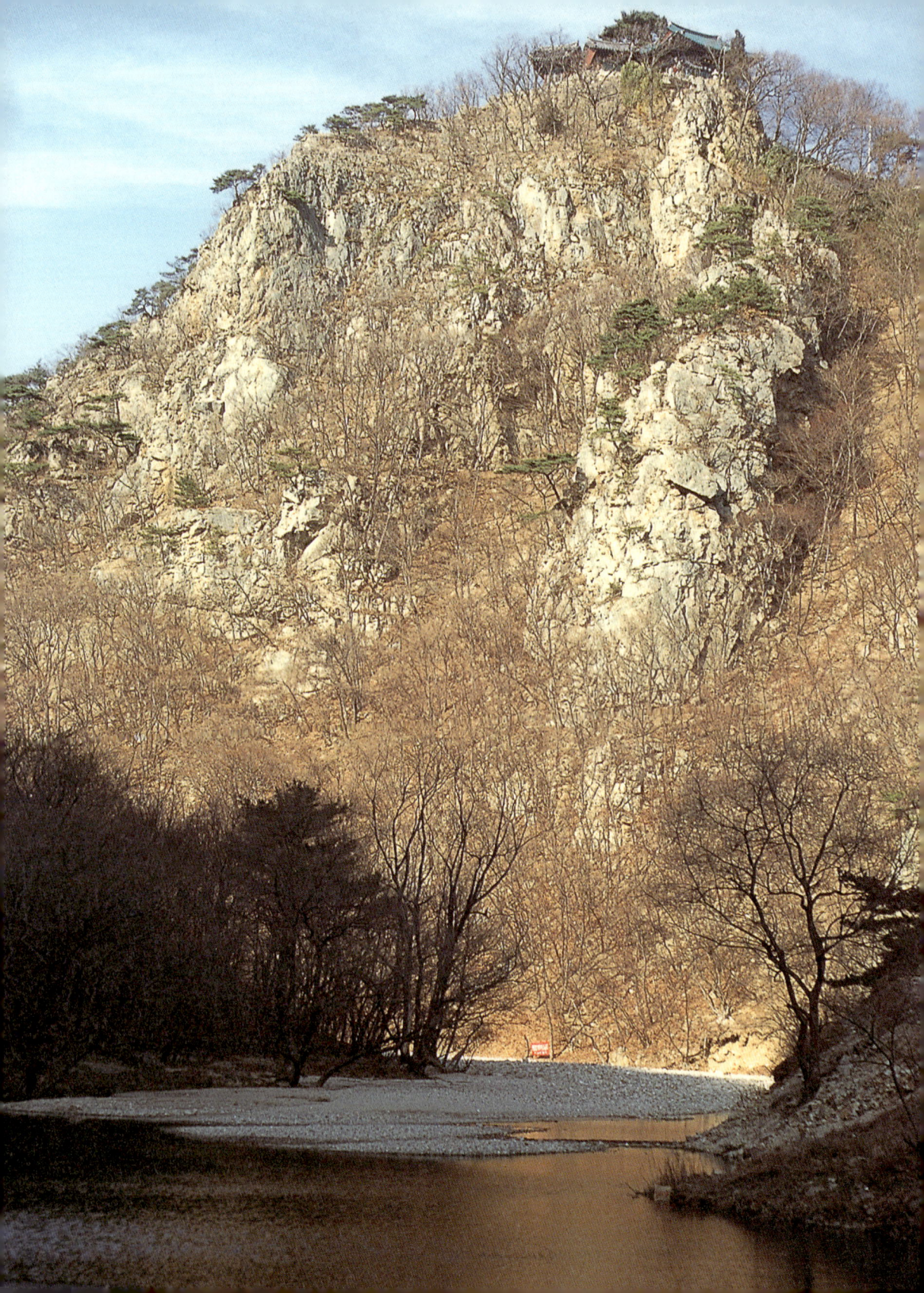

산속에 반달 모양으로 휘어 들어간 푸른 호수가 있고, 호수의 하얀 물결이 해묵은 숲으로 둘러싸인 절간의 돌 축대에 부딪혀 철썩거린다. 호수의 양쪽으로는 수백 길을 깎아지른 바위 벼랑. 벼랑 틈에는 기묘하게 뒤틀린 늙은 소나무들이 바위를 부둥켜안고 춤을 추는 듯하고, 까마득한 꼭대기 한 켠에 작은 암자가 날아갈 듯 매달려 있다. 산과 호수와 숲, 그리고 고색창연한 절간 건물들이 완벽하게 조화를 이룬 한 폭의 산수화 속에 들어와 있는 듯한 느낌을 주는 곳이 바로 운제산 오어사(吾魚寺) 일대의 경치다.

일연 스님이 쓴 《삼국유사》에 운제산 오어사의 유래에 대한 재미있는 이야기가 실려 있다.

혜공 스님이 늘그막에 항사사(恒沙寺)에 머무르고 있을 때, 원효 스님이 불경에 대한 책을 저술하면서 여러 번 혜공 스님한테 와서 묻기도 하고 담론도 나누고 서로 농담을 하면서 즐기기도 했다. 어느 날, 혜공과 원효가 개울가에서 물고기와 새우를 잡아먹고 돌 위에 똥을 누었다. 혜공이 원효가 눈 똥을 가리키며 익살을 부렸다.

"네가 눈 똥은 내가 잡은 고기다."

그 뒤로 항사사라고 부르던 절 이름을 '나 오(吾)' 자에 '고기 어(魚)' 자를 써서 오어사라고 불렀다. 혜공 스님은 늘 조그마한 절에 기거하면서 늘 미친 사람처럼 행동을 했고, 술에 취하면 삼태기를 걸머지고 저잣거리에서 노래하고 춤추기를 예사로 하니 사람들이 그를 삼태기 화상이라 불렀다고 한다. 그는 물속에 들어갔다가 나와도 옷이 젖지 않는 등 신령스런 행적이 많았으며 마지막에 허공에 떠 있는 채로 입적했다고 한다.

《삼국유사》에는 숱하게 많은 절 이름들이 나오지만, 지금까지 남아 있는 절은 이 오어사 말고 다섯 손가락에 꼽을 정도밖에 되지 않는다. 이곳 자장암 부근의 바위들은 수행을 하기에 매우 좋은 곳이다.

　옛날, 이곳에서 원효, 자장, 의상, 혜공 이 네 스님이 수행을 하다가 먼저 의상이 한 소식을 얻어 떠났고, 혜공은 갖가지 이적을 남기다가 공중에서 죽었으며, 원효와 자장은 각각 원효암과 자장암에 떨어져 살면서 보고 싶으면 바람과 구름을 타고 산을 넘어 다니며 만났다고 한다. 후세에 원효대사와 자장율사가 구름을 사다리 삼아 타고 다닌 곳이라 하여 산 이름을 운제산이라고 불렀다. 원효암과 자장암은 서로 1킬로미터쯤 떨어진 곳에 있다.

산삼과 견줄 만한 선약 하수오

　원효암 뒤로 운제산을 오르면서 약초를 관찰했다. 어느 산인들 약초 없는 산이 있으며 어떤 풀인들 약초 아닌 것이 있으랴. 하물며 도통한 스님들이 수도하던 산이니 발에 채이는 솔뿌리 하나라도 영험하지 않은 것이 있겠는가.

　산으로 오르는 오솔길 옆에는 쥐똥 같은 열매가 달린 남정목, 껍질을 물에 담그면 물이 푸르게 되는 쇠물푸레나무, 태우면 재가 노랗게 되는 노린재나무, 줄기 가운데 노랗게 박힌 심이 국수 같은 국수나무, 오리나무 사촌인 물갬나무 같은 것들이 눈에 띄었고, 자장암 부근의 험한 바위 벼랑에는 부처님의 손길처럼 자비로운 약효를 지니고 있다는 부처손과 고사리 무리들이 빽빽이 붙어 있었다. 그 아래 골짜기에는 술독을 푸는 호깨나무, 약효가 번개처럼 빠르게 나타난다는 위령선, 소의 무릎을 닮아 무릎을 튼튼하게 하는 효과가 있다는 쇠무릎지기 같은 것들이 흔했다. 그러나 운제산에서의 제일 큰 수확은 자장암 아래 골짜기에서 수십 년 묵은 하수오를 여러 뿌리 캔 것이라고 할 수 있겠다.

하수오는 옛날부터 산삼과 견줄 만한 영약(靈藥)으로 알려져 있다. 하수오를 먹고 신선이 되었다거나 수백 년을 살았다거나 또는 하수오가 동자의 모습으로 둔갑하기도 한다는 얘기가 전해 온다.

하수오는 우리말로 큰조롱 또는 은조롱이라고 하며 황해도나 경상도 지방에서는 새박덩굴이라 부르기도 한다. 여러해살이 덩굴풀로 줄기는 1~3미터쯤 자라고 뿌리는 원기둥 혹은 저울추 모양으로 구슬처럼 이어져 달린다. 뿌리는 겉은 누런 빛이 도는 갈색이고 속은 흰 빛인데 단단하고 약간 특이한 냄새가 난다. 맛은 약간 쓰면서도 떫다. 잘 씹어 보면 밤맛, 고구마맛, 배

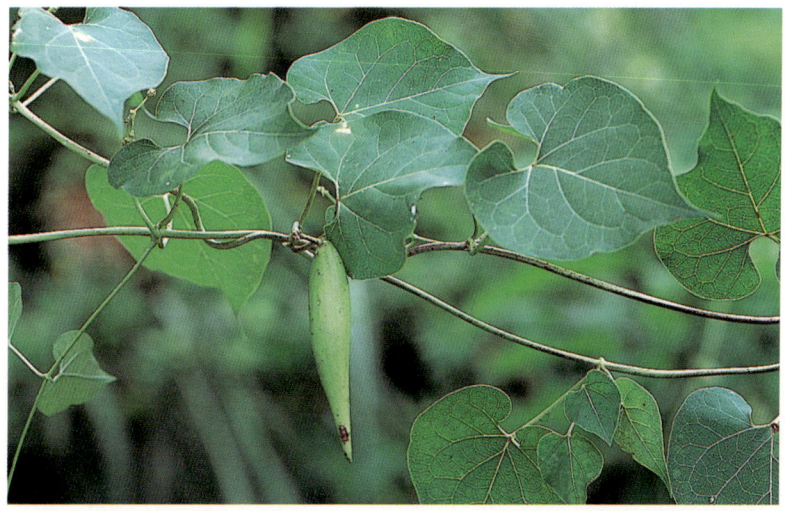

하수오는 우리말로 큰조롱 또는 은조롱이라고 부른다

추뿌리맛이 섞여 있다. 재배한 것은 별로 효과가 없고 반드시 우리 땅에서 자란 야생 하수오라야 좋은 효험이 있다.

하수오는 신장 기능을 튼튼하게 하여 정력을 높이고 머리칼을 검게 하며 오래 살게 하는 약초로 이름이 높다. 간장의 기능을 좋게 하여 피곤함을 없애고, 살결을 곱게 하며, 뼈와 근육을 튼튼하게 한다. 심장을 튼튼하게 하여 신경 쇠약이나 불면증 같은 데에도 효과가 있다. 조혈 작용이 뛰어나 빈혈 치료에도 좋고 여성의 생리 불순, 자궁염, 만성 변비 등에도 두루두루 널리 쓰인다. 중국 사람들은 하수오를 인삼, 구기자와 함께 3대 명약으로 여긴다.

하수오는 약성이 온화하여 쓰임새가 넓다. 피를 토하거나 피를 많이 흘려 뇌빈혈이거나 여성이 아이를 많이 낳아 피가 부족할 때, 갖가지 만성병으로 체력이 약해졌을 때에 좋다. 마음을 안정시키고 머리를 맑게 하므로 신경 쇠약 치료에도 효험이 크다.

또 허리와 무릎을 튼튼하게 하고 신장 기능을 강화시키며 체력을 키워 준다. 오랜 병으로 몸이 약해졌을 때에나 허리와 무릎에 힘이 없을 때, 허리와 무릎이 시리고 아플 때 겨우살이나 속단 등과 같이 쓰면 좋다. 남성의 성 기능 감퇴, 조루, 유정 등에도 효력이 있으며, 여성의 생리 불순을 치료하고 태아를 안정시킨다.

하수오는 부작용 없이 혈압을 낮추고 콜레스테롤이 간에 축적되는 것을 막는 작용을 한다. 콜레스테롤을 낮추는 데 현저한 효능이 있어 한 실험에

옛부터 산삼과 견줄 만한 영약으로 알려진 하수오의 뿌리

따르면 80퍼센트 이상이 효과를 보았다고 한다.

하수오는 희어진 머리칼을 까맣게 하는 데 특효가 있다. 야생 하수오 600그램을 잘게 썰어 좋은 토종꿀 속에 3개월쯤 담가 두었다가 한 번에 양껏 먹

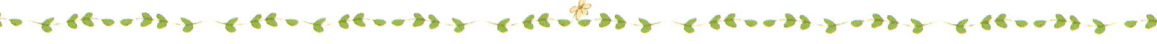

하수오에 얽힌 재미난 전설

하수오라는 이름에 대해서 다음과 같은 전설이 있다.

옛날 중국의 남쪽 지방에 하전아(何田兒)라는 사람이 살았다. 그는 몸이 몹시 허약하여 쉰여덟 살이 되도록 장가도 못 들고 혼자 살았다. 어느 날 집 뒤에 있는 산에 올라갔다가 이상하게 생긴 덩굴을 보았다. 두 그루의 덩굴이 서로 엉켜 마치 사랑을 나누고 있는 것처럼 보였던 것이다. 그는 이 덩굴의 뿌리를 캐어 돌아와서 친구들한테 보였으나 아무도 그것이 무엇인지 몰랐다. 그는 그 뿌리를 옆에 두고 누웠다가 깜박 잠이 들었다.

그런데 꿈속에 머리카락과 수염이 눈처럼 하얀 노인이 나타나서 그를 불렀다.

"전아! 전아!"

그는 대답을 하려고 했지만 말이 나오지 않았다. 우물쭈물하고 있는 사이에 노인이 말했다.

"네가 오늘 산에서 캔 뿌리는 선약(仙藥)이니 정성스럽게 먹도록 하여라."

하전아가 꿈에서 깨어 보니 한밤중이었다. 이상한 꿈이다라고 생각하고 다시 잠이 들었다. 그런데 날이 밝을 때까지 같은 꿈을 세 번이나 꾸었다. 예사 꿈이 아니라고 생각한 그는 그 뿌리를 절구에 찧어서 가루 내어 먹었다. 한 달쯤을 먹고 나니 몸에 기운이 나고 머리가 맑아졌다. 다시 산에 올라가 그 덩굴의 뿌리를 많이 캐서 가루로 만들어 두고 1년을 더 먹었다. 그랬더니 허약하던 몸이 무쇠처럼 튼튼해지고 기운이 세졌다. 나이는 예순 살이 다 됐지만 머리카락이 까맣게 되고 얼굴이 젊은이같이 바뀌어 보는 사람마다 이상하게 여겼다.

그는 예순 살에 아내를 맞아 아들을 낳고 이름을 연수라고 지었다. 연수가 자라 어른이 되었을 때 그는 아들한테 그 신기한 약초 뿌리를 가르쳐 주었다. 세 식구는 산에 올라가 그 덩굴의 뿌리를 캐서 말려 가루 내어 날마다 열심히 먹었다. 아들 연수는 100살이 넘었는데도 머리카락이 까마귀처럼 검었고 하전아는 160살까지 살았다. 연수가 130살이 넘어도 머리칼이 까맣다고 하여 사람들은 그를 하수오(何首烏)라 불렀다. 그의 성이 하씨이고 머리칼이 까마귀같이 까맣다는 뜻이다. 그 뒤로 사람들은 이들이 먹던 약초 뿌리를 하수오라고 불렀다.

는다. 먹고 나면 대개 약효에 취해 쓰러져 몇 시간쯤 잠을 자게 되는데 이틀이나 사흘 동안 자는 사람도 있다. 깨어 나면 몸이 가벼워지고 힘이 솟으며 오래 지나지 않아 머리칼이 까맣게 자라 나온다. 이 방법으로 흰 머리칼이 까마귀처럼 된 사람이 적지 않다.

번개처럼 통증 멎게 하는 위령선

운제산에는 위령선이 흔하다. 특히 계곡에는 수십 년을 묵어 줄기가 팔뚝만큼 굵은 것도 꽤 많다. 위령선은 너무 흔해 사람들이 외면하고 있지만 잘 활용하면 관절염과 신경통, 근육통, 중풍 등에 신통한 효험이 있는 약초다.

위령선은 미나리아재비과에 딸린 여러해살이 덩굴식물로 우리말로는 사위질빵이라고 부른다. 줄기와 뿌리를 약으로 쓰며 비슷한 식물인 으아리나 할미밀빵을 위령선 대신 쓰기도 한다. 걸음을 걷지 못하던 사람이 아침에 먹고 저녁에 걸어다닐 수 있게 되었다고 할 만큼 약효가 빨리 나타나는 것으로 유명하다.

위령선 대신에 으아리를 쓰기도 한다

위령선은 신경통, 안면 신경 마비, 중풍, 편두통, 근육 마비, 류머티즘 관절염, 허리가 아픈 데, 통풍, 손발이 마비된 데 등에 두루 효험이 좋다. 특히 몸속의 바람기를 내보내고 습기를 없애며 경락을 통하게 하고 통증을 멎게 하는 작용이 매우 빠르다. 신경통과 관절염, 요통, 타박상 등에 접골목과 함께 쓰면 효과가 더욱 빠르다. 이뇨 작용도 뛰어나 신장염으로 인한 부종에

위령선에 얽힌 재미난 이야기

옛날 중국의 하남성 복우산에 한 금실 좋은 부부가 살았다. 어느 날 남편이 늦도록 일을 하고 나서 술을 마시고 돌아오다가 집 앞의 돌계단에 누워 잠이 들었다. 아내가 늦게 마중을 나오다가 남편을 발견하고 깨웠는데 이미 남편은 중풍을 맞아 팔다리를 움직이지 못했다. 아내는 의원을 모셔 와서 치료를 받게 하고 10년 동안 정성스럽게 간호를 했지만 남편의 병은 더 심해져서 혼자서는 돌아눕지도 못할 지경이 되었다. 아내는 남편의 병을 고칠 수 있는 방법을 찾던 끝에 남편이 누운 침대를 사람이 많이 다니는 큰길가에 내놓고 옆에 앉아서 큰소리로 외쳤다.
"이 사람의 병을 고쳐 주십시오."
지나가던 사람이 모두 걸음을 멈추고 돌아보며 혀를 끌끌 찼다. 그렇게 열흘이 지났을 때 지팡이를 짚고 보따리를 둘러 맨 한 노인이 지나가다가 걸음을 멈추고 말했다.

"이 사람의 병은 풍습으로 인한 중풍인데 내가 고칠 수 있소."
노인은 산으로 가서 어떤 덩굴의 뿌리를 캐서 술에 담갔다가 끓여 환자한테 먹이고, 또 가루를 내어 식초와 반죽하여 관절을 싸매 주었다. 며칠 안 되어 환자는 팔다리를 움직이기 시작하고 몇 달 뒤에는 지팡이를 짚고 걸어다닐 수 있게 되었다.
남편의 병을 고치고 나서 노인이 떠나려고 할 때 아내가 말했다.
"어르신네, 남편의 병을 고쳐 주셔서 고맙습니다. 이 신기한 약초의 이름을 가르쳐 주십시오."
"이 약초는 본래 이름이 없으니 위령선이라 부르도록 하십시오. 위(威)는 강하다는 뜻이고, 영선(靈仙)은 효력이 신선과 같이 영험하다는 뜻이지요."
그리하여 이 풀에 위령선이라는 이름이 붙여지게 되었다고 한다.

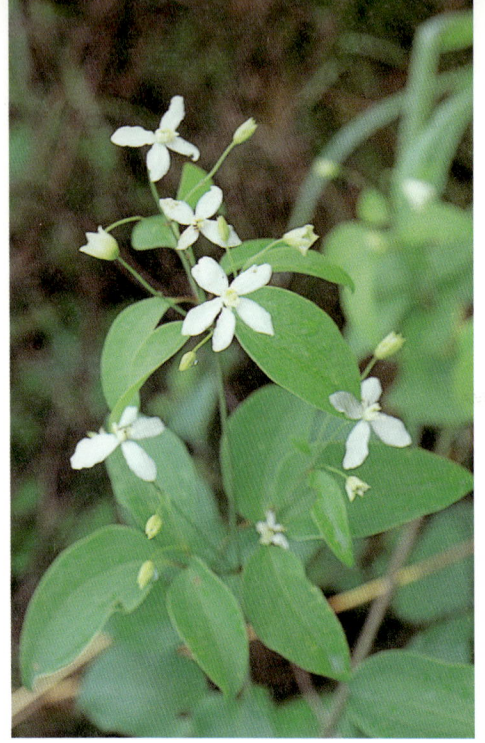
위령선은 너무 흔해서 외면당하지만 관절염과 신경통 등에 신통한 효험이 있다

도 잘 듣는다. 그러나 독성이 약간 있으므로 한꺼번에 너무 많은 양을 쓰면 안 된다.

　얼마 전에 어떤 사람이 약재 봉지를 들고 그 약재의 이름이 무엇인지 알고 싶다고 찾아왔다. 어느 한의원에서 요통, 관절염에 특효약이라고 해서 한 근에 30만 원을 주고 사서 달여 먹어 보았더니 효과는 좋았다는 것이다. 그런데 값이 너무 비싸서 더 싼값에 구할 수 있는 방법이 없겠냐는 것이었다. 봉지를 열어 보니 잘게 썬 위령선이었다. 그것을 달여서 먹고 아픈 것이 나았으니 결코 비싸다고 할 수 없지 않겠냐고 하여 돌려보냈다.

해방풍 막걸리로 중풍을 고친 사연

　이튿날 아침, 대륙을 향해 포효하는 호랑이 생김새를 한 우리나라 땅에서 그 꼬리 끝 부분이라고 할 수 있는 구룡반도에서 약초를 관찰했다. 무릇 호랑이를 비롯한 네 발 달린 뭇 짐승들은 그 꼬리 부분에 엄청난 힘이 감추어져 있게 마련이니, 이 땅의 꼬리 끝 부분에도 무언가 특별한 기운이 숨겨져 있지 않겠으며, 그 기운을 모아들인 신령한 약초가 자라고 있지 않겠는가.

구룡반도의 끝은 온통 수십 길을 깎아지른 바위 벼랑 천지였다. 마치 용의 몸통처럼 줄기가 구부러진 해송과 올곧은 시누대가 시원스럽게 자란 바닷가 절벽에, 수십 년 묵어 팔뚝만큼 굵은 뿌리가 드러난 해방풍(海防風)이 눈향나무, 보리장나무 같은 것들과 함께 무리를 지어 자라고 있었다. 모진 추위와 세찬 바람 속에서도 잎이 파랗게 살아 있는 것이 신기했다.

해방풍은 이름 그대로 중풍을 막아 주고 기침과 가래를 없애는 데 탁월한 효력이 있는 약초로, 예로부터 바로 이곳 구룡반도의 바위 벼랑에서 소금기를 머금은 세찬 바닷바람을 맞으며 자란 것이 단연 약효가 으뜸인 것으로 비밀리에 전해 왔다.

해방풍은 미나리과에 딸린 여러해살이풀로 바닷가 부근의 모래밭이나 바위 절벽에 붙어서 자란다. 겨울철에도 잎이 시들지 않으며 갯방풍 또는 빈방풍이라고도 하며 잎이나 뿌리를 나물로 무쳐서 먹기도 한다. 높이 30~40센티미터쯤 자라는 여러해살이풀로 잎은 두 번 세 개로 갈라지며 쪽잎은 타원형이다. 전체에서 특이한 향기가 나며 여름철에 흰색의 작은 꽃이 모여서 피고 가을에 날개가 붙은 타원형의 납작한 열매가 달린다.

해방풍을 술로 담가서 먹으면 오래된 중풍을 고칠 수 있다. 여기에 대해서는 다음과 같은 실화가 있다. 20년쯤 전에 제주도에 살던 어떤 사람이 중풍으로 쓰러져 3년 동안을 사지가 마비되어 움직이지 못했다. 사방으로 치료 방법을 찾던 중에 한 이웃 사람이 옛날 의원 노릇을 하던 할아버지가 가르쳐 준 처방이라면서 한의학에서 보약으로 흔히 쓰는 십전대보탕(十全大補湯)을 달인 물에 해방풍 달인 물을 합쳐서 막걸리를 담가 먹으면 효험을 볼 것이라고 했다. 그는 사람을 시켜 해방풍을 캐오게 하여 막걸리를 담가서 날마다 취할 만큼 마셨다. 과연 해방풍 막걸리는 마비된 몸을 푸는 데 뛰어난 효험이 있어서 몇 달 지나지 않아 중풍이 깨끗하게 나았다.

해방풍으로 담근 막걸리는 맛이 기막히게 좋았고 취하도록 마셔도 숙취가 없었으며, 해방풍 막걸리를 마시고 나서 다른 술을 마시면 이상하게도 술이 말끔하게 깨는 것이었다. 이 막걸리는 중풍뿐만 아니라 기침, 기관지염, 폐결핵, 심장병, 관절염, 요통, 신경통 등에도 두루 좋은 효험이 있었다. 그는 이웃의 몇몇 중풍 환자와 기침 환자를 이 막걸리로 고쳐 주었다. 얼마 지나지 않아 그는 명의로 소문이 나고 환자들이 몰려들었다.

해방풍을 다른 이름으로 북사삼(北沙蔘)이라고도 한다. 한의학에서 흔히 쓰는 방풍이라는 것이 있는데 이것은 해방풍과는 전혀 다른 식물이다. 방풍은 한의학에서 두통, 중풍, 감기, 뼈마디가 아픈 데, 땀이 나게 하는 데 등에 널리 쓰며 해방풍보다 약효가 형편없이 낮다.

전라남도 강진군의 한적한 농촌 마을에 은거하는 민간 의학자 김명식 옹은 정신병, 긴질, 폐암, 불임증, 관절염, 중풍, 소아마비, 나병 등을 약초를 써서 귀신같이 고치는 숨은 명의다. 그는 중풍, 무릎관절염, 나병 등을 치료할 때 반드시 해방풍을 쓴다. 그러나 해방풍은 재배하는 곳도 없고 자생하는 것도 드물어 구하기가 상당히 어렵다고 했다. 그는 옛 의학책에 방풍으로 적혀 있는 것은 모두 해방풍을 쓰는 것이 옳다고 주장한다. 방풍을 쓰면 별 효과가 없지만 해방풍을 쓰면 틀림없이 효과가 있기 때문이라는 것이다.

해방풍 뿌리는 폐를 튼튼하게 하는 데 특효가 있다. 폐결핵, 폐염, 기관지염, 가래, 기침 등 모든 호흡기 질병에 뛰어난 효력을 발휘한다. 감기로 인해 열이 날 때, 머리가 아플 때, 구안와사로 얼굴 한쪽이 마비되었을 때 등

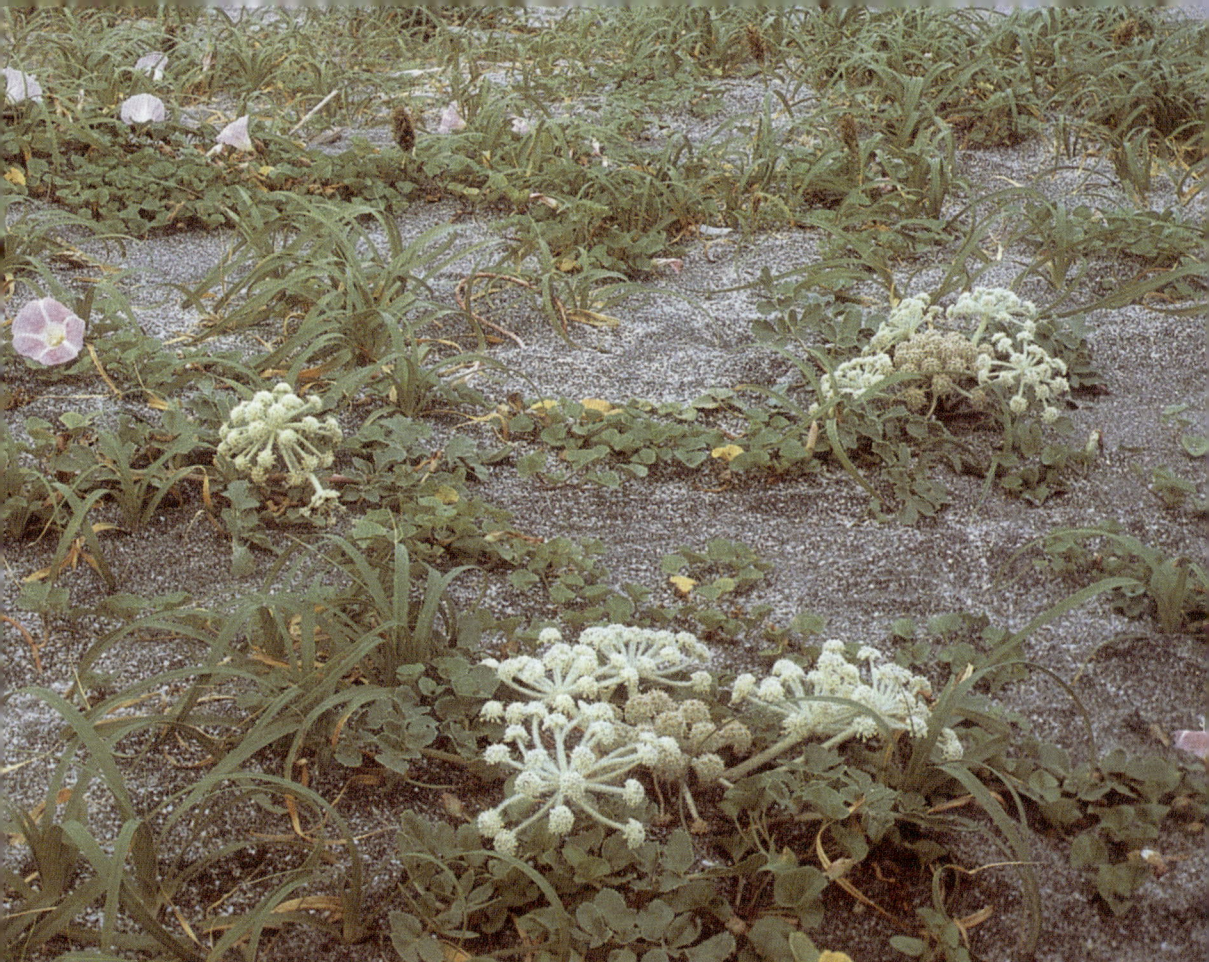

해방풍은 소금기 머금은 세찬 바닷바람을 맞고 자란 것이 약효가 뛰어나다

에도 효과가 좋다. 가을이나 겨울철에 뿌리를 캐서 대나무 칼로 겉껍질을 벗겨 말린 다음 잘게 썰어 불에 살짝 볶아서 약으로 쓴다. 이것을 하루 30그램쯤을 물 1.8리터에 넣고 물이 반으로 줄어들 때까지 달여서 하루 세 번에 나누어 마신다. 폐결핵이나 기관지염에 꾸준히 마시면 틀림없이 큰 효험을 볼 수 있다. 안면 신경 마비나 가벼운 중풍도 오래 마시면 반드시 풀린다.

　우리 땅의 동쪽 끝 바위 벼랑에서 날마다 아침 첫 햇살을 한아름 받으며 자라는 해방풍은 하늘이 우리 겨레한테 준 또 하나의 신령한 보물이다.

약초 관찰 코스

포항 시외버스 터미널 앞에서 시내버스 300번이 10~15분 간격으로 운행된다. 요금은 700원이며 한 시간 정도가 소요된다. 터미널과 한 시간 정도 떨어진 오천읍 구 종점에도 차편이 있다. 오전은 06 : 05, 07 : 20, 09 : 30, 10 : 15, 10 : 50, 12 : 10, 12 : 50이 있고, 오후는 14 : 40, 16 : 00, 17 : 00, 18 : 00, 19 : 40, 20 : 30에 운행한다. 요금은 동일하며 시간은 20~25분 정도가 소요된다. 오천읍에서 오어사로 들어가서 그 주변과 운제산 기슭의 원효암, 의상암 주변에서 약초를 관찰할 수 있다.

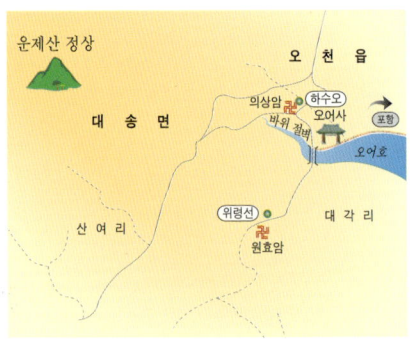

문의 : 서원여객 문덕영업소(054-278-0320)

포항 시외버스터미널 앞에서 200번 버스를 타면 된다. 05 : 30부터 22 : 50까지 10~15분 간격으로 운행되며 요금은 1,350원이고 50분 정도가 소요된다. 구룡포에서 하차하여 다무포 주변에서 약초를 관찰할 수 있다. 조금 더 지나 장기곶과 노적암을 거쳐 구룡소암 일대의 바위 절벽 부근에서 약초를 관찰할 수 있다.

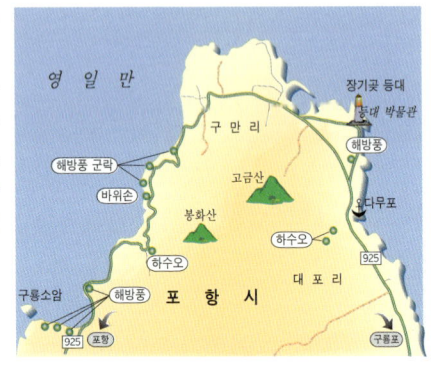

문의 : 서원여객 양정영업소(054-251-7202)

작지만 쉽게 범접치 못할 명산

봉화 청량산

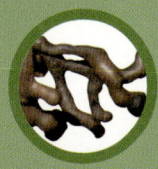

| 초오 | 부처손 | 호깨나무 | 생강나무 |

청량산(해발 878미터)

위치 : 경상북도 봉화군 명호면 북곡리

자연 경관이 수려하여 옛부터 소금강이라 전해지는 명산으로서 태백산에서부터 시작되는 낙동강 줄기가 절벽을 감아돌아 절경을 빚어내고 있으며, 신선이 내려와 바둑을 두었다는 신선대와 선녀가 가무유희를 즐겼다는 선녀봉을 비롯하여 12봉의 기암괴석으로 이루어져 있다. 또한 신라 시대부터 근세에 이르기까지 김생, 퇴계 이황 등 선현들이 수도를 하던 유불선교 발상지로도 널리 알려져 있다.

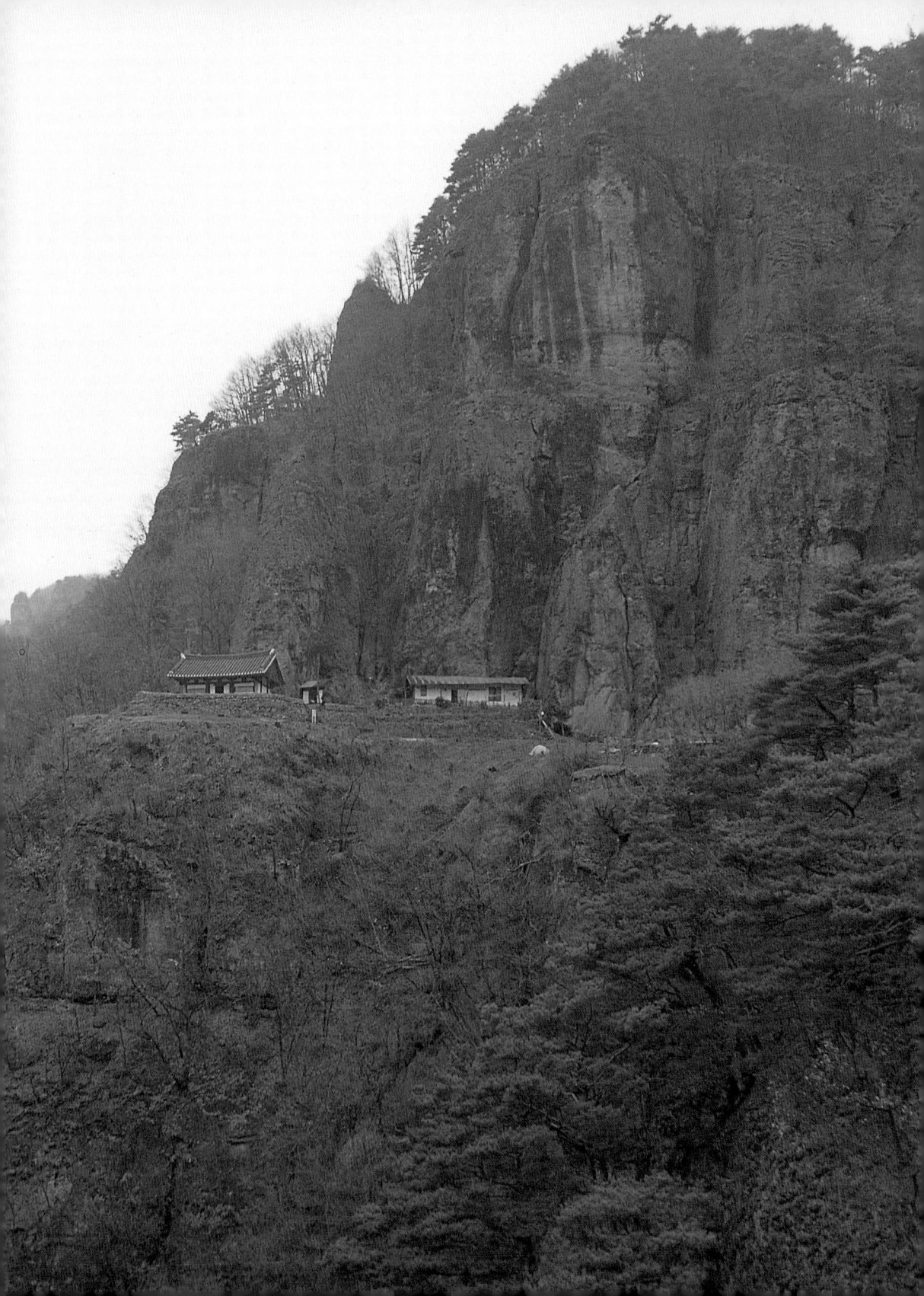

"**해동** 여러 산 중에 웅장하기는 두류산이고 청절하기는 금강산이며 기이한 명승지는 박연폭포와 가야산 골짜기다. 그러나 단정하면서도 엄숙하고 밝으면서도 깨끗하여, 비록 작기는 하지만 가까이 할 수 없는 것은 바로 청량산이다."

신재 주세붕이 기행문 《청량산록》에서 청량산을 예찬한 말이다. 그보다 여섯 살 아래이며 동방의 주자로 부르는 퇴계 이황도 다음과 같은 시를 남겼다.

"청량산 육육봉을 아는 이 나와 백구 백구야 헌사하랴. 못 믿을 손 도화로다. 도화와 떠지지 마라 어주자 알까 하노라."

경북 봉화군 명호면과 재산면, 안동군 도산면과 예안면 사이에 숨어 있는 청량산은 주왕산, 마이산과 함께 우리나라 3대 기악의 하나로 꼽히는 명산이다. 규모는 크지 않지만 수성암질의 기이한 산봉우리와 층암 절벽이 첩첩이 쌓여 있고 낙락장송과 기화요초(琪花瑤草)가 바위 틈에 무성하여 다른 어느 곳에서도 볼 수 없는 특이한 풍경을 이룬다.

이 산에는 장인봉, 의상봉, 선학봉, 자란봉, 자소봉 등 36봉우리가 있고 원효대, 반야대, 만월대, 자비대 등 열 군데가 넘는 대가 있으며, 원효굴, 의상굴, 반야굴 등 열 개가 넘는 동굴 그리고 수십 개의 절터가 있다.

청량산은 경치가 수려할 뿐만 아니라 산삼이나 자초 같은 약초가 많아 약초꾼들이 많이 찾아오는 산이기도 하다. 대개 바위가 많은 산은 약초가 많이 자라지 않는 편이지만 청량산은 흙이 기름지고 토심이 깊어 약초와 산나물이 많다. 수십 년 전 청량산을 관통하는 찻길이 나기 전에는 오솔길 옆으로 머루와 다래 덩굴이 우거져 가을철이면 길 위에 머루, 다래, 오미자 같은 것들이 수북이 떨어져 쌓여도 줍는 사람이 없었다.

보약의 으뜸이자 사약의 으뜸, 초오

　청량산성이 있는 축융봉 골짜기를 더듬어 올라가며 약초를 관찰하기로 했다. 이곳은 청량산에서 제일 흙이 많고 바위 절벽이 적어 다니기가 쉬운 골짜기다. 개울 옆으로 초오와 천남성, 앉은부채 같은 독초가 많고 해묵은 다래덩굴들이 길을 덮었다. 골짜기에 들어서면서 제일 먼저 만난 초오를 한 뿌리 캐서 반쯤을 먹었다. 금방 입 안이 얼얼하고 화끈해진다. 같이 간 일행들이 깜짝 놀란다. 초오는 옛날 임금이 죄를 지은 신하를 죽일 때 달여 먹이기도 한 독초가 아닌가.

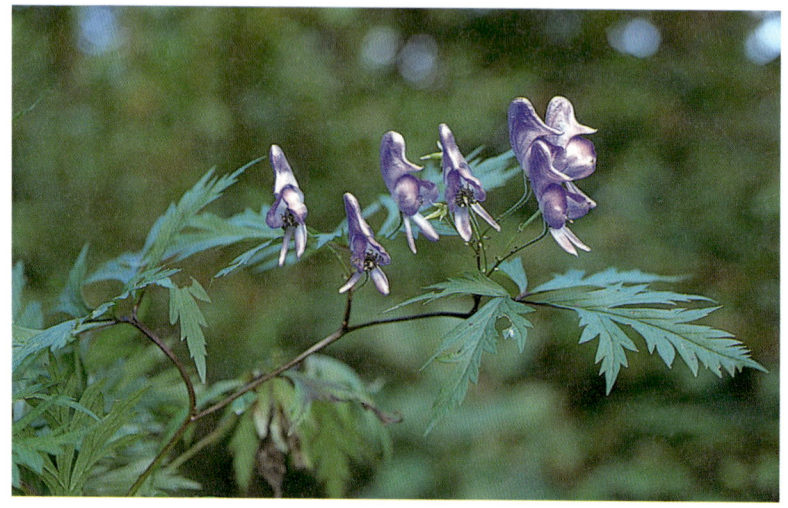

초오는 독초이기도 하지만 몸을 따뜻하게 하고 힘나게 하는 좋은 약초이기도 하다

그러나 초오는 독초이기도 하지만 몸을 따뜻하게 하고 힘이 나게 하는 데 좋은 약초이기도 하다. 신경통, 관절염, 중풍, 당뇨병, 냉증 등에도 효험이 크다. 초오를 많이 먹으면 중독되어 목숨을 잃을 수도 있지만 조금씩 먹으면 기운이 세어지고 뱃속이 더워지며 위와 장, 간, 신장이 튼튼해진다.

산속에서 무술 수련을 하거나 정신 수련을 하는 사람들은 흔히 초오를 캐서 조금씩 먹는다. 여덟 살 때부터 열아홉 살 때까지 13년 동안 산속에 사는 도인한테 택견을 배운 박성호 씨는 산에 다닐 때 수시로 초오를 캐서 먹는다고 했다. 처음에는 한 뿌리의 3분의 1쯤부터 시작하여 차츰 양을 늘려 나가는데 습관이 되면 한 번에 서너 뿌리도 먹을 수 있다고 했다. 모르는 사람은 아예 입에 대지 않거나 먹더라도 5분의 1이나 3분의 1뿌리쯤 먹는 것이 안전하다. 얼마 전에 태백산에서 빈속에 초오 한 뿌리를 먹고 중독되어 서너 시간 동안 사경을 헤맨 적이 있다. 팔다리가 뻣뻣해지고 눈앞이 하얗게 되어 앞이 전혀 보이지 않으며 식은땀이 나고 한기가 들며 맥박이 1분에 30회까지 떨어졌다. 초오에 중독되었을 때에는 검정콩과 감초를 진하게 달여서 먹거나 잔대 뿌리 또는 청미래덩굴 뿌리를 달여서 먹으면 풀린다. 검정콩이나 감초를 구하기 어려우면 흑설탕을 진하게 끓여서 한 잔 마시면 된다.

초오는 당뇨병에도 효험이 크다. 초오 한 뿌리에 물 18리터쯤 붓고 13리터 정도가 되게 달여서 식힌 다음 그 물을 하루에 1.8리터씩 마신다. 초오 달인 물은 반드시 차갑게 식혀서 마셔야 한다. 뜨거울 때 마시면 중독되어 목숨을 잃을 수도 있다. 제주도에 사는 민간 의사 김병성 할아버지는 초오를 써서 당뇨병을 치료하는 데 큰 효과를 본 사람이 많다고 했다.

1만 년을 사는 장생불사초 부처손

길옆 절벽에 부처손이 게딱지처럼 더덕더덕 붙어 있다. 부처손은 그 생태가 기이한 식물이다. 험한 절벽 흙 한 줌도 없는 바위에 붙어 자라는 것도 신기하거니와, 가물 때에는 잎이 오그라들어 죽어 있다가 비가 오기만 하면 금방 파랗게 살아나는 끈질긴 생명력에는 감탄하지 않을 수 없다. 1,000년 동안 말라죽어 있던 것도 물을 뿌려 주기만 하면 30분도 안 되어 새파랗게 살아나니 이 식물한테는 죽음과 삶의 경계가 어디에 있는 것일까. 나무 중에 오래 사는 것은 3,000년이나 5,000년을 사는 것이 있다고 하지만 부처손이야말로 세상에서 가장 오래 사는 식물이라고 할 수 있을 것이다. 몇천 년이 아니라 몇만 년까지라도 죽었다가 살아났다가를 반복할 수 있을 것이니 무한정의 수명을 지녔다고 할 수 있지 않겠는가. 부처손을 다른 말로 장생불사초 또는 회양초라고도 한다. 둘 다 영영 죽지 않고 죽었다가 다시 살아나는 풀이라는 뜻에서 붙은 이름이다. 권백 또는 시측백이라는 이름도 있는데 이것은 파랗게 살아 있을 때의 잎 모양이 측백나무를 닮았으며 말라죽었을 때의 모양이 마치 주먹을 쥐고 있는 것과 같다고 해서 붙은 이름이다.

부처손은 그 이름대로 부처님의 자비로운 손길과 같은 효력을 지닌 약초다. 마음을 편안하게 하고 혈액 순환이 잘 되게 하며 피나는 것을 멈추게 하고 기침을 멎게 한다. 독이 없고 오래 복용하면 병 없이 오래 살게 된다고 한다. 부처손은 특히 여성들에게 좋은 약초다. 자궁 출혈이나 생리 불순, 생리통 등에 달여 먹으면 효험이 크고 치질이나 장출혈, 탈항, 피오줌 등에도 좋다. 특히 몸을 따뜻하게 하는 효과가 있어서 여성이 자궁이 차서 임신이

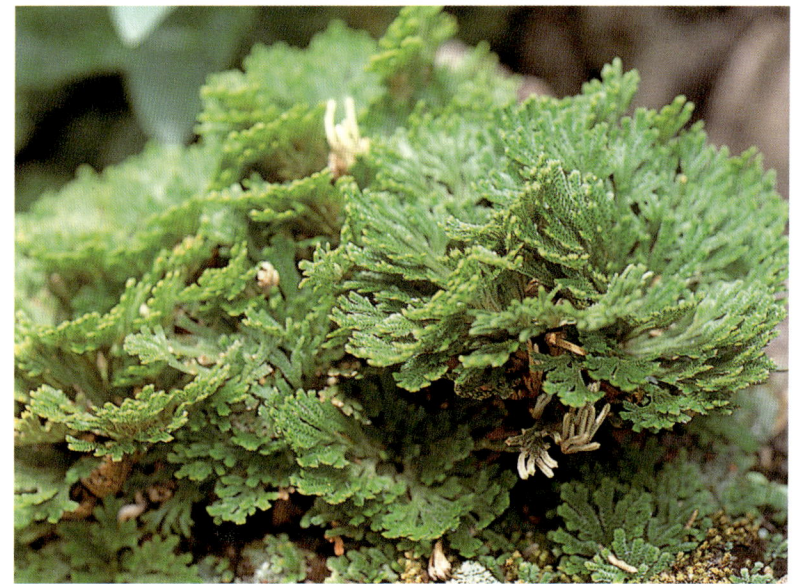
부처손은 이름대로 부처님의 자비로운 손길과 같은 효력을 지닌 약초다

되지 않는 데에도 효험이 크다.

　부처손은 항암 효과가 가장 뛰어난 약초 중의 하나다. 폐암, 피부암, 간암, 유방암, 자궁암, 위암, 장암 등에 효험이 있는데 정상세포는 손상하지 않으면서 암세포만을 죽이거나 억제하는 작용을 해서 수술이나 방사선 치료, 항암 치료의 부작용을 막는 데에 좋다. 변산에 사는 친구의 아버지가 위암에 걸려서 병원에서 3개월 이상 살지 못할 것이라는 판정을 받은 적이 있었다. 나는 그 친구에게 변산 지방에서 흔히 구할 수 있는 부처손을 따서 달여 먹으라고 했다. 친구의 아버지는 부처손과 꾸지뽕나무, 광나무를 달여서 차처럼 3개월 동안 마셨고, 그 결과 몸이 매우 좋아졌다. 2개월 더 복용한 뒤 병원에 가서 진단을 받아 보았더니 암이 완전히 없어졌다는 판정이 나왔

부처손으로 질병을 치료하는 방법

① 만성 간염

부처손과 마타리 뿌리를 가루 내어 어른은 하루 6그램, 어린이는 3그램씩 먹는다. 황달은 10~30일에 없어지고 식욕 부진, 소화 장애는 20일쯤 지나면 없어진다. 지오티, 지피티 수치도 20~60일 사이에 정상으로 된다. 치료율은 90퍼센트 이상이다.

② 화농성 피부병

부처손 잎을 깨끗하게 씻어 물기를 없앤 다음 즙을 낸다. 여기에 분가루를 약간 넣고 연고로 만들어 하루 두세 번씩 농이나 고름이 생긴 부위에 바른다. 화농균을 죽이는 작용이 있으므로 수포나 농양이 터졌을 때 바르면 효과가 좋다.

③ 피부 가려움증, 습진

부처손, 밤나무꽃, 황백, 소태나무, 들깨 각 100그램을 가루 내어 바셀린에 섞어서 약한 불에 두 시간 동안 끓인 다음 거른다. 여과지에 천을 적셔 하루 한 번 아픈 부위에 바른다. 20일 동안 치료하면 거의 낫는다.
1~2일 안에 나아지기 시작하여 10일쯤 지나면 뚜렷하게 호전된다. 10세 이하의 어린이한테 특히 효과가 빠르고 머리, 얼굴, 음부의 습진이 특히 잘 나았다. 거의 100퍼센트 치유된다.

④ 항문 습진

가을에 따서 말린 박의 속살과 부처손을 같은 양으로 섞어서 깔때기 모양으로 만든 통에 넣고 불을 붙인 다음 그 연기를 습진이 생긴 부위에 쐰다. 이때 화상을 입지 않도록 주의해야 한다. 항문 주위의 가려움증이 1~2일 만에 사라지기 시작하고 4~5일 만에 모두 없어진다. 항문 주위가 조이는 느낌, 따끔거리는 느낌 등이 남는데 10~15일 뒤에는 분비물이 멎고 딱지가 생기며 모든 증상이 없어진다.

⑤ 두드러기, 피부 가려움증

부처손을 진하게 달여 농축한 것과 가루를 섞어 알약으로 만들어 서너 알씩 하루에 세 번 먹는다. 1~2일 만에 효과가 나타나기 시작한다. 처음에는 두드러기가 없어지고 차츰 가려움증이 사라진다. 10일이면 치유되고, 90퍼센트쯤 효과가 있다.

⑥ 간질

부처손 30그램, 세신 1그램, 사간 0.6그램, 물푸레나무 껍질 5그램, 산사 은방울잎 각 2그램에 물 500밀리리터를 붓고 약한 불로 서너 시간 달여서 100밀리리터가 되게 한 후, 걸러서 하루에 세 번 밥 먹고 30분 뒤에 먹는다. 처음에는 권백 15그램, 사간 0.5그램, 물푸레 껍질 3그램, 산사 1그램, 은방울잎 1그램으로 하다가 차츰 양을 늘려 2주일 뒤에는 양을 배로 늘린다. 어린이는 어른의 반을 쓴다.
어린 나이에 발병하여 오랫동안 치료를 했으나 별로 효과를 보지 못한 환자들한테 효과가 있다. 3개월에서 1년 6개월 동안 치료하면 70퍼센트 이상이 치유되거나 호전된다. 부작용은 일체 없다.

⑦ 습진

권백 10그램, 유황 5그램, 고백반 5그램을 모두 가루 내어 잘 섞은 다음 모빌유 100그램에 넣고 잘 저어서 약으로 쓴다. 이 기름을 붓 같은 것으로 찍어서 습진 부위에 바른다. 하루 두 번 바르며 어린이의 습진에 거의 100퍼센트 효과가 있다. 1~2일에 가려움증이 멎고 7일 만에 염증이 사라지며 딱지가 떨어진다.

다. 변산뿐만 아니라 청량산에서도 부처손이 많이 자란다. 그러나 험한 바위에 붙어 있으니 채취하기가 쉽지 않다. 나뭇가지를 잡으며 바위를 타고 올라가서 손으로 잡아당겨 보았으나 잘 뽑히지 않는다. 괭이로 뿌리에 붙은 흙을 파내면서 잡아당기니 여러 포기가 한꺼번에 딸려 나온다. 이렇게 좋은 암 치료약을 내버려두고 수많은 암 환자들이 고통받으며 죽어 가고 있다는 사실이 안타까울 따름이다.

술을 물이 되게 하는 호깨나무

개울가에서 직경 20센티미터쯤 되어 보이는 호깨나무를 만났다. 그런데 아직 잎이 나오지 않았다. 죽은 것인 줄 알고 가지를 꺾어 보았더니 살아 있다. 호깨나무는 대추나무와 함께 잎이 제일 늦게 나오는 나무 중의 하나다.

호깨나무는 갈매나무과에 딸린 큰키나무다. 키는 15미터 지름 1.5미터까지 자라고, 잎 모양이 산뽕나무를 닮았다. 6~7월에 꽃이 피어 10~11월에 열매가 익는다. 열매 모양이 특이하여 사람들의 눈을 끈다. 열매와 같이 붙은 과경이 마치 닭의 발이나 산호를 닮았으며 따서 먹으면 달콤한 맛이 난

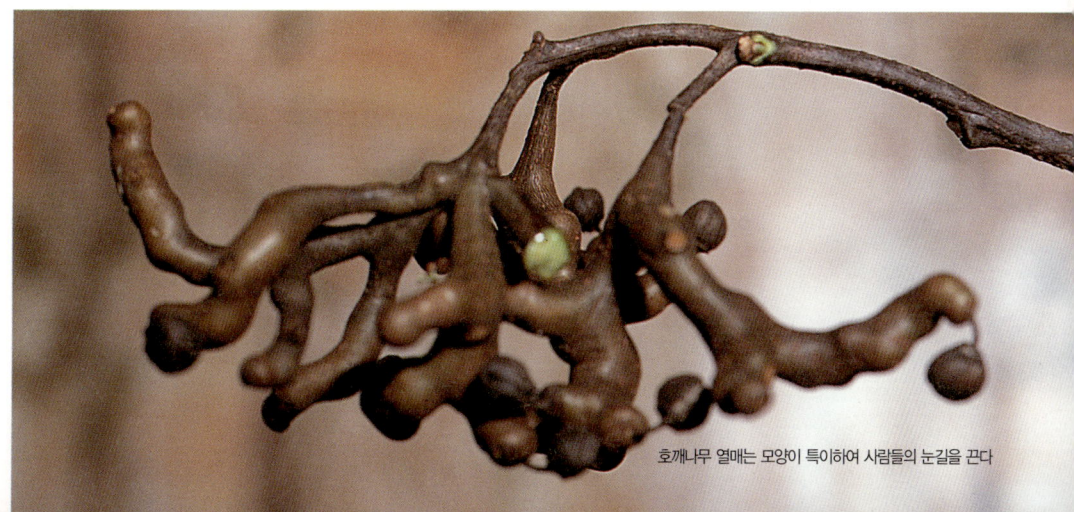

호깨나무 열매는 모양이 특이하여 사람들의 눈길을 끈다

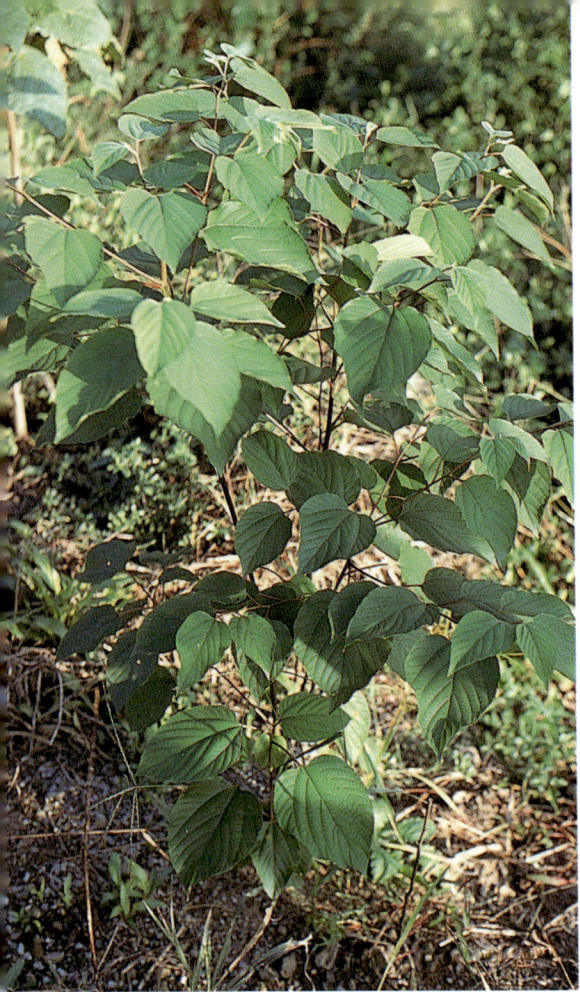

호깨나무를 달여 마시면 술이 금방 깨고 숙취가 없다

다. 씨앗은 멧대추와 비슷하다. 백석목, 헛개나무, 목산호, 현포리 등의 여러 이름이 있다.

호깨나무에 대해서는 중국의 의학책에 기록이 있다. 호깨나무는 술독을 푸는 데 으뜸가는 약으로 적혀 있는데 실제로도 술독을 풀고 간 기능을 회복시키는 데 불가사의한 효능이 있다. 호깨나무의 효능에 대한 재미있는 이야기들이 많다.

옛날 어떤 사람이 호깨나무로 집을 수리하다가 실수로 나무토막 하나를 술독에 빠뜨렸더니 술이 곧 물이 되었다고 했으며, 어떤 사람이 30년 동안 술을 마셔서 중병에 걸려 다 죽게 되었으나 호깨나무 열매를 달여서 먹고 나았다고 하였고, 호깨나무를 집 안에 심어 두기만 해도 그 집 안에서는 술이 익지 않는다는 얘기도 있다. 기록에 따르면, 중국 송나라의 시인 소동파는 술을 평생 동안 마셔 소갈병으로 다 죽게 되어 어떤 약을 써도 효과가 없었는데 호깨나무 열매를 달여 먹었더니 곧 나았다고 한다.

호깨나무 열매나 잎, 잔가지 등을 달여서 마시면 술에 취한 사람이 금방 깨어나고 숙취가 없다. 술을 마시기 전에 호깨나무 차를 한 잔 마시면 술을 얼마든지 마셔도 취하지 않는다. 뿐만 아니라 술로 인해 간이나 대장, 위, 뇌 같은 것이 나빠진 것을 치료하는 데 뛰어난 효능을 지닌 나무다. 술로 인한 간염이나 지방간, 간경화증 등에 효험이 크고 소변이 잘 안 나오는 데, 치질, 갖가지 염증, 식중독 등에도 효과가 있다.

청량산에는 수백 년 묵은 호깨나무가 꽤 여러 그루 있는데, 축융봉 일대와 청량사로 올라가는 길옆에 수백 년 된 것이 있고 김생굴과 어풍대 근처에 작은 것이 몇 그루 있다.

산후풍 특효약 생강나무

약초 관찰도 하고 조금씩 채취하기도 하면서 두 시간쯤 올라가니 옛날 마을이 있었던 듯한 데가 나왔다. 해묵은 배나무 몇 그루와 무너진 돌담이 있고 제멋대로 자란 뽕나무가 무성하다. 개울 옆으로 잎 모양이 산삼과 꼭 같은 오갈피나무들이 숲을 이루었다. 옛말에 다섯 수레의 황금을 한 포기 오갈피나무와 바꾸지 않겠다는 말이 있을 정도로 오갈피나무는 온몸을 튼튼하게 하는 보약으로 이름이 높다. 오갈피나무를 오래 복용하면 추위와 더위를 타지 않고, 높은 산이나 깊은 바닷속 같은 극한 환경 속에서 견디어 내는 힘이 몹시 세어진다고 한다. 폐허가 된 집터에서 한 시간쯤 쉬면서 무릇, 나리, 마, 도꼬마리 같은 것을 몇 뿌리 채취했다.

거기서 10분쯤 골짜기를 따라 오르다가 길이 끊기는 바람에 가까워 보이는 산꼭대기로 무작정 비탈을 타고 올랐다. 가파른 비탈에 찔레나무와 두릅

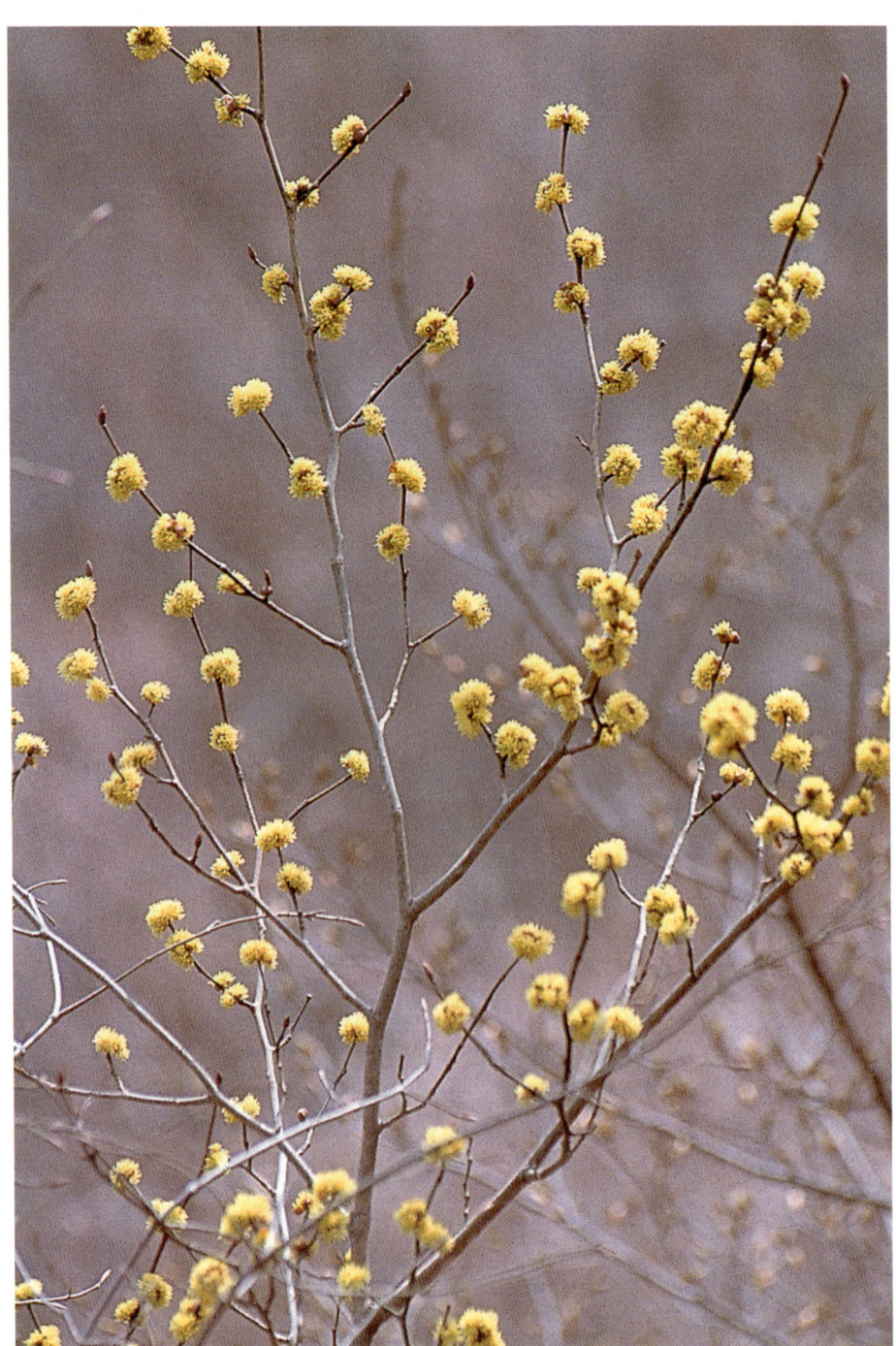
생강나무는 산후풍 치료에 최고의 약이다

나무 같은 가시나무들이 무성하여 몸 여기저기가 마구 긁혔다. 꼭대기 가까이까지 올라간 곳에서 더덕 냄새가 코를 찔러 일행들이 모두 주변을 뒤져 더덕을 캤다. 잠깐 사이에 캐서 모은 더덕이 50여 뿌리나 되었다. 나중에 점심을 먹으면서 그것을 고추장에 찍어 먹었는데 향이 일품이었다. 모두 더덕잎 하나 버리지 않고 다 먹어치웠다. 먹을 수 있을 것이라는 생각은 하고 있었지만 먹어 보기는 처음이었다. 당귀 잎과 바디나물 잎, 생강나무 잎을 몇 장씩 따서 쌈을 싸서 먹어 보기도 했는데 특히 생강나무의 톡 쏘는 듯한 맛이 일품이었다. 일행들이 모두 생강나무 잎을 쌈 재료로 개발했으면 좋겠다고 한마디씩 했다.

생강나무는 이른 봄철에 샛노랗게 피는 꽃도 좋지만 잎이나 잔가지를 달여서 차로 마시면 몸이 따뜻해지고 뼈와 근육이 튼튼해진다. 특히 여성이 아이를 낳고 나서 몸조리를 잘 못해서 생기는 병인 산후풍에 특효가 있다.

생강나무 50~80그램을 물에 넣어 물이 절반이 될 때까지 약 한 시간 정도 달여 하루 두세 번에 나누어 먹는다. 5일쯤 뒤부터 복통, 추웠다 더웠다 하는 것, 식은땀, 두통, 찬물에 손을 담그지 못하는 증상 등이 없어지기 시작하여 한두 달이면 대개 치

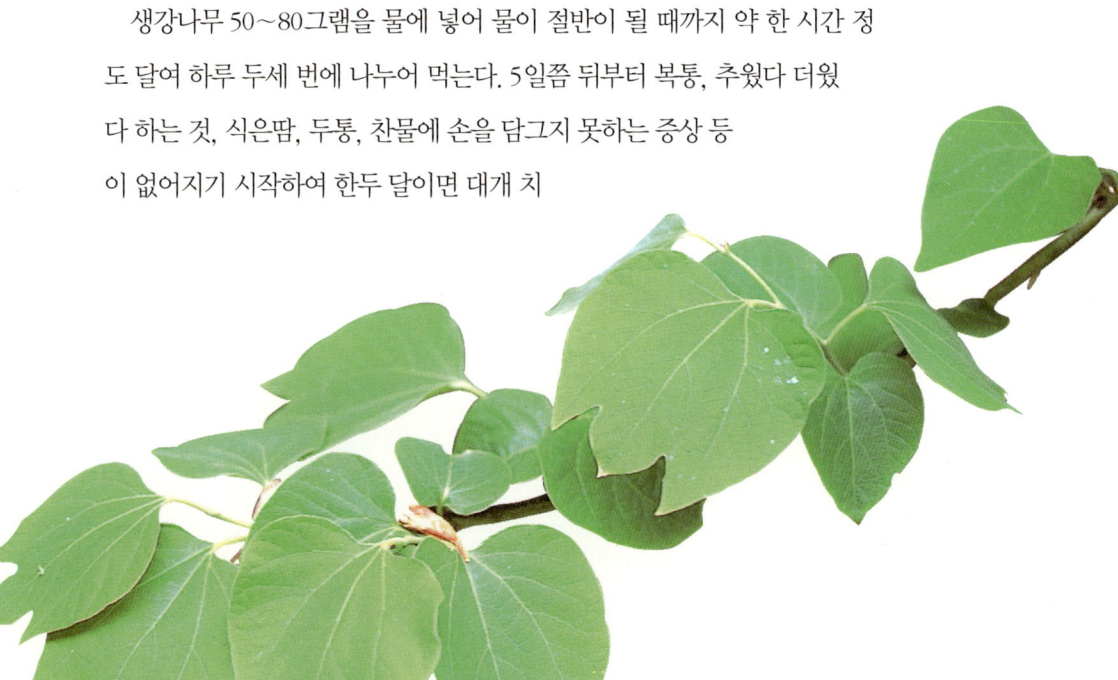

생강나무는 꽃도 좋지만 잎이나 잔가지를 달여 마시면
몸이 따뜻해지고 뼈와 근육이 튼튼해진다

유된다. 생강나무는 특히 머리에 찬바람이 들어오는 것 같은 느낌이 있으며 온몸의 관절이 아프고 찬물에 손을 넣지 못하고 갈증이 심해서 찬물을 많이 마시는 증상이 있는 사람한테 효과가 좋다. 기력이 쇠약할 때에는 메추리알을 날것으로 한 번에 다섯 개씩 하루 세 번 밥 먹기 전에 먹으면서 생강나무를 달여 먹으면 효과가 더 빠르다. 메추리알은 단백질이 많은 식품일 뿐만 아니라 비타민 B, E를 비롯한 여러 가지 미량 원소가 많이 들어 있다. 메추리알과 생강나무는 산후풍 치료에 최고의 약이고 식품이다.

약초 관찰 코스

봉화 시외버스 터미널에서 남면리행 버스를 타면 된다. 시간은 08:15, 11:40, 14:40, 17:10이고, 요금은 3,200원이며 한 시간 정도 소요된다. 남면리에서 물티재를 지난 축융봉 골싸기에서 약초를 관찰할 수 있다.

문의 : 봉화 시외버스 터미널(054-673-4400)
　　　봉화군청 문화관광과(054-679-6394)

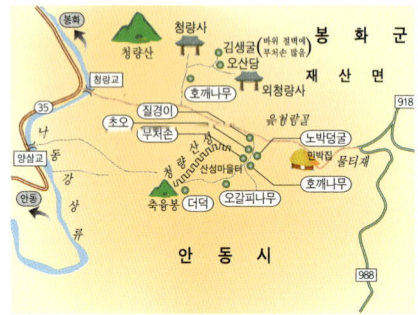

금 광 의 기 억 이 서 린

봉화 삼동산

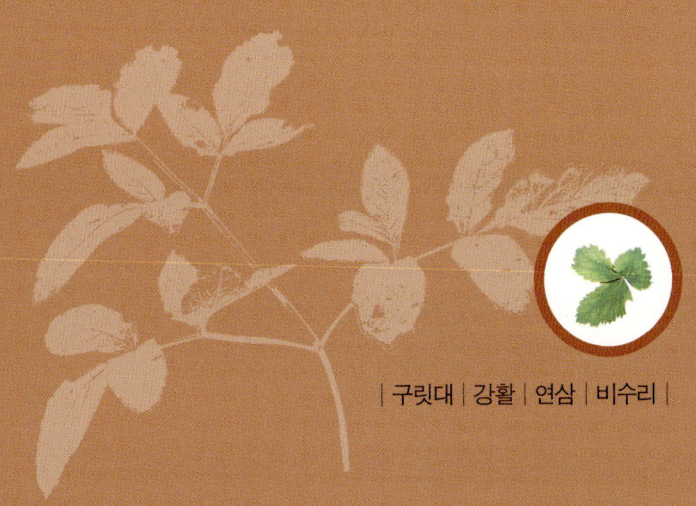

| 구릿대 | 강활 | 연삼 | 비수리 |

삼동산(해발 1,178미터)

위치 : 경상북도 봉화군 명호면 북곡리

산능선을 경계로 경상도와 강원도로 갈라진다. 현재 고랭지 채소밭이 경작되고 있으며 하루 두세 번의 완행 버스만이 다녔던, 산촌민들의 숱한 애환을 품은 삼동산 마흔아홉 구비도 이제 그 기능을 다한 듯 하다.

경상북도 봉화군 춘양면과 강원도 영월군 하장면 사이에 있는 삼동산은 우리나라에서 손꼽히는 오지 중 하나다. 이 산 언저리에 있는 금정 광산에서 금덩이가 무진장 쏟아져 나오는 바람에 일제 시대에는 수만 명이 흥청거렸던 곳이지만 50년이 넘는 세월은 모든 것을 고스란히 원시로 되돌려 놓았다. 금정 광산의 전체 금 매장량이 황소 한 마리만큼이라면 아직 그 뒷다리 하나만큼도 못 캐냈다고 할 만큼 엄청난 양의 금이 남아 있다고 하지만 굴 속에 물이 가득 차 있어서 아무도 들어가 볼 엄두를 못 내고 있으며, 70년

전에 일본인들이 울창한 소나무를 베어 나르기 위해 만든 찻길 70리가 오늘날까지 옛 모습 그대로 고스란히 남아 있다. 아마 70년 전에 만든 찻길로 옛 정취가 고스란히 남아 있는 유일한 도로일 것이다.

도로를 따라 오르면서 약초를 채취하고 관찰했다. 구릿대, 강활, 갯사상자, 참취 같은 것들이 하얗게 꽃을 피우고 마타리와 시호, 미역취 꽃이 노랗게 수를 놓았다. 물푸레나무, 붉나무, 구룡목, 다릅나무, 등칡, 미역순나무 같은 약나무도 길옆에서 흔히 볼 수 있었다.

간경화 고치는 구릿대와 감기 선약 강활

미나리과에 딸린 식물에 좋은 약초들이 많다. 그러나 미나리과 식물들은 서로 비슷한 것이 많고 또 독성이 있는 것도 많아서 수십 년 동안 약초를 채취한 약초꾼이나 식물 분류학자들까지도 정확하게 구별하기 어려운 것이 적지 않다.

삼동산에서 제일 흔한 미나리과 약초는 백지라고도 부르는 구릿대다. 물 옆이나 습기 많은 땅에서 꽃대가 길게 올라와 꽃이 하얗게 피는 까닭에 누구라도 쉽게 찾을 수 있다. 꽃대가 1~2미터까지 자라고 대나무처럼 속이 비어 있어서 피리나 퉁소를 만들기도 한다. 비슷한 식물로 좁은잎구릿대, 좀좁은잎구릿대 등이 있는데 다 같이 약으로 쓰인다.

꽃대가 올라오지 않은 것의 뿌리를 캐서 약으로 쓴다. 구릿대 뿌리는 통증을 멎게 하고 마음을 안정시키는 데에 좋은 효력이 있는 약초다. 뿌리에 들어 있는 푸로쿠마린 화합물이 진통, 진경 작용을 한다고 밝혀졌는데, 개백지라고도 부르는 좁은잎구릿대에 더 강한 진통 작용이 있

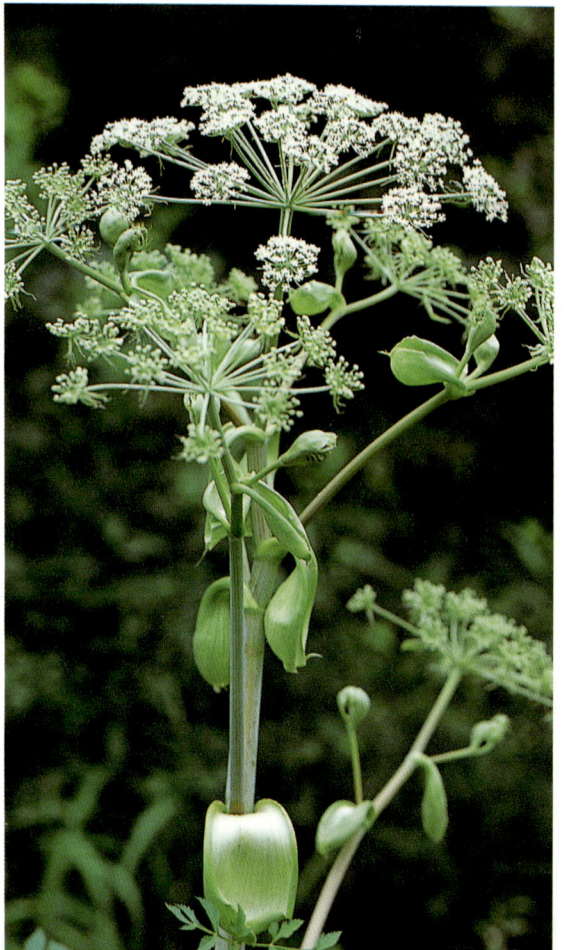

삼동산에서 가장 흔한 약초 중 하나는 백지라 불리는 구릿대다

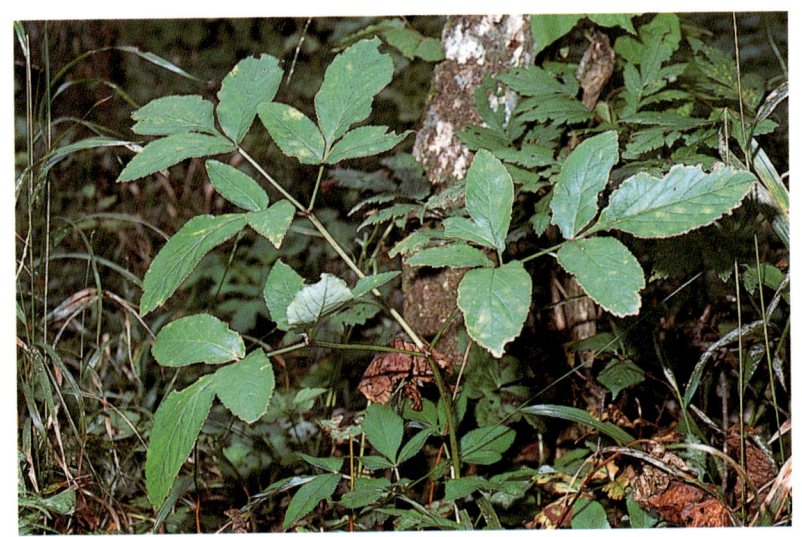

강활은 예로부터 몸 안의 습기를 내보내고 바람을 막는 약으로 널리 쓰였다

다고 한다. 옛날부터 두통이나 감기, 관절염 치료약으로 널리 썼고 출혈을 멎게 하는 약으로도 썼다. 안면 신경 마비, 치통, 산후통, 생리통, 치질, 갖가지 출혈 등에도 사용한다. 특히 바람과 찬 기운으로 인해 생긴 병을 치료하는 데 좋은 효과가 있다.

구릿대 뿌리는 항암 작용도 해서 암 치료약으로도 더러 쓰인다. 특히 유방암에 3~4개월 복용하면 상당한 효력이 있다. 또 간경화증에도 특효약이라고 할 만하다. 구릿대 뿌리 40그램을 날것으로 먹거나 말려서 가루 낸 것 8그램을 설탕물에 풀어서 하루 두 번에 나누어 먹는다. 3~6개월 꾸준히 먹으면 대부분 좋은 효과를 볼 수 있다. 구릿대는 흔해 사람들이 귀하게 여기고 않지만 귀한 약성을 지닌 풀이다.

구릿대와 닮아서 구별하기 어려운 것이 강활이다. 구릿대와 마찬가지로 키가 1~2미터까지 자라고 물가에서 자란다. 구릿대보다 쪽잎이 더 길고 톱니가 있으며 잎꼭지와 줄기가 보랏빛이다. 예로부터 강활은 독활과 함께 마비된 것을 풀고 통증을 멎게 하는 약으로 널리 써왔다. 땀을 잘 나게 하고 혈압을 낮추는 작용도 한다. 관절염으로 뼈마디가 아프거나 신경통으로 통증이 심할 때에는 강활 뿌리, 구릿대 뿌리, 독활 뿌리, 으아리 뿌리를 가루 내어 꿀로 알약을 만들어 먹으면 효과가 좋다. 강활은 예로부터 몸 안의 습기를 내보내고 바람을 막는 약으로 널리 사용해 왔다.

　강활은 맛이 맵고 쓰며 성질은 따뜻하다. 감기나 몸살, 두통, 중풍으로 말을 못 하는 증상, 뼈마디가 시큰시큰 쑤시고 아플 때, 손발이 마비되었을 때 가루 내어 먹거나 달여서 먹는다. 강활은 유행성 감기가 아닌 일반 감기에 선약이다. 땀을 잘 나게 하고 피부에 있는 독을 발산시켜 밖으로 내보내는 작용을 하기 때문이다. 감기 몸살로 오슬오슬 춥고 열이 나며 뼈마디가 쑤시고 아플 때 강활 10~20그램을 물로 달여서 복용하고 땀을 푹 내면 씻은 듯이 낫는다.

　감기나 몸살에 빨리 땀을 내려고 하면 강활, 방풍, 세신, 창출, 천궁, 백지, 생지황, 황금, 감초를 달여서 먹거나 쌀죽에 넣어 끓여서 먹는다. 이들 약초들에는 모두 땀을 잘 나게 하는 효과가 있다.

　목이 뻣뻣해지고 아파서 고개를 잘 돌리지 못하거나 등이나 허리가 몹시 아플 때에는 강활·독활 각 40그램, 고본·방풍·구운 감초·천궁 각 2그램, 만형자 1.5그램을 물로 달여서 밥 먹기 전에 따뜻하게 데워서 복용하면 효과가 있다.

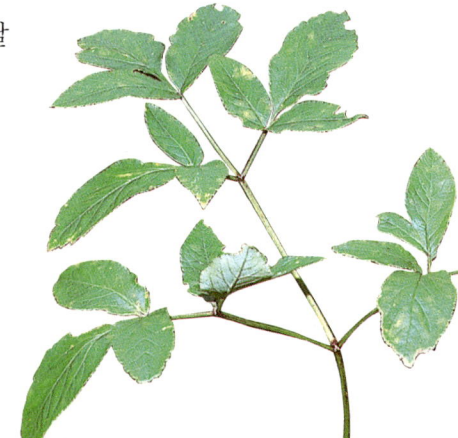

당뇨병을 근치할 수 있는 연삼

미나리과 식물 중에서 약효가 가장 높은 것은 연삼(軟蔘)이다. 연삼이라는 이름은 약초꾼들이 부르는 이름이고 여기서 실제 이름을 밝힐 수는 없다. 이름을 밝히면 수많은 사람이 달려들어 마구잡이로 채취하여 순식간에 멸종될 위험이 있기 때문이다. 연삼은 잎과 줄기 모양이 당귀를 닮았다. 그러나 연삼도 그 가짓수가 열 가지가 넘고 연삼을 닮은 식물도 열 가지가 넘기 때문에 수십 년 약초를 채취한 전문가도 정확하게 구별하기가 어렵다.

연삼은 당뇨병 치료에 신약이다. 연삼에 몇 가지 약초를 넣어 달여 먹으면 당뇨병이 근본적으로 치유된다. 증상이 몹시 심한 사람도 6개월에서 1년이면 치유가 가능하다. 그러나 인슐린을 오래 쓴 사람은 잘 낫지 않으며 낫는다 할지라도 시간이 더 오래 걸린다. 연삼을 먹으면 당뇨병뿐만 아니라 기운이 나고 혈액이 맑아지며 밥맛이 좋아지고 위와 간, 폐가 튼튼해진다. 산속에서 목이 마르거나 허기가 질 때 연삼을 한두 뿌리 캐먹으면 갈증도 없어지고 배고픈 줄도 모르게 된다. 연삼을 먹고 나서 물을 한 모금 마시면 물맛이 꿀처럼 달게 느껴진다.

연삼은 마음을 진정시키는 효과도 있으며 고혈압, 동맥경화, 관절염, 여성의 생리 불순, 생리통, 냉증, 불임증, 빈혈 등에도 뚜렷한 치료 효과가 있다. 연삼을 잘 활용하면 관절염, 신경통, 당뇨병, 고혈압, 부인병, 간염, 간경화증 등 거의 모든 질병을 고칠 수 있다.

연삼 뿌리를 35도 이상의 증류주에 담가 3~6개월 숙성시킨 연삼주도 그 맛과 향이 각별하다. 혈액 순환을 좋게 하고 기력을 늘리며 혈압을 낮추고

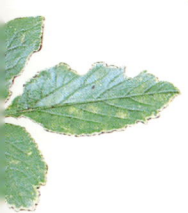

두통을 치료하는 등의 효과가 있다.

한 명의는 서양 의학과 한의학을 모두 섭렵한 뒤에 토종 약초를 오래 연구하여 거의 못 고치는 병이 없는 단계에 이르렀는데 그가 환자 치료에 가장 많이 쓰던 약초가 바로 연삼이었다. 그는 전국의 산을 떠돌며 연삼, 왕삼 등을 캐서 말려 두었다가 가난한 환자들에게 무료로 나누어 주었던 진정한 의사이자 의인(義人)이었다.

그러나 연삼은 희귀한 식물이어서 구하기가 어렵다. 한 사람이 한 달 동안 먹을 양을 채취하려면 너댓 명의 약초꾼이 일주일 동안 캐서 모아야 한다. 연삼은 깊은 산속보다는 낮은 산의 계곡이나 물기 있는 곳에서 잘 자라는데 국토를 마구잡이로 개발하여 파헤치는 바람에 연삼의 자생지가 파괴되고 있다.

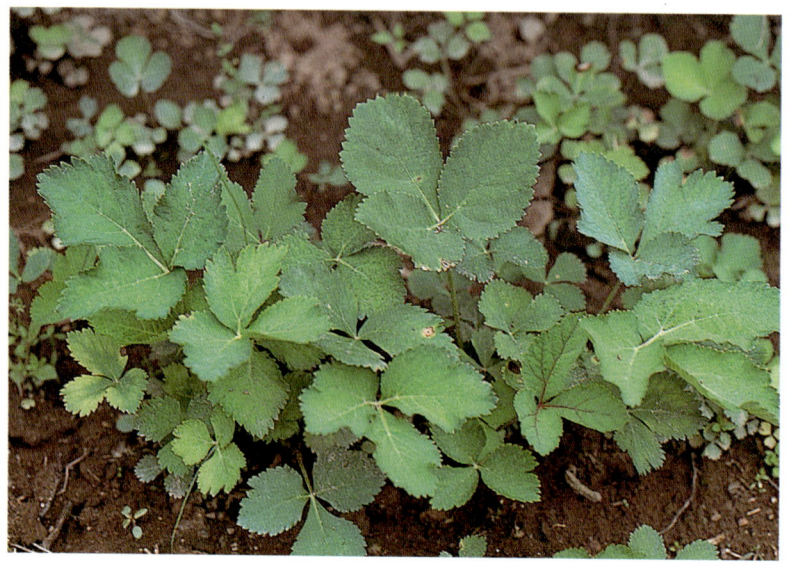

연삼은 희귀한 식물이어서 구하기가 어렵고 국토의 난개발 때문에 자생지가 많이 파괴되었다

이 밖에도 미나리과 식물 중에는 왕삼(王蔘), 정삼(精蔘) 등 산삼을 능가하는 효능을 지니고 있으면서도 세상에 알려지지 않은 희귀 약초들이 많다.

뱀독 푸는 비수리

가을 산에서 제일 위험한 것은 뱀이다. 우리나라에서 뱀한테 물리는 사람은 한 해에 몇천 명이나 되고 목숨을 잃는 사람도 수십 명이나 된다. 세계적으로는 한 해에 수십만 명이 뱀한테 물려 목숨을 잃는데 특히 인도나 스리랑카 같은 나라에서는 뱀에 물려 죽는 사람이 한 해에 3만 명이 넘는다. 우리나라에는 방울뱀이나 코브라처럼 코끼리를 몇 시간 만에 죽일 수 있을 만큼 무서운 독을 지닌 뱀은 없다. 우리나라에서는 살모사와 유혈목이만이 독을 지니고 있는데 특히 살모사한테 물려 목숨을 잃는 사람이 많다.

산에서 뱀한테 물렸을 때에는 비수리를 진하게 달여 먹거나 그늘에서 말려 가루 내어 먹으면 좋다. 잎과 줄기를 짓찧어 물린 상처에 붙이거나, 가루를 물에 풀어서 물린 자리에 붙이는 방법을 같이 쓰면 치료 효과가 더욱 빠르다. 어떤 뱀한테 물렸든지 간에 아무 후유증 없이 고칠 수 있는 최고의 명약이다. 중국에서 코브라와 살모사, 죽엽청사에 물린 수십 명의 사람들을 비수리로 치료하였는데 한 사람도 목숨을 잃지 않고 모두 치유되었다고 한다.

이 풀에는 파충류나 곤충이 싫어하는 냄새가 나서 이 풀 근처에는 뱀, 개구리, 두꺼비, 곤충 같은 것들이 가까이 오지 않는다. 뱀뿐만 아니라 개, 쥐, 고양이에 물린 상처나 벌에 쏘였을 때에도 비수리를 달여 먹으면서 물린 부

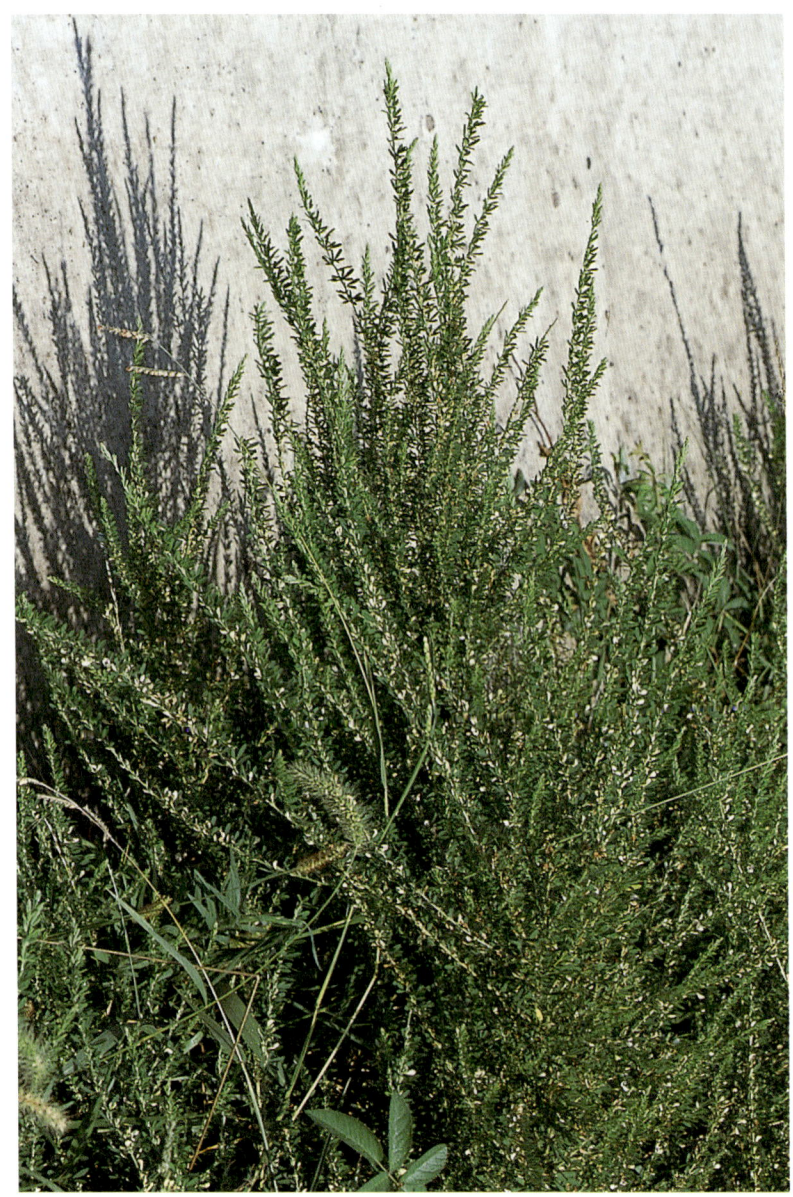

비수리는 뱀독을 푸는 해독제이면서 기관지염과 기침에도 약효가 있다

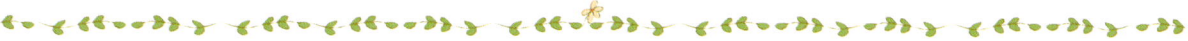

뱀독을 푸는 다른 방법

① 재래종 흰봉숭아와 잔대

뱀한테 물렸을 때에는 흰 꽃이 피는 재래종 봉숭아 씨앗이나 줄기를 물로 달여 먹어도 효과가 있다. 재래종 흰봉숭아에도 파충류나 양서류들이 싫어하는 냄새가 난다. 우리 선조들이 장독대 옆이나 집 울타리에 봉숭아를 심은 까닭은 뱀이나 나쁜 벌레가 집 안으로 들어오지 못하게 하기 위해서였다. 요즘은 재래종 흰봉숭아를 구경하기 어렵게 되었으므로 대신 산속의 물가에 흔히 자라는 물봉선을 써도 된다. 재래종 흰봉숭아는 신장이나 담낭의 결석을 없애고 몸속에 있는 어혈 덩어리를 없애는 데에 뛰어난 효과가 있다.

나물로 흔히 먹는 잔대도 뱀독을 푸는 훌륭한 약초다. 잔대 뿌리를 날로 짓찧어 물린 자리에 붙이고 잔대를 진하게 달여서 마시면, 차츰 부은 것이 내리고 통증이 줄어들며 물린 자리로 시퍼런 물이 흘러나와서 차츰 회복된다. 멧돼지가 뱀한테 물리거나 상처를 입으면 잔대 뿌리를 캐먹고, 호랑이도 사냥꾼의 총에 맞으면 잔대 뿌리를 캐서 먹어 독을 풀고 상처를 치료한다고 한다.

② 명태

우리 선조들이 가장 흔하게 먹던 바닷고기인 명태도 뱀독을 푸는 데 뛰어난 효과가 있다. 마른명태를 진하게 달여서 그 물을 끊임없이 마시거나 명태를 가루 내어 알약처럼 만들어 갖고 다니면서 뱀한테 물렸을 때 더운 물에 풀어서 마신다. 뱀독으로 인해 온몸이 퉁퉁 부어 눈도 보이지 않게 되고 의식을 잃은 사람이 명태국을 먹고 회복된 사례를 여러 번 보았다.

③ 돼지

돼지와 뱀은 서로 상극이라고 한다. 돼지는 뱀을 보기만 하면 잡아먹는다. 그래서 뱀한테 물렸을 때 돼지고기를 많이 먹고 물린 자리에 돼지비계를 붙이는 것도 효과가 있다. 경기도 가평에서 사냥과 약초 채취로 평생을 살아온 엄용수 씨는 팔뚝만한 살모사한테 혈관을 물려 사경을 헤매다가 돼지 뱃속에 들어갔다 나온 덕분에 살아난 사람이다.

뱀한테 혈관을 물리면 뱀독이 혈액을 따라 온몸에 퍼져서 대개 한 시간 안에 목숨을 잃는다. 엄용수 씨는 약초를 캐러 갔다가 살모사한테 손목 혈관을 물렸다. 즉시 손목 위쪽을 묶었으나 2~3분도 지나지 않아 정신이 아뜩하고 눈앞이 보이지 않았다. 비탈을 구르다시피 하여 마을 가까이에 와서 의식을 잃었다. 그때는 이미 뱀독이 온몸에 퍼져 몸 전체가 시퍼렇게 퉁퉁 부어 올라서 얼굴도 알아볼 수 없을 지경이었다고 한다.

의식을 잃고 쓰러져 있는 그를 발견한 동네 어른이 즉시 그 동네에서 키우는 제일 큰 돼지를 잡아 배를 가르게 했다. 배를 갈라 내장을 다 꺼낸 다음 그 속에 온몸이 퉁퉁 부어서 풍선처럼 된 엄용수 씨를 들어가게 한 후 돼지의 배를 꿰맸다. 그는 돼지 뱃속에서 의식을 되찾았다. 온몸이 불에 타듯이 뜨거워 사람 살리라고 소리를 지르니 밖에서 이제 살았다, 조금만 더 참고 있으라는 소리가 들리더라고 했다. 그는 열 시간을 돼지 뱃속에 있다가 나왔다. 돼지 뱃속에서 쪼그리고 있는 동안 답답해서 숨을 제대로 쉴 수가 없는 것은 말할 것도 없고 온몸이 산 채로 화장을 하듯 뜨거워서 불에 타서 죽는 줄 알았다고 했다.

뱃속에서 나오자마자 풍선에서 바람이 빠지듯 부기가 천천히 빠지고 뱀한테 물린 자리를 비롯해서 온몸의 여기저기 피부가 터져 시퍼런 물이 줄줄 흘러내렸다. 일주일 동안 시퍼런 물이 흘러내리더니 차츰 터진 상처가 아물기 시작하여 한 달쯤 뒤에는 기력을 거의 회복하였다. 몸 안에 남아 있는 뱀독을 풀기 위해 그는 잔대를 짓찧어 피부가 터진 곳에 붙이고 한편으로는 물로 달여 계속 복용하였다.

④ 담배

담배도 뱀독을 푸는 데 도움이 된다. 담배를 물에 담가 두면 진한 갈색으로 우러나는데 이것을 작은 병에 담아서 산에 갈 때 몸에 지니고 간다. 뱀한테 물리면 즉시 물린 자리를 칼로 약간 찢어 피를 낸 다음 담배진을 바른다.

⑤ 석웅황

예로부터 뱀독을 푸는 데 최고의 신약으로 알려진 것은 광물성 약재인 석웅황이다. 석웅황은 유황과 비소의 화합물인 유화비소로 맹독을 지니고 있다. 석웅황 100그램을 부드럽게 가루 내어 바셀린 500그램과 잘 섞어 반죽하여 연고처럼 만든다. 독사에 물려 부종이 심하고 피부 표면에 출혈반이 생기며 누르면 통증이 있을 때에는, 통증이 있는 부위를 5퍼센트 요오드팅크 용액으로 소독하고 석웅황 연고를 천에 발라서 될 수 있으면 넓게 붙인다. 격일 또는 일주일에 두세 번씩 바른다. 연고를 붙이고 20~30분이 지나면 투명한 장액성의 황색 삼출물이 흐르기 시작하여 부종이 점차 엷어지고 압통과 통증이 없어지기 시작한다. 그리고 평균 7일 정도 지나면 피부 표면에 주름과 딱지가 생기면서 정상적으로 된다. 뱀에 물린 즉시 치료를 하면 효과가 더욱 빠르며 아무런 부작용도 없다.

위를 달인 물로 씻으면 잘 낫는다.

비수리는 콩과에 딸린 여러해살이풀로, 언뜻 보기에 싸리나무를 닮아 시골 사람들은 싸리나무 대신 빗자루를 만드는 데 사용한다. 길옆이나 저수지의 둑 같은 곳에 무리 지어 자라며 도로를 만들기 위해 산을 깎아 낸 곳에 산사태를 막기 위해 일부러 심기도 한다. 천리 밖에서도 빛이 난다 하여 천리광(千里光)이라고도 부르고, 큰 힘을 나게 한다 하여 대력왕(大力王)이라고도 하며, 뱀을 쫓는다고 하여 사퇴초(蛇退草)라는 이름도 있다.

비수리는 기관지염이나 기관지 천식으로 기침을 심하게 하고 가래가 많이 나오는 데에도 뛰어난 효과가 있다. 양기 부족이나 조루, 음위증을 치료하는 데에도 탁월한 효력을 지니고 있으며 간을 튼튼하게 하고 눈을 밝게 하여 밤눈 어두운 것을 치료한다. 또한 어혈을 없애고 급성 위염이나 위궤양, 설사, 탈항, 타박상, 종기에도 효과가 있다.

약초 관찰 코스

봉화 시외버스 터미널에서 서벽행 버스를 타면 된다. 시간은 06 : 00, 08 : 40, 09 : 35, 10 : 50, 11 : 40, 13 : 30, 14 : 20, 15 : 30, 18 : 20, 18 : 50이다. 요금은 3,300원 내외이며 한 시간이 소요된다. 서벽에서 하금정을 지나 상금정에서 삼동치를 넘어오는 길에 약초를 관찰할 수 있다.

문의 : 봉화 시외버스 터미널(054-673-4400)
　　　봉화군청 문화관광과(054-679-6394)

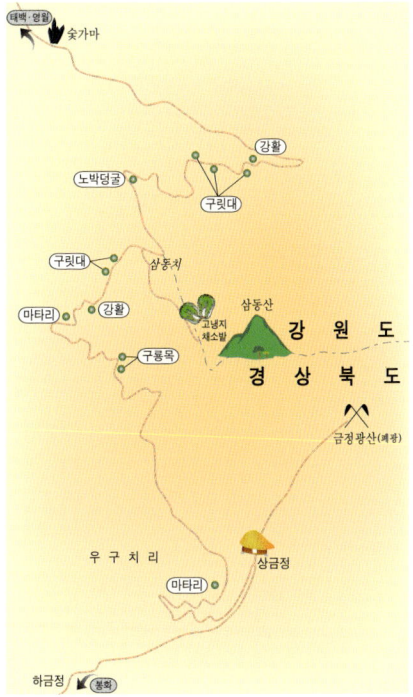

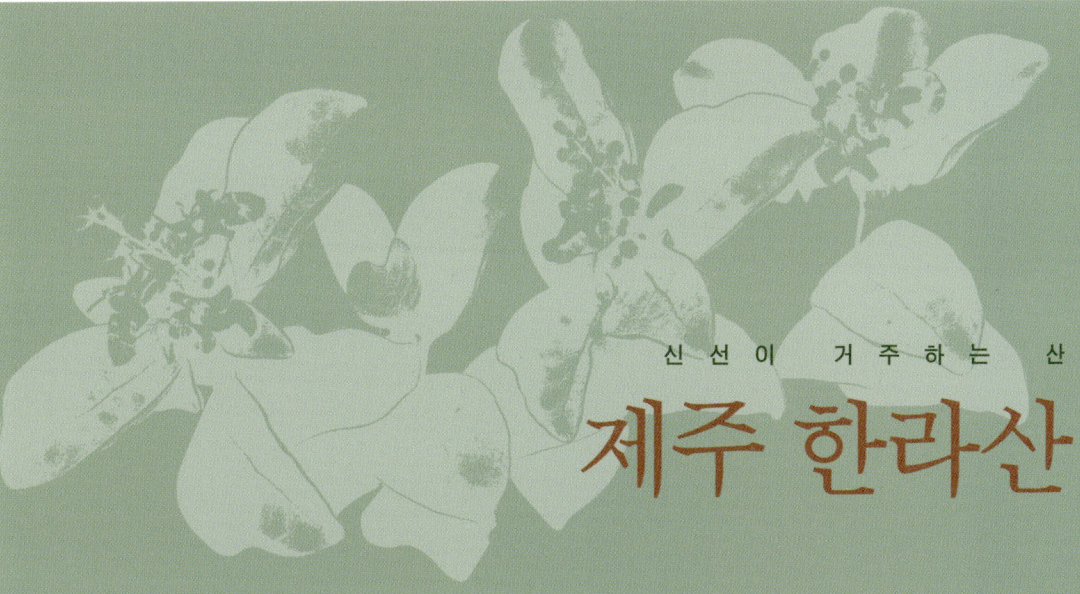

신 선 이 거 주 하 는 산

제주 한라산

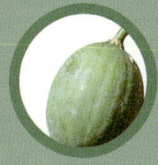

| 통탈목 | 녹나무 | 동백나무겨우살이 | 돈나무 | 하눌타리 |

한라산(해발 1,950미터)

한라산은 옛날부터 삼신산(봉래산, 방장산, 영주산)의 하나인 영주산으로 알려져 왔을 만큼 명산이다. 정상에는 화산 분출시 조성된 분화구가 있는데 항상 맑은 물이 고여 있으며 여기를 백록담이라고 한다. 산줄기는 동서로 길게 뻗어 있으며, 남쪽은 급하고 북쪽은 완만한 편이다. 동서는 다소 높으면서 평탄하고 광활하다. 한라산은 고산 식물의 보고로서 식물의 종류가 무려 1,800여 종이나 되며 울창한 자연림과 더불어 광대한 초원이 장관을 이룬다.

한라산은 신령한 산이다. 옛사람들은 한라산을 일컬어 신선이 거주하는 산이라고 하여 영주산이라고 불렀다. 불로장생을 꿈꾸었던 중국의 진시황은 불로초가 동남쪽 바다 가운데 있는 섬, 곧 한라산에 있는 것으로 믿었고 이를 구해 오라고 방술사인 서복과 동남동녀 500명을 보냈다. 신령한 산에는 신령한 약초가 나게 마련이다. 그러나 반드시 구하기 어렵고 몹시 희귀한 것이라야만 신령스러운 약효가 있는 것은 아니다. 흔한 풀이나 나무에도 얼마든지 신령한 약효가 감추어져 있을 수 있는 것이다.

서귀포 근처의 이름도 없는 작은 골짜기를 천천히 걸어 오르면서 약초를 관찰했다. 제주도에는 육지에서는 볼 수 없는 식물들이 많다. 똑같은 식물이라고 해도 생김새가 딴판인 식물도 많다. 기후가 다르고 지질이 다르기 때문이리라.

양지 쪽에는 덧나무가 이른 봄에 틔워 낼 잎을 준비하느라고 눈이 젖가슴처럼 부풀어올랐고 개울가 바위 비탈에는 녹나무, 동백나무, 멀구슬나무, 마삭줄, 담쟁이덩굴, 보리장나무, 송악 같은 것들이 한데 뒤엉켜 뚫고 들어가기가 어렵다. 사스레피나무, 꽝꽝나무, 죽절초, 황칠나무, 통탈목, 자금우, 천선과나무, 돈나무 같은 것들도 더러 눈에 뜨인다.

소변 잘 나오게 하는 통탈목

통탈목이 부채처럼 넓은 잎을 펼친 채 푸르름과 무성함을 자랑하고 있다. 잎 한 장이 우산으로 쓸 수 있을 만큼 크다. 통초라고도 부르는 이 나무는 나무이면서도 언뜻 보기에 열대 지방에 자라는 풀처럼 보인다.

긴 잎줄기에 손가락처럼 많이 갈라진 큰 잎이 붙어 있고 팔뚝만큼 굵은 줄기 속에는 스펀지 같은 하얀 심이 들어 있으며 대나무처럼 구멍이 뻥뻥 뚫려 있다. 줄기를 잘라 보면 속 고갱이가 분필처럼 하얗고 가볍고 탄력이 있으며 잘 부러진다. 아무런 맛도 없고 냄새도 나지 않는다. 맛도 없고 냄새도 없으므로 아무 약효도 없을 것이라고 생각하기 쉽다.

그러나 담담한 것, 아무 맛도 없는 것도 맛이며 이 담미(淡味)야말로 가장

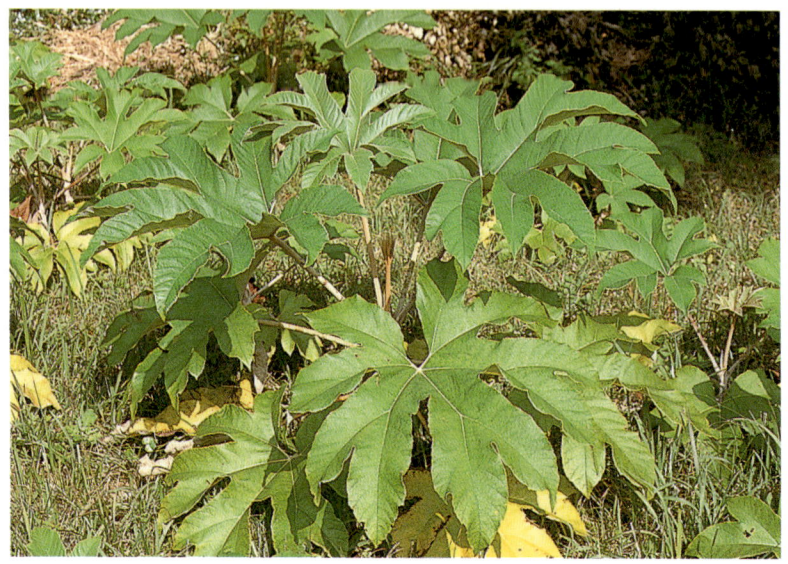

통탈목은 기후가 따뜻하고 물기가 많은 땅에서 잘 자란다

깊고 으뜸가는 맛이 아닐까. 통탈목은 독을 풀고 열을 내리며 소변을 잘 나오게 하며 부은 것을 내리는 데 매우 좋은 효과가 있는 약초다. 통탈목 고갱이를 잘라서 달여 먹으면 맹물을 마시는 것과 마찬가지지만, 이 맹물 같은 맛이 소변을 잘 나오게 하고 몸 안에 있는 온갖 독을 풀어 밖으로 내보낸다. 옛사람들은 이 통탈목 고갱이를 네모반듯하게 잘라 꿀로 절여서 과자처럼 만들어 먹었다고 하는데 그 맛이 꿀맛이었다고 한다.

통탈목은 맛이 싱겁고 독이 없으며 성질은 평하다. 폐기를 내리고 소변과 젖을 잘 나오게 하며, 임질, 부종, 현기증, 상기증, 코막힘 등을 치료한다. 또 눈을 밝게 하고 열을 내리며 갖가지 중독을 풀어 준다. 월경이 나오지 않을 때 이것을 먹으면 다시 나오게 되고 황달을 낫게 하며 갖가지 염증을 삭혀 주는 등의 효능이 있다.

통탈목은 기후가 따뜻하고 물기가 많은 땅에서 잘 자란다. 우리나라에서는 제주도와 남해안 일부에서만 자랄 수 있다. 줄기 속의 하얀 고갱이뿐만 아니라 뿌리, 꽃봉오리, 꽃가루 등을 약으로 쓸 수 있다. 줄기 속 고갱이는 잘게 잘라서 그늘에서 말려 물로 달여 먹거나 가루 내어 먹는다. 종기나 염증에는 가루 내어 뿌리면 잘 낫고, 비염이나 축농증 등으로 코가 자주 막힐 때에는 가루 내어 콧속에 뿌리면 코가 시원하게 뚫린다.

통탈목은 경락을 잘 통하게 하고 아무 부작용 없이 소변을 잘 나오게 한다. 아무 부작용 없이 소변을 잘 나오게 하는 약초는 흔치 않다. 소변에 피가 섞여 나오거나 소변이 붉게 나올 때에는 통탈목 고갱이 100그램에 물 4리터를 붓고 절반이 되게 달여서 하루 동안 수시로 마신다. 아니면 통탈목 속고갱이 40그램, 활석 160그램, 아욱씨 한 되, 석위 60그램에 물 1.8리터를 붓고 물이 반으로 줄어들 때까지 달여서 역시 차 마시듯이 하루에 다 마신다. 통탈목은 몸속에 있는 중성 지방질을 녹이는 작용이 있어서 비만증을 치료하는 데에도 이상적인 약초다.

팔다리가 부을 때에는 통탈목과 저령을 같은 양으로 가루 내어 한 번에 5그램씩 하루 세 번 먹는다. 코가 막혀 냄새를 잘 맡지 못하고 숨을 제대로 쉴 수 없을 때에는 통탈목과 세신, 부자를 같은 양으로 가루 내어 꿀로 갠 후 솜에 묻혀서 코 안에 밀어넣는다.

통탈목 뿌리도 줄기와 같은 효과가 있다. 소변을 잘 나오게 하고 부은 것을 내리며 귀와 눈을 밝게 하고 갖가지 독을 풀어 준다. 기혈이 잘 순환되지 않아 배에 가스가 차거나 먹은 음식이 체하여 잘 내려가지 않는 것을 치료하며 대변을 잘 나오게 하여 변비를 치료한다. 또한 기력을 늘리고 젖을 잘 나오게 한다. 젖이 잘 안 나올 때에는 통초와 더덕을 같은 양으로 하고 거기에 흑설탕을 약간 넣어 물로 진하게 달여 먹으면 매우 좋은 효험이 있다. 최근에는 통달녹이 악성 종양과 갖가지 염증을 없애는 데에도 탁월한 효과가 있음이 밝혀졌다.

녹나무와 족제비로 암을 퇴치한다

제주도에는 녹나무가 흔하다. 육지에서는 전혀 구경할 수 없지만 제주도에서는 길옆이나 밭둑 골짜기 같은 곳에 널려 있어서 아무도 귀하게 여기지 않는다. 그러나 녹나무는 감추어진 보물 중의 하나다.

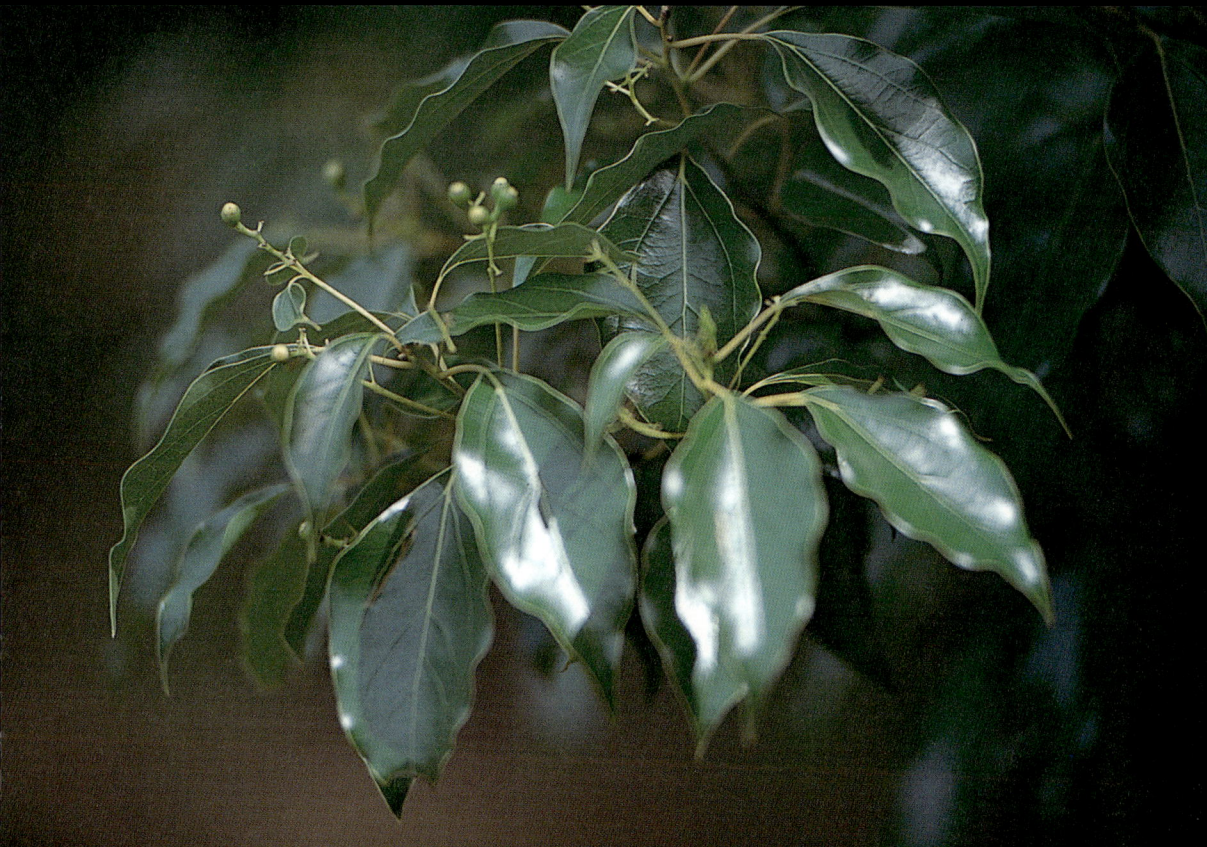

제주도에서는 민간에서 녹나무를 암 치료약으로 사용한다

　우리나라에서는 제주도에서만 녹나무가 자란다. '장목(樟木)' 또는 '예장나무'라고도 부르며 겨울에도 잎이 떨어지지 않는 상록활엽수이다. 키 40미터, 밑동 둘레가 4미터 넘게까지 자라 덩치가 매우 크게 자라는 나무 중의 하나다. 수명도 길어서 천 살이 넘은 나무도 간혹 볼 수 있다.

　녹나무는 숲의 왕자라고 할 만큼 모양새가 웅장하고 아름다울 뿐만 아니라 쓰임새도 매우 다양하다. 제주도에서는 녹나무를 집 주변에 심지 않는다. 그 이유는 녹나무에서 나는 독특한 향기가 귀신 쫓는 힘을 가지고 있어서 조상의 혼백이 제삿날에도 이 나무 때문에 집으로 찾아오지 못할 것을 염려해서다. 또한 녹나무로 목침을 만들어 베면 잡귀가 얼씬 못해 편안하게 잠잘 수 있다고 해서 지금도 어르신들은 녹나무 목침을 즐겨 쓰고 있다. 실제로 녹나무에서 나오는 향기는 사람의 마음을 진정시키는 작용을 한다. 물질을 하는 해녀들도 갖가지 귀신이 범접하지 못하도록 모든 연장을 녹나무로 만들어 썼다. 바다에서 일을 하다가 잘못하여 상처를 입었을 때에는 녹나무로 만든 낫자루를 깎아 태워서 그 연기를 쐬면 낫는다고도 믿었다.

이렇듯 하찮은 미신처럼 보이는 풍습에서 조상들의 깊은 지혜를 엿볼 수 있다. 이를테면 제주도에서는 큰 상처를 입었거나 갑작스런 병으로 목숨이 경각에 다다른 환자를 녹나무 잎이나 가지를 깐 침상 위에 눕힌 다음, 방에 뜨겁게 불을 지핀다. 이렇게 하면 녹나무에 들어 있는 약효 성분이 뜨거운 열기와 함께 증발되어 나와서 환자의 땀구멍과 폐 속으로 들어가 나쁜 균을 죽이고 염증을 치료하며 심장을 튼튼하게 하는 등 여러 가지 작용을 하는 것이다.

녹나무에 들어 있는 향기 성분은 캄파, 사프롤, 찌네올 등의 정유이다. 정유 성분은 녹나무 목질과 잎, 열매에 1퍼센트쯤 들어 있다. 정유는 나무줄기를 토막내어 수증기로 증류하여 얻는데 이렇게 해서 얻은 정유를 '장뇌'라고 부른다. 장뇌는 향료로 매우 귀중하게 쓰인다. 살충제, 방부제, 인조 향료의 원료, 비누 향료, 구충제 등으로 널리 쓰이고 약용으로도 매우 중요하다. 신경 쇠약, 간질, 방광염, 신우염 등에 치료약으로 쓰고 흥분제나 강심제로도 널리 쓴다. 특히 일본에서는 장뇌를 매우 귀중히 여겨 우리나라의 인삼처럼 국가 전매품으로 취급하고 있다.

제주도에서는 민간에서 녹나무를 암 치료약으

로 쓴다. 갖가지 암에 족제비 한 마리를 털과 똥을 뽑지 않은 채로 녹나무 100~150그램과 한데 넣고 대여섯 시간 푹 고은 다음 천으로 물만 짜서 마시면 매우 효과가 크다고 한다. 족제비는 몸의 원기를 크게 도와서 체력을 회복시키는 효능이 있고, 녹나무는 암세포를 죽이는 작용을 한다. 실제로 이 같은 방법으로 족제비 몇 마리를 먹고 현대 의학이 포기한 암 환자가 여럿 회복되었다.

녹나무 잎은 그냥 차로 달여 먹어도 맛이 일품이다. 녹나무 잎 차를 늘 마시면 심장이 튼튼해지고 뱃속의 기생충이 없어지며 감기, 두통, 불면증 등이 잘 낫는다고 한다.

녹나무는 목재로도 매우 훌륭하다. 결이 치밀하고 아름다워서 불상을 만드는 조각재로 많이 사용되며 집 안에 쓰는 가구나 배를 만드는 데도 아주 좋다. 조선 시대에는 배를 만들기 위해 녹나무와 소나무를 베지 못하도록 법으로 정해 놓기도 했다. 이순신 장군이 만든 거북선도 녹나무로 만들었다는 얘기가 있다. 녹나무는 무늬와 색깔이 아름답고 목재 속에 들어 있는 정유 성분 때문에 시간이 지나도 잘 썩지를 않아 악기나 고급 가구를 만드는 데 사용한다. 녹나무는 버릴 것이 하나도 없는 귀중한 나무다.

지금 제주도에서는 녹나무가 수난을 당하고 있다. 옛날에는 큰 나무들이 많았으나, 목재로 쓰기 위해 다 잘라 버리고 지금은 작은 나무들만 드물게 남아 있을 뿐이다. 남제주군 중문면에 가슴 높이 둘레 1미터쯤 되는 큰 나무 네 그루가 천연기념물로 지정되어 있으나 관리가 매우 소홀하고 그 밖의 다른 큰 나무는 잘려 없어졌다. 녹나무는 제주도만이 가진 우리나라의 보물 중의 하나다. 더 많은 사람들이 이 나무에 관심을 갖고 아껴 주었으면 하는 마음 간절하다.

신부전 치료하는 동백나무겨우살이

제주도에는 동백나무 숲이 많은데, 아주 가끔 동백나무에 겨우살이가 기생하는 것을 볼 수 있다. 겨우살이는 동서양을 막론하고 어디에서나 신성하

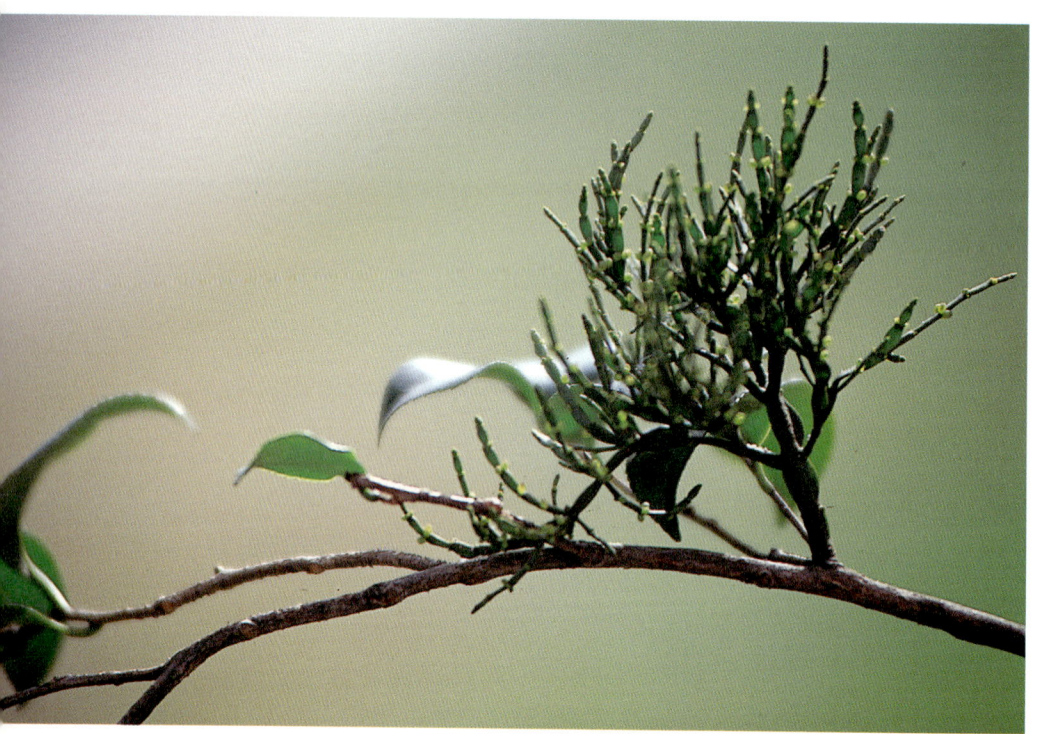

맛이 담담하고 독성이 전혀 없는 동백나무겨우살이는 누구라도 안심하고 먹을 수 있는 이상적인 약초다

게 여겼던 나무다. 모든 나무가 잎을 떨군 겨울철에 홀로 높은 나뭇가지 위에서 푸르름을 자랑하니 다들 이를 신령스럽게 여기지 않을 수 없었을 것이다. 겨우살이는 동서양의 어느 민족에게건 하늘이 내린 영초(靈草)로 대접받았다.

겨우살이에는 종류가 꽤 많아서 전 세계적으로 1,500여 종의 겨우살이가 있는데 우리나라에는 겨우살이와 참나무겨우살이, 동백나무겨우살이, 이 세 종류가 있다. 동백나무겨우살이는 동백나무, 광나무, 감탕나무, 사스레피나무 같은 상록활엽수에 기생하는 겨우살이다. 참나무와 오리나무 등에 자라는 겨우살이와는 생김새가 좀 다르다. 줄기가 가늘고 연약할 뿐만 아니라 잎이 퇴화되어 돌기처럼 달려 있는 것이 특징이다. 우리나라에서는 제주도를 비롯하여 남해안 섬 지방의 동백나무에 드물게 기생한다. 참나무와 팽나무 등에 기생하는 겨우살이 때문에 나무가 죽는 일은 거의 없지만 동백나무겨우살이가 기생하면 그 나무는 3~4년쯤 뒤에 말라죽는다. 겨우살이한테 물과 영양분을 몽땅 빼앗기기 때문이다.

동백나무겨우살이는 갖가지 암, 간경화, 신부전증, 신장염, 심장병, 위궤양, 당뇨병, 고혈압 등 갖가지 질병에 탁월한 치료 효과가 있다. 동백나무겨우살이를 그늘에서 말려 하루에 10~30그램씩을 차로 달여 마시면 되는데, 실로 만병통치약이라 할 만큼 온갖 난치병에 잘 듣는다. 맛이 담담하고 독성이 전혀 없으므로 누구라도 안심하고 먹을 수 있는 이상적인 약초다.

동백나무겨우살이는 간과 신장을 보하고 근육과 뼈를 튼튼하게 하며 풍습을 없애고 경련이나 마비를 풀어 주며, 경락을 통하게 하는 작용을 한다. 무릎이나 허리가 시리고 아플 때, 각기, 고혈압, 신장염, 당뇨병, 암, 위장병, 간질, 신경 쇠약 등에 두루 치료 효과가 있으며 마음을 편안하게 해주는 효력도 있다.

동백나무겨우살이의 경우 동백나무나 광나무에서 자란 것이 약효가 높다. 제주도의 민간에 전해 오는 얘기에 따르면, 동백나무겨우살이는 바닷속에서 자라는 미역이나 다시마, 톳 같은 해초의 정기가 수증기가 되어 공중으로 올라갔다가 빗물에 섞여 동백나무 가지 위에 떨어져 생겨났다고 한다. 동백나무겨우살이에는 해초의 정기가 가득 배어 있어서 신부전증이나 고혈압 같은 신장과 관련된 질병에 특히 효과가 있다고 한다. 실제로 동백나무겨우살이를 달인 물이나, 동백나무겨우살이 잎을 먹어 보면 해초와 비슷한 맛이 난다.

동백나무겨우살이는 지금까지 아는 이도 극히 드물고 약으로 쓴 일도 거의 없지만 병원에서도 못 고치는 난치병들을 고칠 수 있는 귀한 약재다. 이 나무에 좀 더 관심을 가질 필요가 있다.

고혈압, 중풍에 좋은 돈나무

돈나무는 제주도에서 가장 흔한 나무 중의 하나다. 가로수나 정원수로 널리 심고 산이나 들에도 흔하다. 둥글고 작은 잎이 보기에 좋고 가지치기를 마음대로 할 수 있으며 나무의 모양이 단정해서 사람들로부터 사랑을 받는다. 그러나 이 흔해서 천대받는 식물이 고혈압, 관절염, 신경통 등에 뛰어난 효과가 있다는 사실을 아는 사람이 얼마나 될까. 돈나무는 제주도를 비

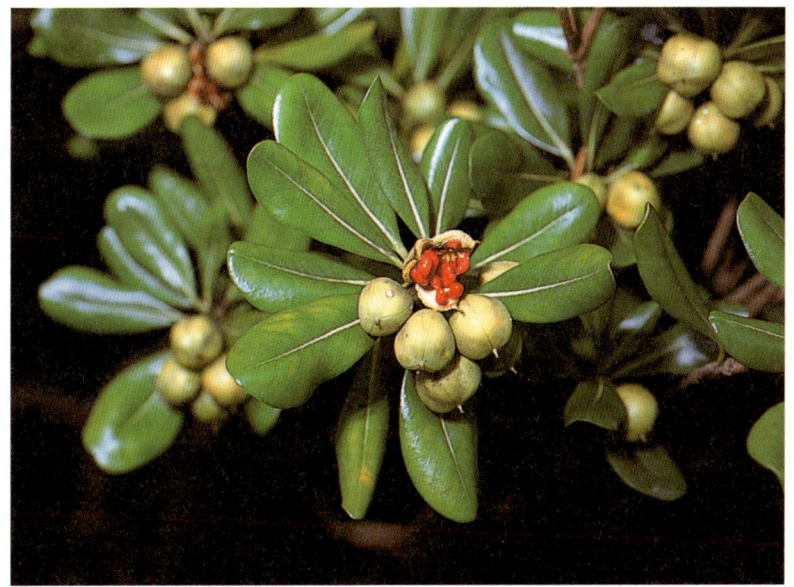

돈나무라는 이름은 본디 똥나무에서 비롯되었고 구린내가 난다

롯하여 따뜻한 남쪽 지방에 널리 퍼져 자라는 늘푸른떨기나무다.

　돈나무라는 이름은 본디 똥나무에서 비롯된 것이다. 구린내 비슷한 냄새가 난다고 해서 붙은 이름인데 돈나무에서는 좋다고도 할 수 없고 나쁘다고도 할 수 없는 특이한 냄새가 난다. 냄새는 껍질에서 나는데 뿌리를 캐어 보면 특히 냄새가 심하다. 이 지독한 냄새는 불로 태우면 없어지기는커녕 더 심하게 난다. 그래서 제주도에서는 돈나무를 땔감으로도 쓰지 않는다. 그러나 돈나무는 물속에서 잘 썩지 않는 성질이 있어서 고기잡이 도구를 만드는 데 많이 쓰인다.

　돈나무는 줄기와 잎의 생김새도 퍽 아름답다. 가지런하고 둥글게 모여서 반짝반짝 빛나는 잎이 퍽 앙증맞고 봄철에 수십 장의 잎사귀 가운데서 하얗게 피는 꽃도 운치가 있다. 가을에는 익어서 벌어진 열매에 씨앗들이 가득 박혀 있는 모양이 마치 루비를 가득 박아 놓은 듯 아름답다. 성질이 강건하여 바위 틈이나 척박한 땅에서도 아주 잘 자란다. 겨울철이나 봄철 꽃이 하얗게 피었을 때 잎과 줄기를 채취하여 약으로 쓴다.

중풍, 고혈압, 류머티즘 관절염, 협심증 등에 두루 좋은 효험이 있다. 물로 달여서 오래 복용하면 혈압이 안정되고 중풍이 오지 않는다. 물 1.8리터에 돈나무 30~40그램을 넣고 물이 반으로 줄어들 때까지 달여서 물이나 차 대신 마신다.

돈나무의 꽃을 따서 술로 담근 것을 해동주라고 하는데 온몸의 뼈마디가 쑤시고 아플 때 좋은 효과를 나타낸다. 찹쌀로 담근 증류주와 돈나무 꽃을 3 : 1 의 비율로 담가서 뚜껑을 잘 막은 뒤 6개월 동안 어둡고 서늘한 곳에 두었다가 꺼내 아침저녁으로 한 잔씩 마시면 좋다.

돈나무는 맛이 쓰고 성질은 약간 따뜻하다. 독을 풀고 몸 안에 있는 습기를 없애며, 혈액 순환이 잘 되게 하고 소변을 잘 나오게 하여 부은 것을 내린다. 뱀한테 물렸을 때에는 잎과 껍질을 짓찧어 상처에 붙이면 빨리 아물고 관절통이나 종기, 다친 상처 같은 데에도 짓찧어 붙이면 좋은 효험이 있다. 골수염이나 신경통 같은 데에도 효과가 있을 뿐만 아니라 통증을 멎게 하는 작용이 강해 진통제로도 쓸 수 있다. 뼈가 부러졌을 때에는 돈나무의 신선한 뿌리를 짓찧어 아픈 부위에 붙이면 곧 통증이 사라지고 부기가 빠지며 부러진 뼈가 빨리 아물어 붙는다. 돈나무 뿌리 150~200그램에 술을 뿜어서 볶은 다음 거기에 닭 한 마리를 넣고 푹 고아서 달인 물과 고기를 같이 먹으면 접골 효과가 더욱 빠르다.

유방암, 폐질환에 좋은 하눌타리

제주도에는 어딜 가나 하눌타리 천지다. 길옆이나 계곡 어디에서나 하눌타리 덩굴을 볼 수 있다. 전봇대를 감고 올라간 것도 있고, 가로수를 감고 올라간 것도 있으며 울타리나무를 몽땅 뒤덮은 것도 있다. 황금빛으로 익은 아기 주먹만한 열매가 주렁주렁 달렸는데 보통 한 줄기에 몇십 개씩 달렸고 어떤 것은 수백 개나 달렸다. 마음만 먹으면 수천 수만 개를 따서 모을 수도 있겠다. 아무도 거들떠보지 않는 이 하눌타리 열매도 당뇨병, 유방암, 황달, 기침 등에 매우 좋은 효과가 있는 약초다.

하눌타리는 박과에 딸린 덩굴 식물로 우리나라 중부 이남에 흔히 자란다. 가을에 참외보다 약간 작은 열매가 익어서 그 이듬해 봄까지 줄기에 대롱대롱 매달려 있는 것을 제주도나 남쪽 섬 지방에서는 심심찮게 볼 수 있다. 뿌리를 캐보면 칡뿌리처럼 굵은데 속이 하얗고 잘 끊어진다. 뿌리를 캐서 맛을 보면 신맛, 단맛, 쓴맛, 매운맛, 짠맛 등이 고루 섞여 있는데 이를 천화분이라 하여 옛날부터 폐를 튼튼하게 하는 약으로 이름이 높았다.

하눌타리 씨와 뿌리는 모두 항암 작용이 상당히 강하다. 특히 유방암과 폐암에 효과가 좋다. 하눌타리 뿌리는 부작용이 없는 암 치료약으로, 하눌타리 뿌리에 들어 있는 성분들은 암세포에 달라붙어서 암세포가 숨을 쉬지 못하게 하여 암세포를 굶어죽게 만든다. 중국에서는 하눌타리 뿌리로 유방암, 식도암 등을 치료하여 좋은 효과를 보았다고 한다. 북한에서도 동물 실험을 통해 하눌타리 뿌리의 뛰어난 항암 작용을 입증하였다고 한다.

중국에서 펴낸 《항암본초》라는 책에는 유방암에 하눌타리 열매와 다른

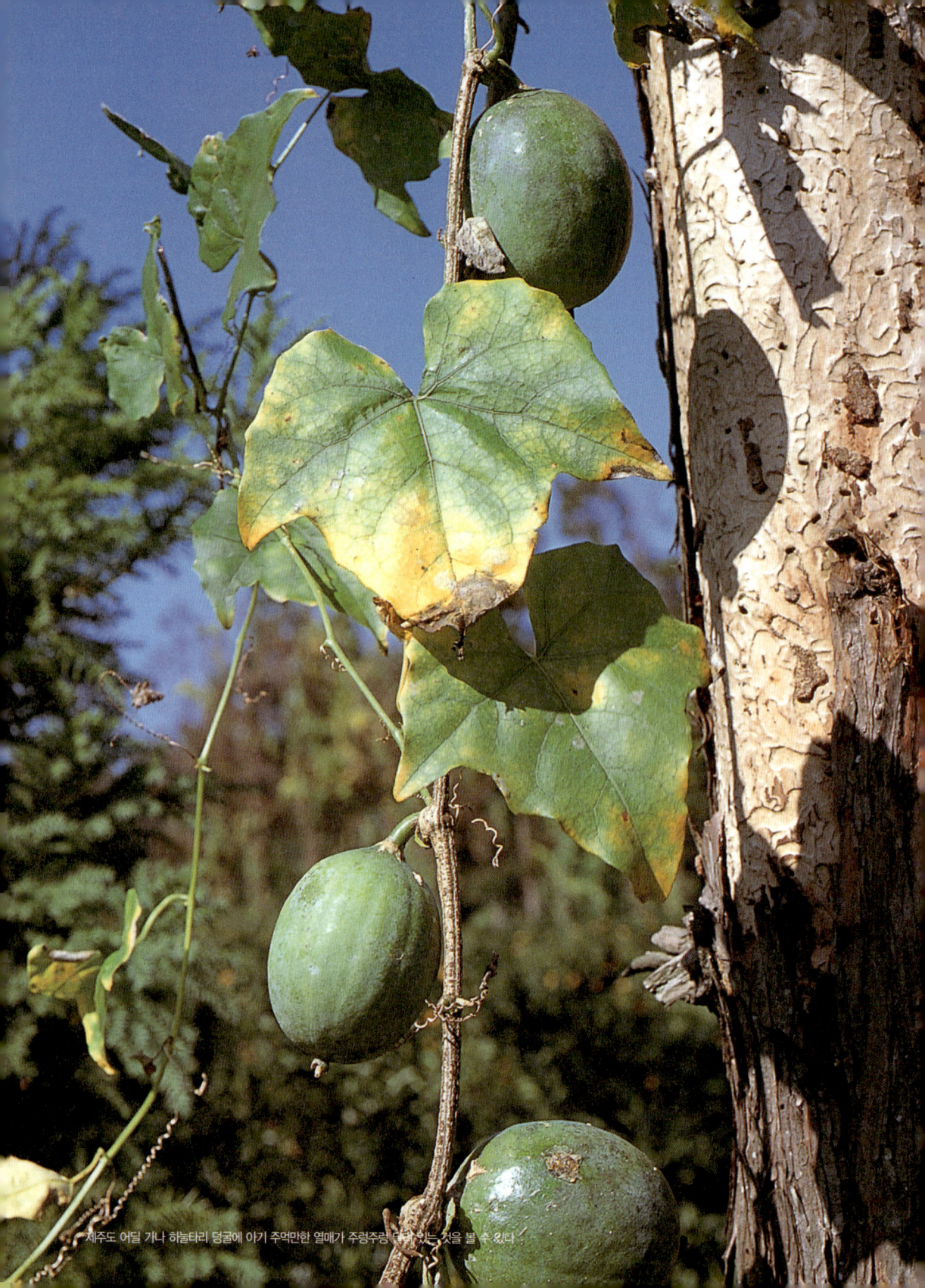

제주도 어딜 가나 하늘타리 덩굴에 아기 주먹만한 열매가 주렁주렁 달려 있는 것을 볼 수 있다.

몇 가지 약초를 넣고 가루로 만든 다음 민들레와 개나리 열매를 달인 물로 알약을 만들어 한 번에 6그램씩 하루 세 번 밥 먹고 나서 먹는 방법으로 유방암 치료에 좋은 효과를 거두었다고 쓰여 있다. 하눌타리 열매에는 트리테르페노이드 사포닌이라는 성분이 들어 있는데 이 성분이 암세포를 죽이는 작용을 한다. 하눌타리 열매의 껍질이 씨앗보다 암세포를 억제하는 작용이 더 세다.

하눌타리 열매와 뿌리는 우리나라에서 난 것이 중국에서 수입한 것보다 약효가 훨씬 높다.

하눌타리 각 부분의 효능

열매
① 폐를 튼튼하게 하고 담을 삭히며 단단한 것을 흩어지게 하고 대변을 잘 통하게 한다.
② 담열로 인한 기침, 흉비, 결흉, 폐위, 소갈, 황달, 부스럼에 효과가 있다. 하루 12~30그램을 달여 먹거나 즙을 내어 먹는다.
③ 외용으로 쓸 때는 짓찧어 붙인다. 단, 비위가 허하고 대변이 묽을 때는 쓰지 않는다.
④ 열매의 껍질은 폐염, 기관지염, 이질, 황달, 콩팥염, 요로감염, 기관지염, 편도선염, 젖앓이, 부스럼, 화상 등에 사용된다.

씨
① 열을 내리고 담을 삭히고 폐를 튼튼하게 하고 대변을 잘 통하게 한다.
② 조담·열담으로 인한 기침, 마른기침, 기관지염, 변비 등에 사용한다. 하루 9~12그램을 달이거나 가루약, 알약으로 만들어 먹는다.
③ 외용으로 쓸 때는 가루 내어 기초제로 개어 바른다. 오두와 섞어 쓰면 독성이 더 세어지고 건강과 섞어 쓰면 독성이 약해진다.

뿌리
① 열을 내리고 갈증을 멎게 하며 담을 삭히고 부스럼을 낫게 하고 고름을 빼낸다.
② 생리를 잘 통하게 하고 황달을 낫게 한다.
③ 적리균을 비롯한 여러 병원성 미생물들을 죽이거나 억제하는 작용이 있다. 하루 9~12그램을 달임약, 가루약, 알약 형태로 먹는다.
④ 외용으로 쓸 때는 가루 내어 뿌리거나 기초제에 개어서 바른다.

약초 관찰 코스

제주 시외버스 터미널에서 창천을 거쳐 중문, 서귀포까지 운행되는 버스가 있다. 06:20부터 21:40까지 10분 간격으로 운행되며, 요금은 창천까지 2,400원, 시간은 40분 정도가 소요된다. 창천리에서 하차하여 창고천 계곡을 따라 올라가며 그 주변에서 약초를 관찰할 수 있다.

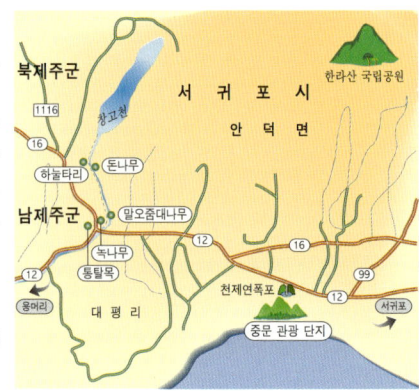

문의 : 제주 시외버스 터미널(064-753-1153)
　　　남제주군 관광공보과(064-730-1221)

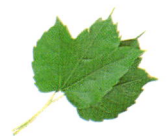

참고문헌

나무백과 1-5, 임경빈 지음, 일지사, 1981~1999
대한식물도감, 이창복 지음, 향문사, 1979
도장경(道藏俓), 영인본
동의보감(東醫寶鑑), 허준 지음
동의비방전서, 박재구 주필, 연변인민출판사, 1994
동의처방대전, 북한동의과학원 집필, 북한과학백과사전출판사, 1986
동의학사전(東醫學辭典), 북한과학백과사전출판사, 1988
만병만약(萬病萬藥), 저자 미상, 필사본
민의(民醫)와 무의(舞醫), 류상채 지음, 서해문집, 1993
발로 찾은 향토명의, 최진규 지음, 청아출판사, 1995
본초강목(本草綱目), 이시진 지음
신약(神藥), 김일훈 지음, 광제원, 1989
신약본초(神藥本草), 김일훈 지음, 광제원, 1984
약초의 성분과 이용, 문관심 지음, 북한과학백과사전출판사, 1984
우리 비경 답사기, 최진규 지음, 태일출판사, 1997
월간 山 20여 권, 조선일보사 발행
유원총보(類原叢譜), 저자 미상, 필사본
의방류취(醫方類聚), 세종대왕 편찬
장백산약용식물(長白山藥用植物), 이만림 주편, 중국인민위생출판사, 1997
중국민간생초약원색도감(中國民間生草藥原色圖鑑), 황섭재 주편, 광서과학기술출판사
중국본초도감(中國本草圖鑑), 소배근 주편, 중국인민위생출판사, 1994
중약대사전(中藥大辭典), 상해과학기술출판사 편, 1977
토종약초장수법, 최진규 지음, 태일출판사, 1997
토종의학 암 다스리기, 최진규 지음, 태일출판사, 1997
한국민속식물, 최영전 지음, 아카데미서적, 1992
한국민족문화대백과사전, 한국정신문화연구원, 1995
한국식물도감, 이영노 지음, 교학사, 1996
한국의학사대계, 여강출판사, 1994
향약집성방(鄕藥集成方), 세종대왕 편찬
홍화씨 건강법, 최진규 지음, 태일출판사, 1997

약초 색인

ㄱ

가래나무 108, 109~110
가시나무 274, 278~279, 299,
    308~311, 359
가시오갈피 133, 135
감수 24
강활 149, 363~366
갯메꽃 24, 70
갯부추 269
갯솔나물 269
갯질경이 269
겨우살이 186, 190~195,
    320, 338, 384~385
계뇨등 315, 324~326
고로쇠나무 216, 284,
    286~289, 302
고욤나무 101~103
곰보배추 234~237
구룡목 117, 125~127, 147,
    168, 289, 363
구룡초 288, 291
구릿대 57, 363~366
꾸지뽕나무 234, 299, 318,
    320, 353

ㄴ

나문재 269~270
남정목 234, 237~241, 336
냉이 289, 315, 328~330

노각나무 117, 299~302
노간주나무 100, 257~260
노박덩굴 21, 117, 149~153,
    155, 315
느릅나무 22, 79, 90,
    168~178, 320

ㄷ

다릅나무 22, 363
달맞이꽃 씨앗 기름
    321~323
담쟁이덩굴
    254~256, 305, 377
당귀 21, 49, 117~121, 133,
    151, 168, 170~171, 187,
    192~193, 209, 320, 359,
    367
대극 24, 50, 302
도꼬마리 103~105, 108,
    315, 357
독말풀 24
돈나무 218, 299, 377,
    386~388
동백나무겨우살이 384~386
두루미천남성 24
두메부추 149, 153~154

ㅁ

마가목 194, 216~218, 289,
    301

마삭줄 234, 289, 305~308,
    377
마타리 40, 46~49, 53, 57,
    354, 363
만병초 216, 220, 236
만삼 117, 122~124, 209,
    301, 320
말오줌대나무 216,
    221~224, 226
메꽃 69
목이버섯 224~226
물레나물 57~60
미나리아재비 340

ㅂ

바디나물 149, 168,
    170~171, 187, 359
반하 49
백선(봉황삼) 196
뱀도랏 씨 256
벌나무 128
부처손 139, 209, 234, 318,
    320, 336, 352, 353~355
붉나무 57, 143~144, 149,
    363
비단풀 52~53
비수리 369~370, 372

ㅅ

산국화(봉래화) 161
삽주 87~88
새삼 44~45, 234, 256
생강나무 89, 149, 357, 359~360
섬바디 171, 216, 218~221
소루장이 92, 292~296, 315
쇠무릎지기 260~263, 289, 337
수영 167~170, 206, 292
순비기나무 210
쑥 73, 139, 194, 202~206

ㅇ

애기똥풀 92, 187, 194
야관문 93, 274
엄나무 179, 181, 194, 289
여정목 237~240, 241
연삼 80, 367~368
예덕나무 299, 302~304
오리나무 190, 336, 385
오이풀 90~92, 137~139, 209
옻나무 61~62, 301
용담 121, 209
원추리 65
위령선 80, 192, 234, 305, 337, 340~342

ㅇ

으름덩굴 289
이질풀 40, 42~43, 109
익모초 20, 21, 57, 71~75, 109, 160
인동꽃 21, 49, 206~209

ㅈ

자귀나무 252~254, 274
자리공 24
자운영 315, 326~328
잔대 85, 274, 351, 371~372
접골목 221~222, 341
조릿대 194, 234, 274~277, 286
지치 80~84, 86, 141, 253
진범 24
질경이(차전초) 20, 26, 41, 57, 60, 89, 121, 138, 167, 172~174, 187, 209
찔레나무 149, 155~158, 179, 359
찔레나무버섯 158

ㅊ

참가시나무 277~278, 308, 310
참마 89, 133, 140~142
참회나무 277, 279~280
천남성 24, 274, 350

ㅊ

천문동 234, 241~247
청미래덩굴 274, 315~319, 321, 351
초오 350~351
초피 110~112, 114
칠면초 269
칠해목 187~190

ㅌ

통탈목 377~380

ㅍ

패랭이꽃 57, 67~69
피나무 105~107, 112

ㅎ

하눌타리 389~391
하수오 21, 40, 57, 193, 206
할미꽃 24, 53, 92, 137~138, 209
함초 268~273
해방풍 342~345
해홍나물 269
호깨나무 319, 336, 355~357
황경나무 133, 136~137
후박나무 216, 218~219, 299

증상별 색인

내과

각기 260, 289, 305, 385
각종 갑상선 질환 73, 105, 162, 272~273
각혈 66, 330
간 질환 125~128, 178, 180, 279, 300~302, 319
간경화 109~110, 125, 127, 180~181, 204~205, 279~280, 300~301, 319, 257, 264~365, 367, 385
간염 109~110, 125, 127, 154, 197, 207, 236, 277, 279, 300, 319, 324, 357, 367
감기 53, 105 106, 137, 197, 207~208, 220, 236, 241, 294, 319, 344, 364~366, 383
결석 66~67, 262, 278, 304, 310, 371
고지혈증 224
골수염 53, 105~106, 324, 388
급성 간염 60, 121
급성 대장염 92, 137~138
급성 위염 88, 92, 373
급성 장염 42, 138
당뇨 46, 50, 70, 118, 124, 135, 137, 141, 153,

170~171, 182, 208, 220, 225, 236~238, 254~255, 263, 272~273, 275, 277, 279, 284, 287, 295, 351, 367, 385, 389
대장염 49, 53, 60, 90, 92, 136~137, 209
만성 간염 109, 136, 160, 179~181, 207, 209, 275~276, 354
만성 대장염 136~137, 144, 179
만성 위염 62, 88, 92, 162, 179~180
만성 장염 43, 53, 68, 83, 110, 137~138, 141, 143, 154
맹장염 48~49, 324
배가 아플 때 71, 144
배에 가스 차고 더부룩할 때 49, 51, 138, 144, 218, 380
변비 65~66, 70, 80, 118, 156, 158, 171~172, 209, 241, 258, 269~271, 273, 293, 338, 380, 391
복수가 찬 데 84, 262, 279~280
부종 48~49, 65, 67, 73, 92, 112, 124, 138~139,

156~157, 176, 180, 189, 208, 211, 324, 341, 372, 379
비만 82, 84, 89, 225~226, 271~273, 278, 321, 323
빈혈 43, 66, 82, 118, 124~125, 181, 205~206, 220, 224, 273, 338, 367
설사 42~43, 46, 48~49, 50, 53, 70, 87, 111, 137, 144, 153~154, 156, 171, 218, 292, 309, 319, 324~325, 330, 373
소화 불량 84, 88, 111, 124, 141, 168~169, 176, 218
수송 156, 158, 176, 260
식도암 162, 220, 318, 320, 389
신부전증 276, 385~386
신장염 60, 67, 124, 156, 208, 256, 273, 294, 307, 319, 341, 385
십이지장염 68
위궤양 88, 106, 136, 161~162, 168~169, 176, 194, 275, 294, 302~304, 385
위산 과다 122
위염 53, 62, 66, 68, 106,

122, 136, 154, 160~162, 168, 179~180, 294, 373
위하수 62, 168~169, 176
유방암 72, 195, 246, 353, 365, 389, 391
임파선염 48, 253, 324
임파절결핵, 임파절염 325
장염 42~43, 48, 50~56, 66, 108, 138, 161~162
종창 51, 174, 176, 179
지방간 125, 204, 241, 300, 319, 357
천식 50, 73, 152, 172~173, 197, 235~237, 245, 253, 272~273, 275, 372
토혈 53, 330
폐렴 43, 50, 207, 246, 253
해소 235
혈변 51, 53, 138
황달 51, 65~66, 174, 181, 301, 354, 379, 389, 391

비뇨기과
매독 317~319
방광염 49, 59, 67, 92, 156, 307, 319, 382
빈뇨증 260
성병 317~318
소변이 잘 안 나올 때

33, 43, 46, 48~49, 51, 65~66, 68, 70, 87, 152, 156, 172, 208, 221, 245, 258, 262, 278, 293~294, 310, 319, 323, 327~328, 357, 378, 380, 388
신우염 49, 382
신장염(급성사구체신염) 60, 67, 124, 156, 208, 258, 273, 294, 307, 319, 341, 385
유정 45, 93, 155, 338
임질 172, 260, 317~318, 379
조루 93, 273, 278, 338, 372
혈뇨 53

산부인과
견비통 257
(냉)대하 70, 80, 84, 193, 256
냉증 46, 71, 73, 80, 84, 118, 154~155, 160, 206, 221, 225, 236, 256, 351, 367
불감증 70, 310, 273
산후통(산후풍) 48, 365
생리 불순 68, 70, 71, 80, 118, 154, 156, 171, 193, 206, 225, 236, 256, 260, 263, 273, 338, 352, 367
생리가 없거나 끊겼을 때 151
생리통 71, 73, 118, 150, 151,

156, 160, 206, 225, 256, 352, 365, 367
임신으로 인한 복통, 출혈 48~49, 51, 53, 66, 71, 112, 173, 193~194, 260, 262, 330, 352
자궁근종 225
자궁염 68, 112, 155, 193, 225, 236, 338

신경과
안면 신경 마비 13, 20

신경외과
뇌혈전증 73
두통 48, 50~51, 83~84, 104, 111, 118, 137, 160~161, 171, 173, 207, 210~211, 236, 256, 341, 344, 359, 365~366, 368, 383
손발 마비 43, 152, 217, 300, 341, 366
어지럼증 73, 150, 160~161, 211, 220, 239~240
좌골신경통 292

안과
결막염 69, 137, 209

증상별 색인

눈이 밝아지게 하는데
   75, 104~105, 112, 243,
   244, 272, 330
모든 눈병에 69, 137, 330
충혈된 눈 173, 203, 211,
   327, 328, 330

이비인후과
비염 51, 103, 197, 379
알레르기성 비염 197
이명 237, 239~241
이하선염 48
인후염 53, 60, 66, 225, 326,
   328
입 안 염증 60
중이염 59, 104, 122, 161
축농증 59, 83, 103~104,
   161, 173, 271, 273, 379
코막힘 379
편도염 59, 209

일반외과
요통 45, 49, 73, 109~110,
   114, 125, 134, 138~139,
   150, 152, 179, 181, 192,
   222, 239, 241, 252, 256,
   260, 271, 292, 341~342,
   344
유선염 48, 59, 139, 304

직장암 220, 318, 320
치루 48, 112, 152
치질 48, 51, 152, 160~162,
   209, 225, 271, 273, 287,
   295, 304, 327~328, 330,
   352, 357, 365
탈항 112, 152, 352, 373

정신과
기억력 감퇴 73, 108, 160, 162
불면증 53, 85, 106, 111, 135,
   151~152, 160, 162, 178,
   195, 241, 253, 338
신경 쇠약 46, 53, 106, 125,
   135, 151~152, 154, 162,
   171, 173, 195, 338, 382,
   386
정신 불안 50, 124

정형외과
골절 138, 221, 254, 256
골절통 157, 252
관절염 62, 70, 103,
   105~106, 125, 150~151,
   157, 171, 178~179, 182,
   192~194, 197, 216~218,
   221~222, 241, 256~257,
   259~262, 271, 273,
   288~292, 300, 302, 305,
   307, 319, 322, 324,
   340~342, 344, 351, 365,
   366~367, 386, 388
근육통 114, 125, 179~180,
   194, 241, 256~257, 273,
   322, 340
류머티즘 관절염
   106, 151~152, 179, 192,
   217, 221~222, 241,
   256~257, 262, 290, 292,
   322, 324, 344, 388
신경통 20, 43, 62, 70, 84,
   106, 110, 125~126,
   178~182, 192, 194, 217,
   221~222, 239, 257, 259,
   284, 287~289, 292,
   301~302, 305, 307, 319,
   322, 327, 340~342, 344,
   351, 366~367, 386, 388
타박상 51, 114, 151~152,
   179, 211, 221, 252, 254,
   324, 341, 373
퇴행성 관절염 151
허리와 무릎에 힘이 없을 때
   84, 240, 338
허리와 무릎이 시릴 때
   338, 385

치과

치조농루 49, 295
치통 104, 112, 152, 365

피부과

가려움증 92, 114, 139, 221, 295, 326, 354
기미, 주근깨 69, 107, 222, 241, 272~273
나병 103, 105, 344
동상 144
무좀 109~110, 221, 295, 323
백납(백설풍, 백전풍) 104
부스럼 122, 208, 292, 391
상처가 짓물러 곪은 데 59, 143, 176
습진 92, 104, 110, 139, 208, 221, 252, 295, 323, 326, 354
옴 178~179, 191
종기(뾰루지) 48, 51, 60, 68, 104~105, 112, 114, 139, 151~152, 162, 174, 176, 179, 181, 217, 219, 252, 292, 304, 319, 327, 373, 379, 388
피부가 갈라질 때 245
피부에 감각이 없을 때 243, 245

피부에 물집이 생겼을 때 109
화농성 피부염 139, 151, 295, 354
화상 59, 89, 90~91, 93, 137, 143, 354, 391

한의학

어혈 48, 61, 82~83, 157~158, 194, 203~204, 222, 252, 254, 256, 260, 262, 300, 305, 371, 373
음위증 45, 70, 93, 278, 372
중풍 71, 73, 84, 103~104, 125, 134, 152, 160, 191~192, 203, 211, 216~218, 221, 246, 258, 259, 262, 308, 340~345, 351, 366, 386, 388, 341

흉곽외과

가슴이 두근거릴 때 73, 82, 152, 195, 225
고혈압 15, 20, 70~71, 73, 84, 103~104, 107, 120, 135, 152~153, 160, 170, 191~194, 217, 220, 224~225, 236~237, 239, 271, 273, 284, 305, 321, 367, 385~386, 388

동맥경화 70, 80, 84, 107, 152~154, 160, 191, 224~225, 367
백혈병 124, 127, 155, 246, 294, 320
저혈압 135, 152, 271, 273
폐결핵 66, 154, 197, 294, 330, 344~345
폐암 157, 207, 294, 344, 353, 389
혈액 순환 장애 221
협심증 153, 160~161, 191, 224~225, 254, 388

기타

기억력 향상 108, 162
버거씨병 155, 157
술독 해독 103, 336, 356
이질 42, 49~50, 53, 109~110, 137, 151~152, 171, 173, 218, 307, 330, 391